写真でわかる腰痛を治す操体法【愛蔵版】

KANAI Shoutoku
金井聖徳 著

農文協

まえがき

ギックリ腰になられた患者さんをみていますと、苦痛で顔はゆがみ、脂汗がにじんで息はハァハァと荒々しい。腰の痛みをかばって歩く姿も実に痛々しい。そんな患者さんと、後でお話をしていますと、まったく逆の応急処置をしてしまったりして、驚くほど、腰痛に関する知識が貧困なのです。ほんの少し、このていどのことを知っていたならこんなつらい思いをすることがなかっただろうに！と思うことが多々あります。

さらにもう一つは、腰痛でもこじらしてしまっている非常につらい腰痛、たとえば椎間板ヘルニアだとか脊椎分離症などの腰痛であれば、治療しないといけないと自覚し、誰もが病院へいくなり治療院に通うなりすると思うのです。けれど臨床的にはこれらの腰痛は全腰痛疾患の三割ていどなのです。じゃあ、残りの七割はといいますと、今すぐ病院にかけ込まなくてはいけないという腰痛ではなくて、ごく日常的に誰もがよく経験する腰痛なのです。この腰痛は、やる気があれば自分でも充分治せる腰痛なのです。

本書では、この「自分で治せる腰痛」にとくにスポットをあてて書いてあります。

そのために、自分で診断ができて、操法（療法）を選択し実践できるように構成してあります。自分で治せる腰痛が主眼ですから、誌面の許す限り写真も多く使ってあります。

ところで、〝操体法〟は現代医学の盲点をつく治療法です。「自分で腰痛を治せる」ようにからだは

設計されているのです。やる気さえあれば、誰にでもできます。何もむずかしいことはありません。楽に無理なく、道具も不要です。時間もかからず場所もとらない。そんな不思議な治療が操体法なのです。

予防から治療まで、さらには、腰痛患者の多くがもつ疑問について毎日の臨床の中でとくに多いものをピックアップして氷解するようにしてあります。腰痛に関する自分で治せるハウツーはほとんどここに詰まっています。完治して腰痛に「さよなら!」を告げるすべてを操体法でアドバイスします。ぜひ実践し、お役立てくださることを願ってやみません。

一九八七年八月

金井　聖徳

目次

操法編 写真でわかる 腰痛を治す操体法

予防完治編　腰痛になりにくい体づくりのために
——腰痛を根本から治すために

腰痛Q＆A　応急処置から日常の注意まで

写　真／小倉隆人
マンガ／とよたかずひこ

診断編

あなたの腰痛はどのタイプ？

――腰痛のいろいろと症状の見分け方

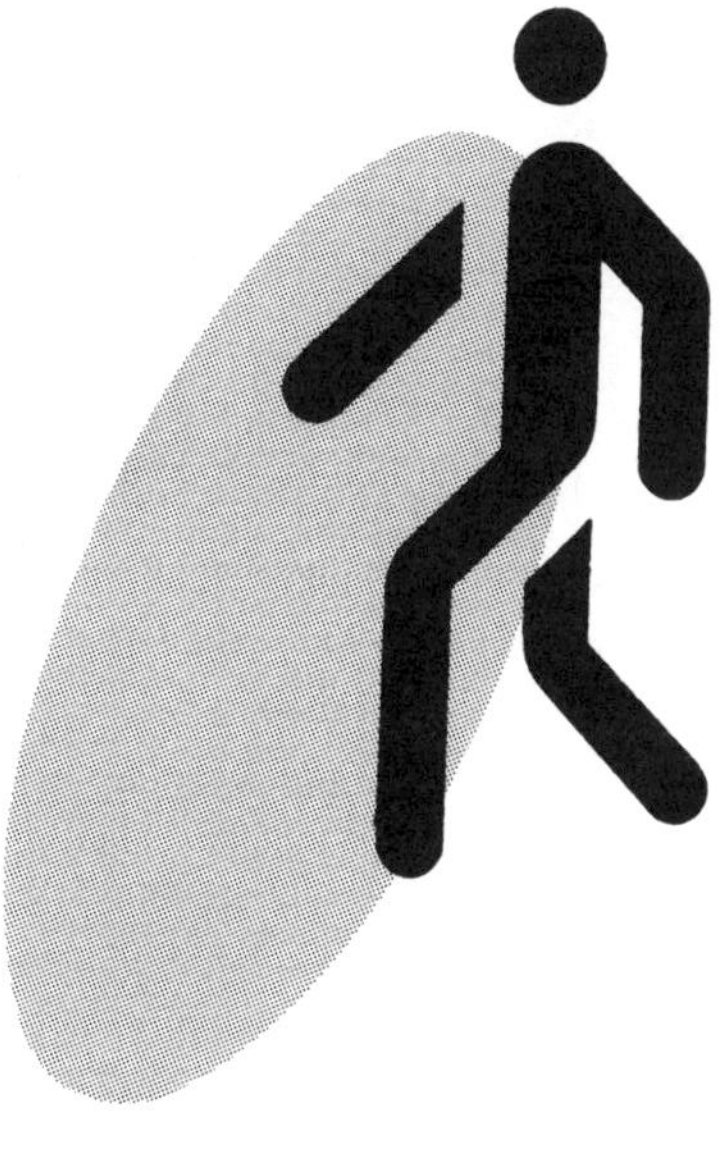

I

あなたの腰痛はどのタイプ
腰痛の段階と分類

一般的な腰痛は次の図のように段階的に区別できます。中央線より左は主に筋肉のトラブルからくる腰痛です。実はこの腰痛が全腰痛のうち圧倒的多数を占めるのです。いわゆる腰痛症です。実は、この段階では、レントゲン写真では筋肉のトラブルが変化としてうつりませんので判定不能です。しかし、操体法の治療でほとんど間にあいます。

中央線より右では主に骨のトラブル（＋筋肉のトラブル）からくる腰痛です。病院で「腰痛です」とレントゲン写真で検査していただくと、腰部の骨のトラブルが発見でき、「病名診断」ができます。「あなたは〝椎間板ヘルニア〟です」「あなたは〝変形性脊椎症〟です」という具合。この段階では単に骨だけでトラブルをおこしているのではなく、まずほとんどが筋肉のトラブルも含んでいます。

操体法は主に筋肉のトラブル（「歪み」からくる）を修復します、ですから、この段階まで至った腰痛は骨のトラブルはそのまま残りますが、臨床的には筋肉のトラブルを改善してゆけますので根気よく操法を続けてゆくと、たいていは日常生活に間にあう程度まで回復してきます。ずっと手入れとして操法を取り入れて、日課となればウンといいですね。もちろん病院の治療とも併用されるといいでしょう。

今度は図の右端をごらんください。正常な場合では、生理的前湾のカーブなのですが、この

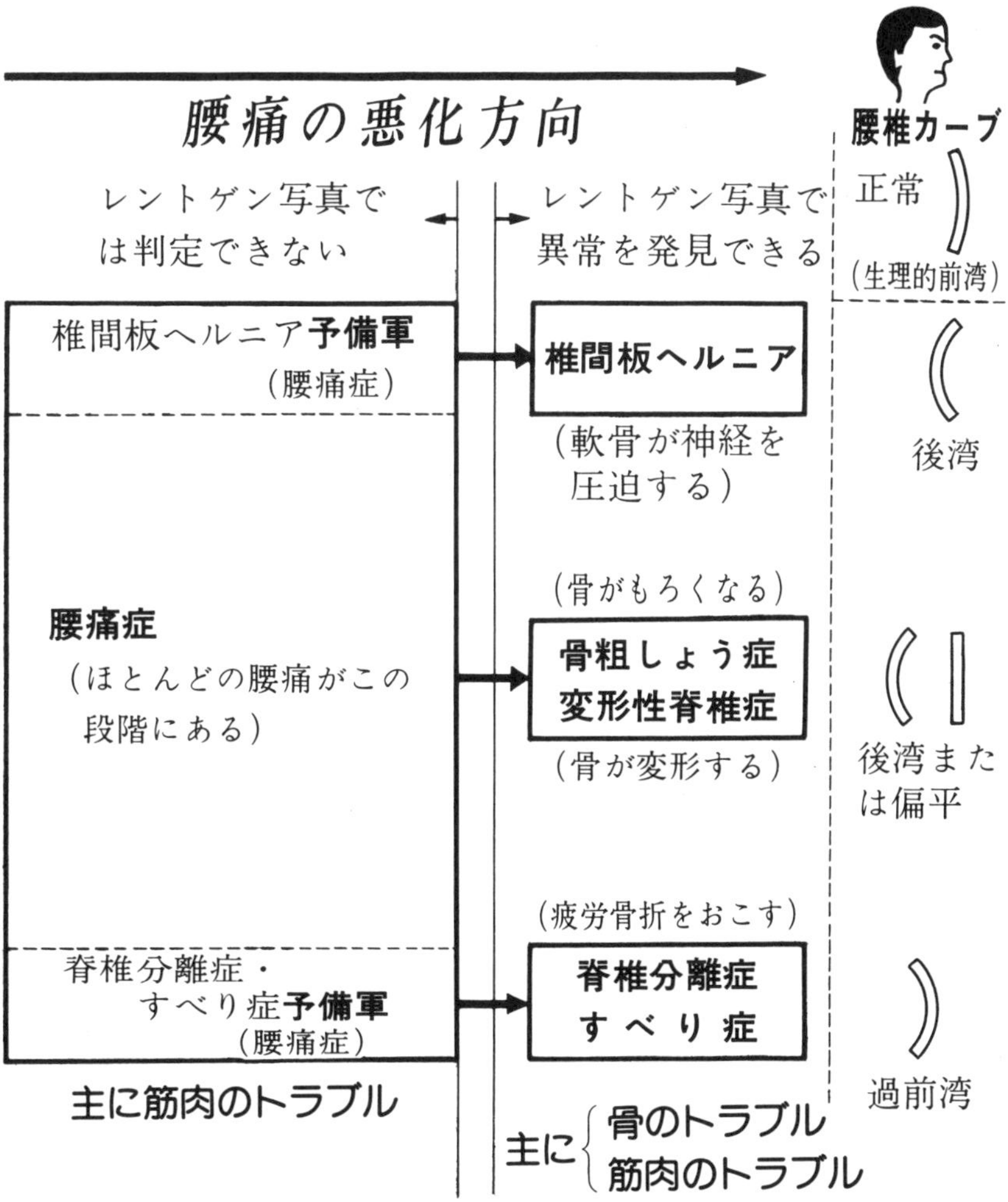

※筋肉のトラブルは操体法で改善可能です。
※腰痛をおこす原因はさまざまですが，ここではいちばん多い筋肉と骨のトラブルに限りました。

図1-1　全腰痛の段階と分類

カーブがそりすぎたり、まるくなりすぎたりして腰痛になってくるのです。脊椎分離症・すべり症ではそりすぎ、椎間板ヘルニアや変形性脊椎症などはまるくなってきたための腰痛です。

II こんな症状はこの腰痛

1 いちばん多いのは〝腰痛症〟

1 腰の深部に鈍い痛み
——自分では気づかないが股関節が歪んでいる

廊下で少しひきずる足音がする。四〇歳代の女性。

「おはようございます。腰が痛いのですが……」

「はい、おはようございます。いつから痛くなってきたのですか?」

「もう、一〇日ほどたつのですが」

「来院されるまで、何か治療はされましたか」

「ええ、家で湿布していたのですが、なかなか痛みがとれなくて」

「どんな痛みですか」

「腰の深部に鈍い痛みがあるのです。日常生活には我慢できないという感じではないので、今日までそのままにしていたのです」

「ところで原因は思いあたりますか」

「いいえ、とくにこれといった原因が自分ではわからないのです。どうして痛くなったのでしょうか」

「私も一緒に生活しているわけではないので、今のお話だけではわかりかねますね。でも、日数がたっても症状の変化が少ないようですから、内臓のほうからくる腰痛ではないようです

図1—2

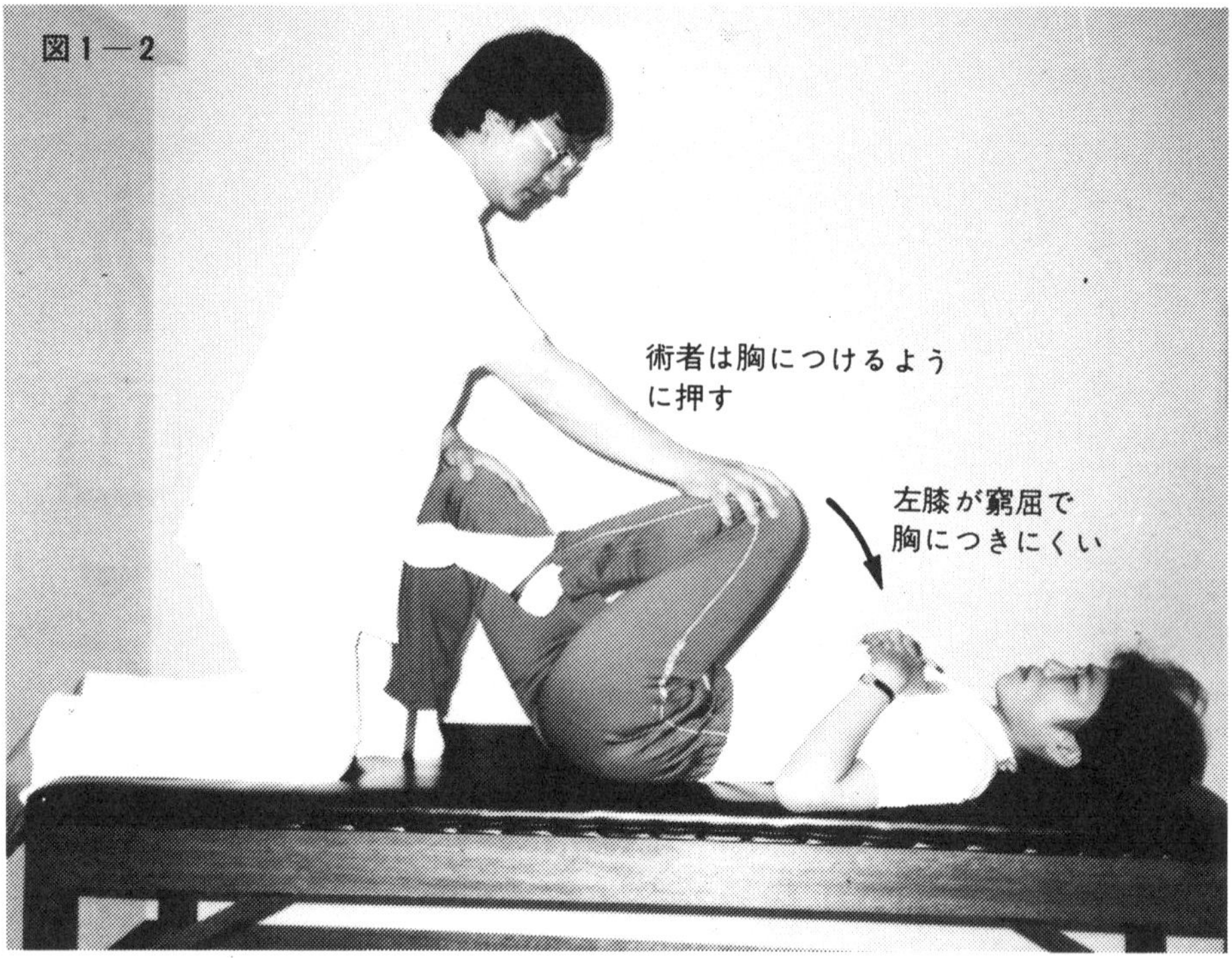
術者は胸につけるように押す
左膝が窮屈で胸につきにくい

ね。普段の生活はどうしていらっしゃるのですか」

「ごく普通の主婦です。午前中はパン屋さんにパートのアルバイトにでています」

「立ち仕事をしていらっしゃるのですね」

「はい、日に四〜五時間は立ったままです」

「そのとき腰が気になりますか」

「いいえ、働いて動いたりしているときは、ちょっとした動きで少し痛くなるていどでたいしたことはありません」

「ほかに痛くなるときはありますか」

「ええ、歩いたり家事や仕事をしているときも少し痛くなることがあります」

「では、ちょっとみてみましょう。あお向けになって寝てください」

「はい」

「それでは両膝をたててみましょうか。今ね、私が膝頭から大腿部の前面が胸につくようにこんな具合に押してみると、ほらあなた！　左のほうがこんなにつきにくくなっているでしょう。これは股関節の歪みなんですよ。この歪みがあなたの腰痛を引きおこしているのです。いわゆる腰痛症というやつです。日ごろの立ち仕事などの姿勢が悪く、それがくせになって股関節が歪んでしまったのでしょう。あなたのような症状の人は多いですよ」

　この症状の痛みをとるには、操法編のA、B、C、E、Fのうち、動診チェックをしてみて動きの左右差の大きいものを見つけて、それを試してください。

2　腰全体がだるくこわばる感じ
――疲労の蓄積による腰痛症

「どうしました？」

「腰の具合いが悪くて。農業をしてるんで、中腰の姿勢や重い荷物をもつことが多くて、すぐ痛くなるのです」

「それはたいへんですね。どのあたりが痛くなるのです」

「腰全体がだるくなってこわばってきます」

「いつごろから痛くなりだしましたか」

「三八歳ごろからでしたから、一〇年ほど前からですね。痛くなったり、よくなったりのくり返しです。ここ数年は痛いときが多くなってきました」

「何か治療されていましたか」

「家でゆっくりお風呂に入って腰をあたためたり湿布をしたりです」

「上着を脱いで立ってみましょうか。おや、もうずいぶん腰が丸くなってきていますね。腰は本来、正常なら少し前にそっているものなんですよ。では、つぎに、ちょっとうつぶせになってみて寝てください」

「はい」

「ほうっ、かなり筋肉も硬くなっていますね。ほら、背中の筋肉とくらべると腰の筋肉はもう鉄板みたいに硬いですよ。あなたの場合、重労働の仕事で腰に疲労を蓄積してきたのですね。疲労が蓄積されると筋肉中に疲労物質がたまって血行不良となって腰は動脈血が少ないため、〝冷え〟てきます。筋肉はだんだんちぢんで硬くなってきます」

「そうですか、自分でも硬くなってきているのは、よくわかります。朝なんか寝腰が痛くてたいへんなんですよ」

「あなたの場合は、**疲労の蓄積による**〝**腰痛症**〟ですが、こんな腰がこのまま悪化して〝変形性脊椎症〟や〝椎間板ヘルニア〟になってゆくのですよ」

「今でもつらいのに、これ以上はもうがまんできませんよ。腰が冷えるのは田植えのとき、はだしで水に入ったりすることも悪いんでしょうね」

「もちろん、そうです。けれどお仕事ではしないわけにはいきませんでしょう。そんなときはね、家庭用のアイロンを使ってアイロン療法を

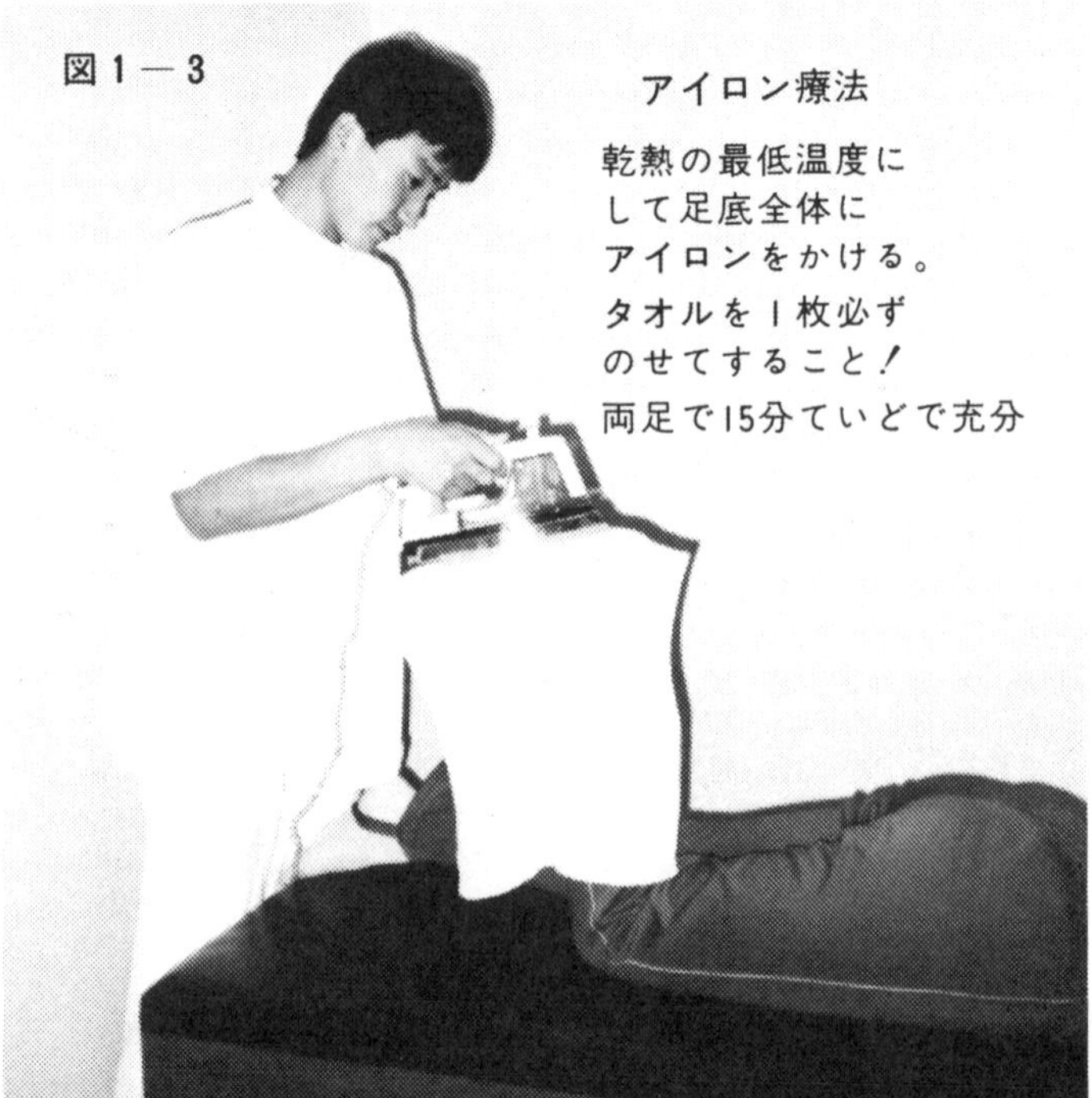
アイロン療法
乾熱の最低温度にして足底全体にアイロンをかける。
タオルを1枚必ずのせてすること！
両足で15分ていどで充分
図1—3

すればいいんですよ」

このような症状の方は、操法編のA、B、C、E、Fの操法のうち、動診チェックをして、動きの左右差の大きいものを見つけて、それを試みてください。

3 妊娠・出産にともなう腰痛
――体重の急激な変化が原因

二七歳女性。初産後一カ月あまり。妊娠中から腰痛となる。現在、授乳中のため薬は使用せず腰痛を治したいとのこと。

「妊娠してから、とくに六カ月ごろから腰が痛くなりだしました」

「腰痛の原因は自分で何か思いあたりますか」

「直接のきっかけはありませんでした。徐々に痛くなってきましたから」

「妊娠中にはどれくらい体重が増えましたか」

「八キロほど増えました」

「じゃあ、妊娠中に急激に体重が増えてきたのが原因でしょう。なにしろ、今までより急に八キロも増えたんですから。それで腰に負担が生じたのでしょう」

「そうですか、でも産後の今も腰が痛いんですよ。体重は元にもどってきているんですが」

「女の人のからだはね、出産時には陣痛とともに骨盤の関節（仙腸関節）もゆるんで約五センチほど開いてくるのです。産み終えるとまた関節は閉じてゆきます。妊娠中、腰痛になったり、産後、腰痛になる人はこの関節がスムーズに動かなかったり、元の位置におさまるのが少し失敗した人なんですね。よく産後の日だちが悪いなんておっしゃる人もいらっしゃる。そんな人たちは、ほとんど骨盤に歪みを生じていますよ」

「私の場合もそうでしょうか」

「おそらくそうでしょうが、心配には及びません。ではちょっとみてみましょうか。あお向けになって寝てみてください」

「はい」

「**骨盤の土台になるのは、股関節です。ここにまず、歪みが発生している人がほとんどですよ。**膝を直角に立ててみてください」「今ね、膝頭から大腿部前面が胸につくように片方ずつ押してみますと、どんな具合ですか」（一八ページ、図1－2参照）

「はい、右膝を押されるとどうもないのですが、左膝では腰にひびいてきます」

「これが歪みなんですよ。こんなになっているって知っていましたか」

「いいえ、全然知りませんでした」

「ほとんどの人、誰もが腰が悪いとそこだけで、他の部分はまったく正常だ、なんて思っているのです。今度は、両膝を直角にしたままで横に脚をひろげてみましょう。開排運動というのですが、これも開き具合を左右比べてみると、どうですか」

「どちらが開きにくいか、よくわかりません」

「じゃあ、開排の動きを私がお手伝いして、開くとき、少しずつ押して余計開くようにするといかがですか」

「そうすると、左膝を横にひろげたときに、痛くなります」

「これも、歪みなんですよ。まったく正常な人では左右スムーズに動くのですが、こんなふうに歪んでしまうと、どちらかに負担がかかって開きにくくなります。そうすると、上半身の体重が股関節にかかった場合、たとえば、六〇キロの人では正常な人は、左右片脚に三〇キロずつかかるのですが、歪みのある人は左三三キロ、右二七キロなどとなったりするのです。くり返しますが、股関節は骨盤の土台ですから、ここが歪んできますと、上にのる腰に負担が生じてくるのですよ。ですから、ここから治さないとダメなんです」

このように股関節が歪み、その上にのっている骨盤の歪みからくる腰痛は、とくに、操法のA（足首つま先上げ）を試してください。歪みが治ると同時に痛みはなくなります。

まとめ――「チクチク、ズキズキ」が全腰痛の七割を占める

いわゆる腰痛症の症例は、ここにあげたもの以外にもたくさんあります。実に全腰痛の七割を占めるものが「いわゆる腰痛症」といわれるもの。

痛みとしては、腰の左、右部分がチクチク、ズキズキする。急に痛くなるというのではなく、徐々にくる。耐えがたいほどではありませんが、その不快感は言葉では言いあらわせないものです。

いわゆる腰痛症は、その原因も直接的にこれだといえない場合が多いのです。原因が複合しているんですね。でも、わからなくてもよい。チクチク型の腰痛になったら、「腰痛の症状に合わせた操体法」の表（六二ページ）にあげている「いわゆる腰痛症」に合う操法を試してみてください。その動診チェックによって、からだのどこに歪みがあるかわかるはず。わかったら、その操法を持続的にやることです。

2 ギックリ腰
——そのさまざまな症状

1 洗面中に「ギクッ」
——疲れると腰が重く寝腰が痛かった会社員

「新患です」と呼ばれて受付にいってみると、ようやくここまでたどりついたといった感じで苦痛に顔をゆがめて、奥様の肩をかりてどうにか立っている人がいらっしゃる。座るのもつらそうなので、すぐに治療室に入っていただく。

「どうしたんですか」

「腰が痛くて痛くて」

「何をしていてこうなったのですか」

「朝起きて、洗面所で顔を洗おうとしたらギクッとなってしまったのです」

見るからに痛々しい姿です。

「ともかく、痛みをやわらげましょうね」

氷と塩と水を入れた氷のうで患部を冷やします。

「どうです。冷やすと気持ちがいいでしょう」

「はい、とても気持ちがいいです。ズキン、ズキンとうずく痛みが減ってきました」

「急激な腰の痛みはね、冷やすことが決まりなのですよ。覚えておくといいですね。あなたは、朝起きて、といいましたが、いままでどうしていたのですか」

「朝、ギクッとなったのですが、動けないほどではなかったのです。それでお風呂に入ったのです。ギックリ腰は温めるといいと聞いたことがありますので……」

「そりゃ、まちがい、無茶ですよ。火に油を注ぐようなもの。**腰が急に痛くなったら初めは冷やす**というのがルールです。でもね、痛みが徐々におさまってきて、ふつう三日もすれば痛み

図1―4

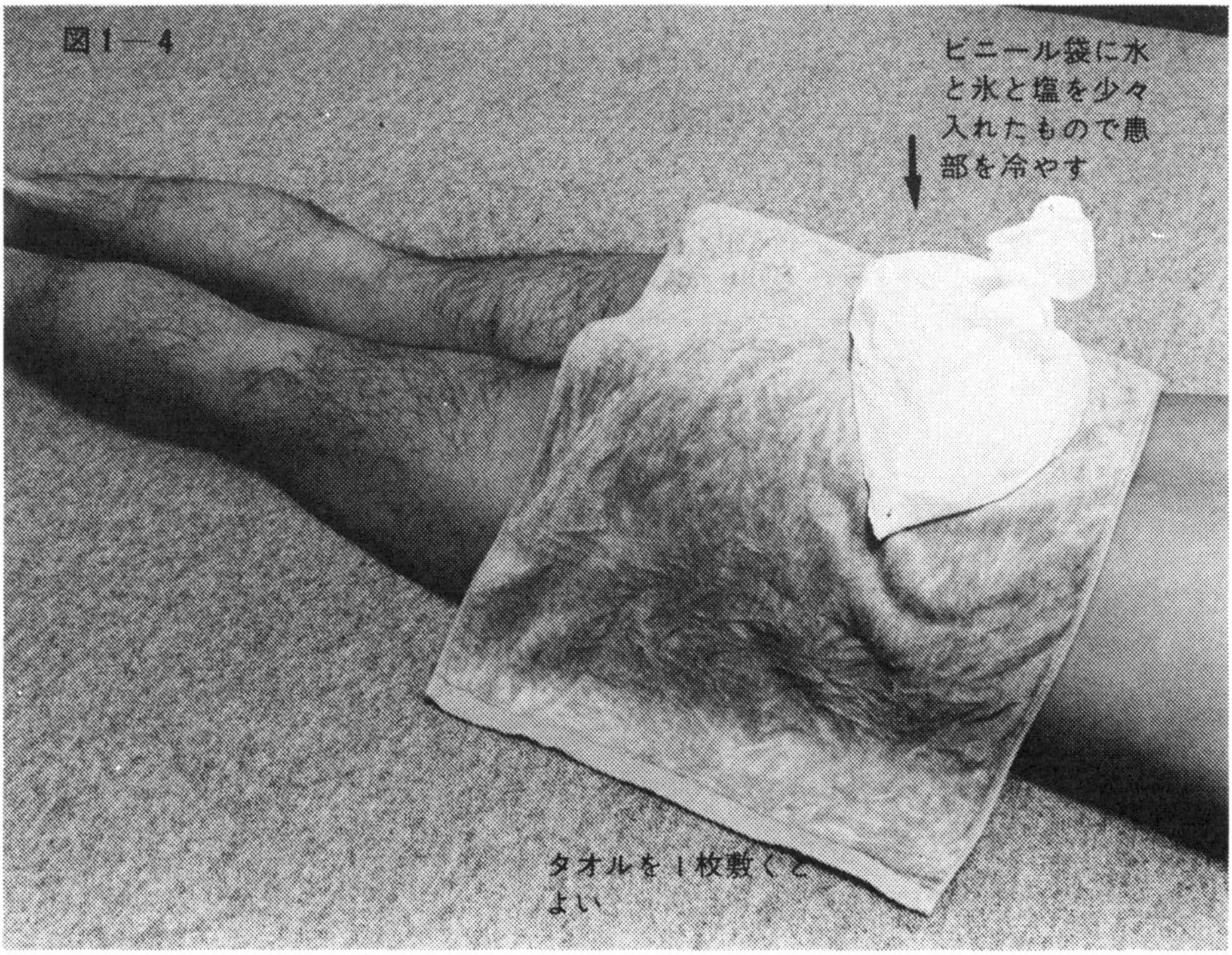
ビニール袋に水と氷と塩を少々入れたもので患部を冷やす
タオルを1枚敷くとよい

がなくなりますが、そうしたら今度は、温める。これが腰痛を治す順序です」

「私は逆のことをしてしまったというわけですか。それで急に痛みが激しくなったのですね」

「そういうわけです。ところで、どんなお仕事をしてらっしゃるのですか」

「はい。会社で事務の仕事をしています」

「これまで、腰が痛いということはなかったのですか」

「はい、痛いというほどではなかったのですが、疲れてくると少し腰が重くなったりすることはありました。でも、気にせずに動いていると、そのうち忘れてしまうというふうでした。あっ、それから朝起きるときも、ときどき同じような重い感じがありましたね」

「あなたのは**ギックリ腰**というやつです。ギックリ腰はね、突然おこるように思ってらっしゃる人が多いのですが、そうじゃないんです。あなたにもちゃんと予兆があったのです。その**腰の重い感じ**というのがそれです。地震が、たまっていたエネルギーを一気にふきだすように、ギックリ腰として現われる下地があるのです。腰が重くなるというのは、腰の周辺の血液循環が悪くなっているのです。うっ血してきている。あなたが、〝気にせず動いているとそのうち忘れてしまう〟とおっしゃいましたが、動きだすと、重い感じがなくなるのは、筋肉を動かすことで血流がよくなるからです。朝起きるときに重い感じがしたというのは、まだ筋肉を動かしていない状態だからです。これを俗に**寝腰が痛いとか重い**といういい方をします」

「そうですか。そういえば、ずっと座り続けて事務の仕事をしていても腰が重くなることがありました。会議が長びいたりしたときなども、座っているのが苦痛でしたね」

「こんな症状はね、運動不足からくる筋力低下が原因の一つなのです。筋肉は年齢とともに自然に老化し始め、硬くなってちぢんできます。そうしますと、筋肉の間を通っている血管を圧迫するようになるわけですね。それで血液の循環が悪くなる。あなたは、お年寄りでもないのに腰が重くなったのは運動不足だからでしょうが、筋肉はお年寄りのものみたいなのです」

「いやあ、まだ若いと思っていたのに、筋肉は老人ですか。まいったなあ。これからは、運動をするようにします」

「ちょっと待ってください。運動をする前にギックリ腰になった原因、〝歪み〟を修復しないとダメですよ」

というわけで、この患者さんは大事にいたらず痛みはなくなったのですが、このようないわゆるギックリ腰の症状の人は、操法編のA、B、F、Hの操法で「歪み」を修復してください。また、予防・完治編も読んで予防に努めてくださいね。しないと？　再発するでしょうね。

2　ビールケースを持ってねじったら「痛ッ」
——太りぎみだったお酒屋さん

身長一六〇センチ、体重七五キロとおっしゃる肥満タイプの五〇代男性、いわゆる中年太りでお腹が少しつき出ていらっしゃる。少し前かがみになって来院。

「どうしました？」

「ビールケースを車に積みこもうとしたときに変に腰をねじったらしくて、痛くて！」

「お酒屋さんですか」

「はい、毎日、結構重い荷物をもつ仕事なんです」

「それはたいへんですね。腰痛ははじめてですか」

「はい、二〇歳ころに一回なったことはありますが、その後、まったくどうもなかったのですが……」

「からだのバランスからすると少し太りすぎのようですね」

「はい、自分でもそう思っているのですがなかなかやせられなくて」

「いつごろから太ってきましたか」

「三〇代後半ごろから太りだしましてね。二〇歳ころとでは、一〇キロは増えましたでしょうか」

「そうですか、からだが完成するのがだいたい二〇歳ごろですから、その後、急激に太ると腰痛をひきおこす原因にもなりますよ。成長が終了した時点の体重でまずまず、からだが適応しているのに体重が増えると、からだの規格はもうすでに決定しているのですから、二〇歳以後の重さは、からだの負担になってきます。

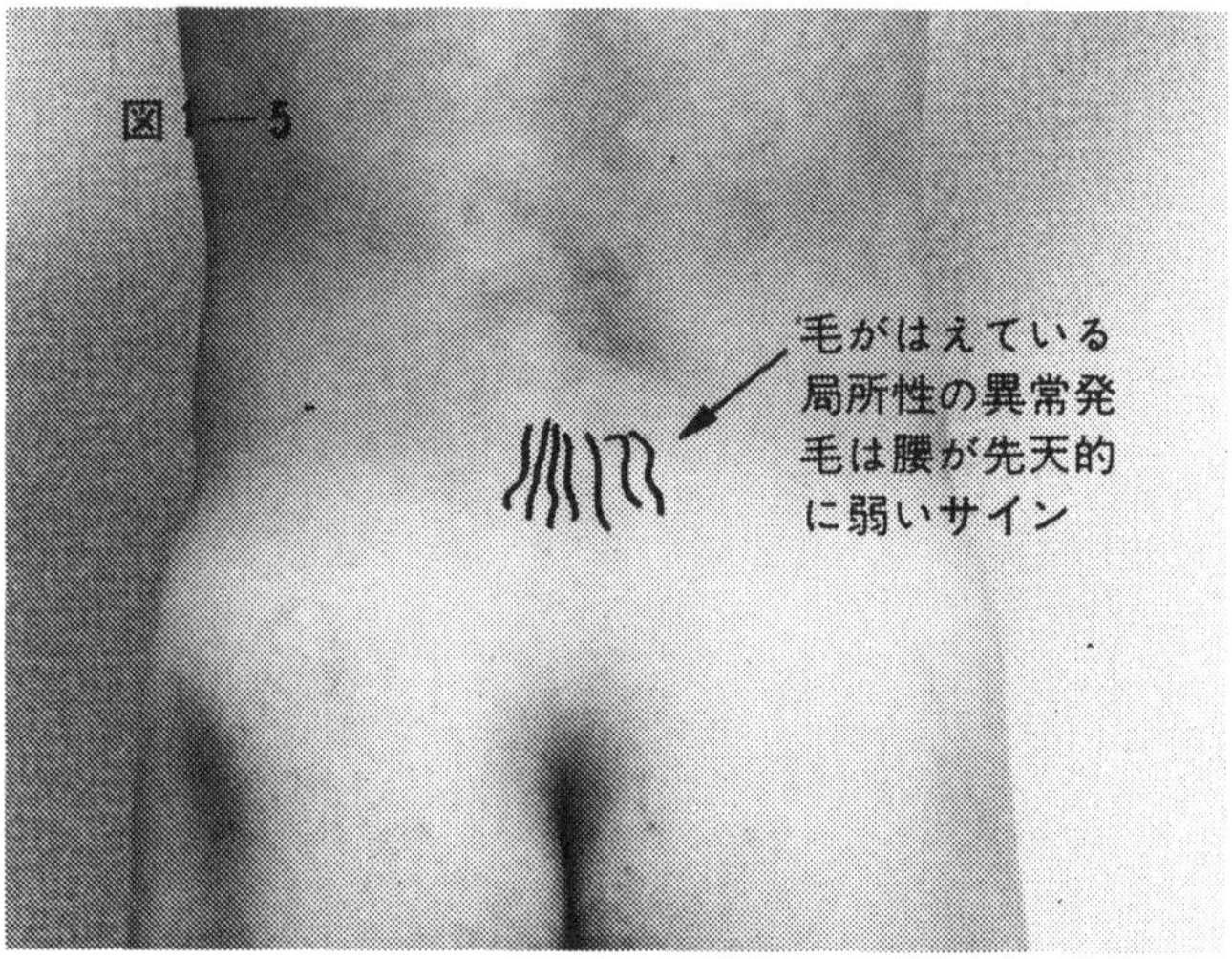
図1―5
毛がはえている
局所性の異常発
毛は腰が先天的
に弱いサイン

腰痛を再発させないためには、今回を機会として、少し減量するように試みられたら、いかがですか」

「はい、こんなことが再々あれば仕事もできませんから、真剣に考えてみます」

「では、みてみましょうか。ちょっと上着を脱いでみてください」

「はい、これでいいですか」

「いいですよ。あら！　腰のこのあたりだけに毛がはえていますね」

「はい胸毛はないのに、腰には毛がはえているんですよ」

「これはね、先天的にも腰が強くないタイプの腰のサインなんですよ。からだは、毛をはやして大事なところを防御します。目にはまゆ毛、頭は頭髪などという具合にね。同様に、腰に弱点がある場合は、ほとんどの人でこんな毛がみられるのですよ」

「そうですか、自分では、まったく気にしていませんでしたが……」

「でもね、心配には及びません。今まで充分に腰痛でなく暮らしてこられたのですから、毛は、腰に注意してくださいというサインと思えばよろしい」

「痛みは、どのあたりにありますか」

「ここです。右腰のこのあたりです」

「ここは、**筋肉性の異常**が発生しやすい部位ですね。いいですか、立って腰を右側屈してみま

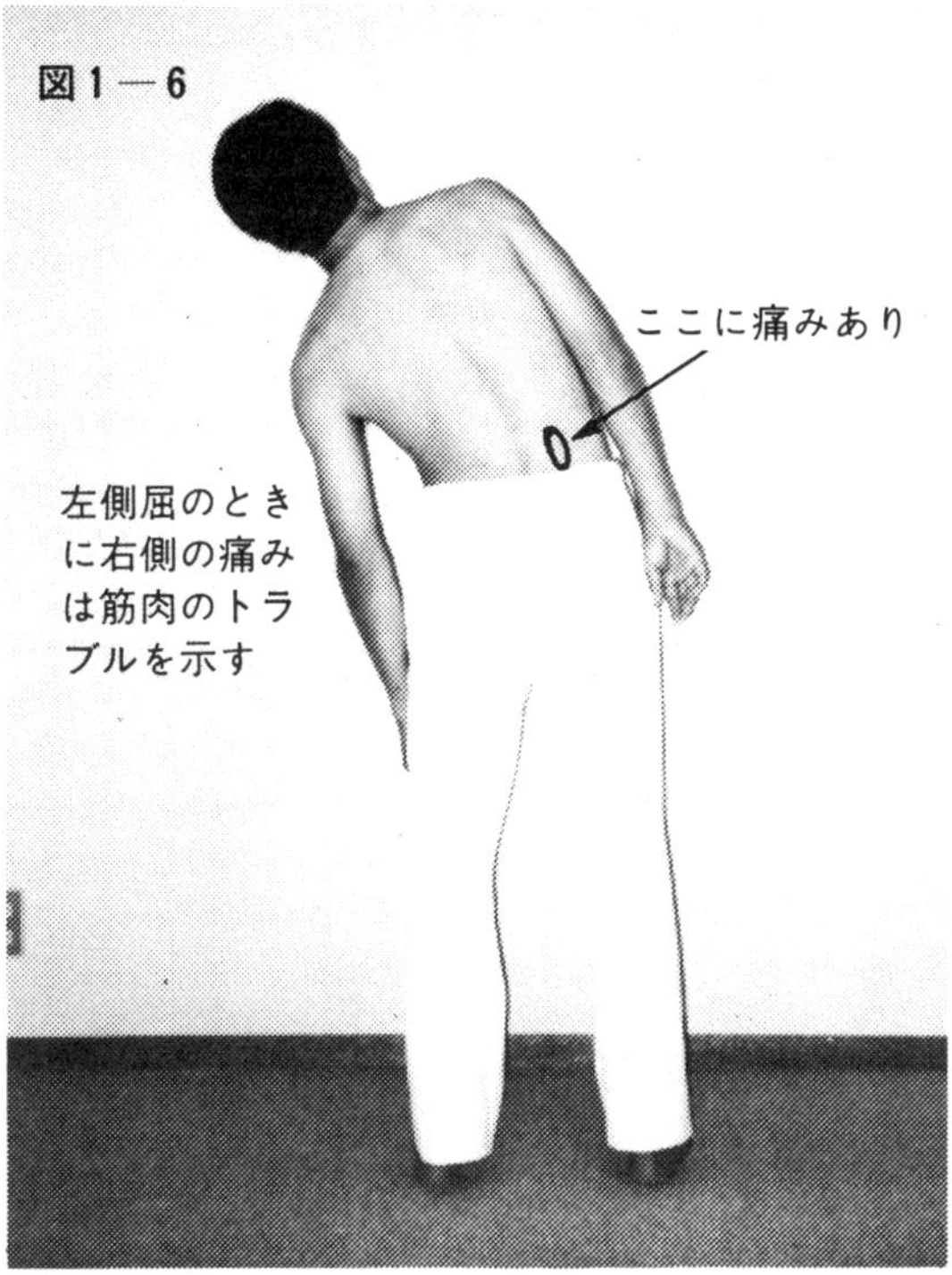
ここに痛みあり
左側屈のときに右側の痛みは筋肉のトラブルを示す

図1—6

しょう。それと、この逆、左側へ動かしてみてください。どちらへ動かしたときに痛くなりますか」

「右側にからだをまげても痛くありませんが、左に側屈したときは、右の腰に痛みが出ます」

「これは、**ギックリ腰**ですね。腰部の筋肉などの故障です。右側屈では、神経の出入口の椎間孔は狭くなる動きですから、このときに右側に痛みがでるということは、椎間孔の神経の出入口付近のトラブルからくる腰痛が考えられます。あなたの場合**左側屈で右側に痛みがでますでしょ。このとき右側の椎間孔は開いてゆく動きなのに、右腰痛があるのは、主に筋肉や靭帯などの軟部組織の異常からくるものです。**程度の悪いものじゃありません。心配には及びませんよ」

こんな場合は、操法編のA、B、F、Hの操法のうち、動診チェックで左右差の大きいものを見つけてそれを実行すること。そして、肥満にも気をつけてくださいね。

3　ゴルフのスイングで腰にズキン
——いきなりスイングした四〇代男性

前かがみで腰に手をあてて、廊下の壁に少しよりかかったままで自分がなさけないという感じの四〇代の男性。

「ずいぶん痛そうですね」

「動くと、ズキンとした痛みが腰にくるのです」

「どうしてこうなったのですか」

「きのう、ゴルフのスイングをしていて、いためたのです」

「それまではいかがでしたか」

「まったくどうもなかったのです」

「腰痛は初めてですか」

「ええ。腰痛って、ほんとに痛いものなんですね。初めてわかりました」

「普段から何か運動はしてらっしゃるのですか」

「いいえ、特には。友人に誘われてゴルフにいったのが久しぶりです。それで準備運動もろくにしないでコースをまわったのです」

「久しぶりの運動でからだもほぐさずにやるのはやはり無茶ですよ。もともとゴルフはからだを一方向にねじるかたよった動きで無理があるのですから」

「筋肉はね、普段から慣らしておかないとスムーズに働かないのです。それである部分の筋肉だけがひきつって痛くなるのです。年齢とともに自分の気持ちとからだの動きが一致しなくなってくるものなんですよ」

「では、みてみましょうね。うつぶせになって寝てみてください。どのあたりがとくに痛いのですか」

「はい、この右腰からお尻にかけてです」

「脚のほうはどうもないのですか」

「だいじょうぶです」

「**痛みは腰だけなんですね。それがギックリ腰の特徴です**。脚には痛みがこない。今ね、こうやって左足と右足のかかとを交互にお尻に近づけてゆくと、どうですか」

「どちらも窮屈ですが、とくに右足のかかとを近づけたときが腰にウンとひびきます。左足ではそんなに感じません」

「あなたの場合はギックリ腰なんですけれども、左のかかともかなりお尻につきにくいでしょ。こんなふうに、両方とも、かかとがつきにくいのは動物性タンパク（肉食）過多のサインなんですよ。**肉食がすぎると筋肉が硬くなります。**」

「そうですか、からだの硬いのは体質で、自分では肉食過多だなんて自覚していなかったんですが……」

「体質も食生活とは大いに関連しますよ。人のからだには生まれながらに、食生活のバランスについての指示があります。それがよくいわれる歯の種類（犬歯、門歯＝前歯、臼歯）の比率です。人間の場合、それが一対二対四になっています。そのことから、一回の食事では、動物性食品（肉類、魚貝類など）は全体の七分の一、植物性食品（野菜、果物など）は全体の七分の二、穀物は全体の七分の四を摂取するということが目安になります。ですから、肉と野菜では一対二で肉の二倍量の野菜が必要です」

食事に気をつけると同時に、あなたのようなギックリ腰の場合は、操法編のA、B、F、Hの操法をお試しください。痛みがおさまったら、普段に「腰痛から解放される積極的予防法」（一五四ページ以下）などをしてからだを柔らかくしてください。

4　前にかがんだ拍子に「ギクッ」
——四回目のギックリ腰になった三〇代女性

ピンポーンとドアのチャイムの音。

「すみません。またやっちゃったんです」と、申し訳なさそうに話しながら、腰に手をあて、少し前かがみになって、受付にやっていらっしゃった三〇代の女性。

「おや、〇〇さん、どうしたのです？」

「ええ、今朝、お部屋の掃除をしようと、少し前にかがんだひょうしに、ギクッと痛くなってしまったんです」

「よくなるね、今日で何回目かな」

「もう四回目です」

「再発の間隔も次第に短くなってきましたね」

「はい。同時に痛みも再発のたびに強くなっているようです」

「それじゃ、困るね。全然生活を改めていないのでしょう」

「はい、すみません。忙しくて……」

「忙しいのは、仕方ないけれど、最低限、日常の生活にさしつかえないようには治しとかないと、再発のたびに、こじらせてしまいますよ」

「いつも、気にはしているのですが……」

「今は若さであるていどカバーしてるからいいのだけれど、五〇代、六〇代になるころには、こじらせてたいへんですよ」

「はい、もうこりごりです。しっかり治します」

「それとね、治療して、いつも痛みがなくなった時点で治ったと勘違いしている。だから再発するの。**回復順序はね、痛み消去が第一段階。第二段階はからだの動きが左右どこでもスムーズになる、ここまで治さないとダメですよ。**理想的には次に第三段階で筋力アップのトレーニングをする。ここまでできればすばらしいですね。

痛みがとれたことイコール治ったことではないと頭によく入れておくこと」

「はい、よくわかりました」

「で、どこが痛いのですか」

「右腰のこのあたりです」

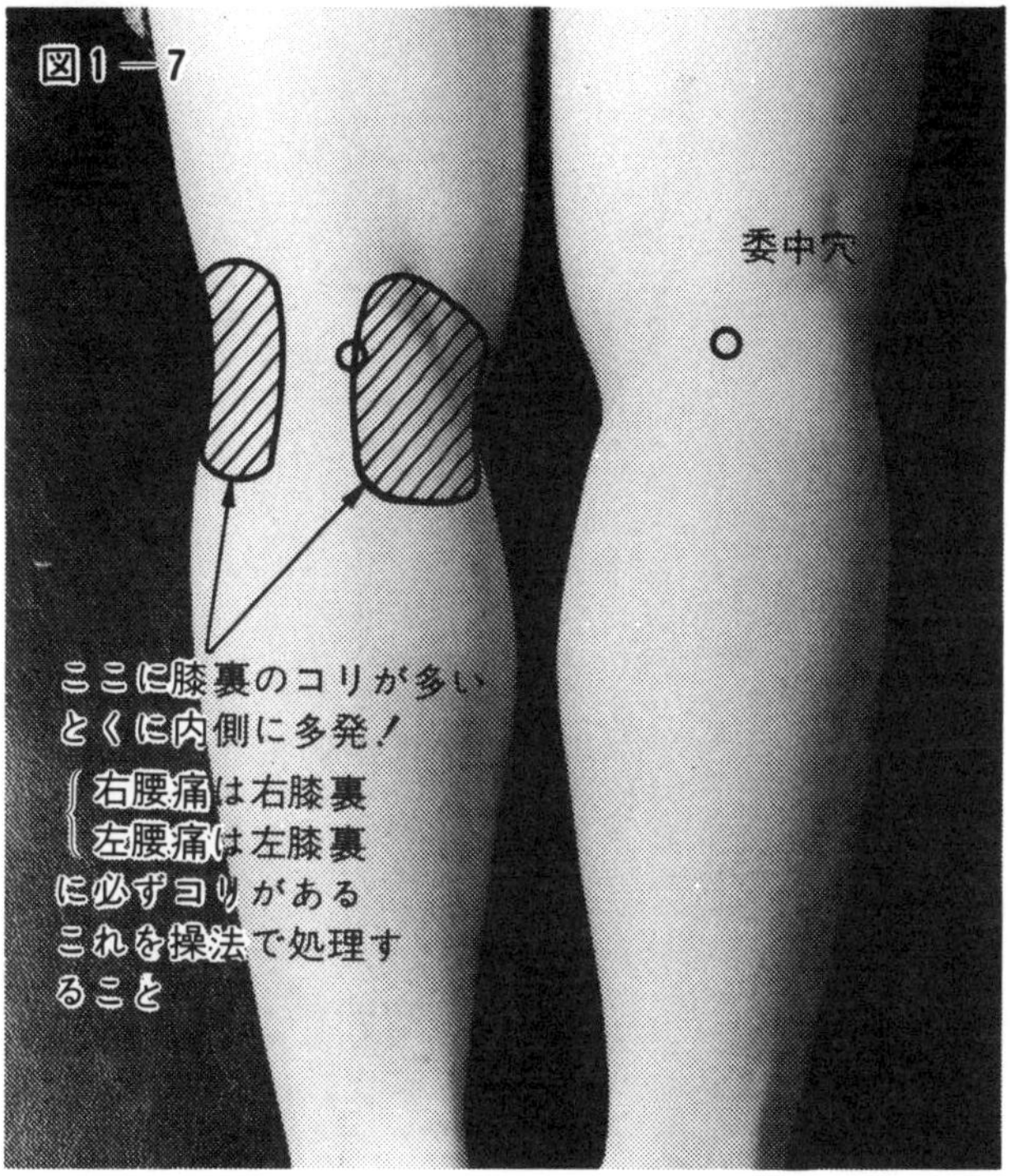
委中穴
ここに膝裏のコリが多い
とくに内側に多発！
右腰痛は右膝裏
左腰痛は左膝裏
に必ずコリがある
これを操法で処理すること
図1―7

「以前、痛めたところと同じところですね」

「ええ、いつもここなんです」

「あおむけになって寝てごらんなさい」

「はい」

「ちょっと膝を立ててみましょうか。膝の裏のツボはね、〝委中〟といって東洋医学では四総《しそう》穴という有名なツボの一つなの。その中でね、〝腰《よう》（痛）背《はい》（痛）は委中にたずねること〟と東洋医学の方程式にあるのですよ」

「ふつう、膝の裏と腰痛なんて全然関係ないように思っていますから、ここにくるといつも不思議に思うのです」

「膝の裏のここがほら！　こんなになって！　指で軽く触れても痛いでしょ、**ギックリ腰の再発、いや再々々発ですよね**」

「はい、とびあがるくらい痛いです」

「ここが操体法の基本的な治療ポイントですからね。では、しっかり治しましょう」

　このような方は、操法については、操法編のA、B、F、Hのうち自分に合うもの（動診チェックで左右差の大きい操法）を試みてください。再発を防ぐためには「開脚をよくする操法」（一五五ページ）や「筋肉のトレーニング法」（一五六ページ）もぜひ取り入れてください。

5　急に腰に激痛が走った
――無茶な生活をつづけた二〇代男性

顔には脂汗がにじんで、前かがみになって、どうにか歩いてきた若い男性。

「どうしました？」

「けさ、会社で仕事中、伝票が床に落ちたので拾おうと、ちょっと前にかがんだときに急に腰に痛みが走ったんです」

「**ギックリ腰**ですね、そんなちょっとした動作で腰が痛くなるのは！　腰痛は初めてですか」

「はい、腰痛なんて、まったく縁がなかったんですが……」

「どんなお仕事ですか」

「普通の会社員です」

「運動は今までに何かしてましたか」

「はい、二年前まで大学でテニスをしていました。今は忙しくてやっていません」

「忙しいっていうのは、どれくらい？」

「はい。毎日残業で九時ごろまで仕事をしています。それから、麻雀をしたり、お酒を飲んだりです」

「睡眠はどうです？」

「夜二時ごろに寝て、朝は七時ごろには起きますから、毎日五時間ほどでしょうか。会社まで一時間半ほどかかりますから、朝は早いんですよ」

「食事は？」

「まだ独身で一人住いですから、ほとんど外食です。夜はお酒の肴と一緒に晩ご飯です」

「かなり無茶な生活ですね。からだをこわしてしまいますよ」

「大学のときテニスをやってましたから、体力には結構自信はあるんです」

「でもちょっときつすぎるんだ。だから、**からだがもう助けてください。こんな生活は勘弁してくださいってギックリ腰になって、主人のあなたに直訴しているんですよ**。こんな不規則な生活では、疲労がだんだん蓄積してからだの反応が鈍くなってくるのです。だから、ちょっと前にかがむだけで、腰を痛めるのですよ。生活を少し改めないと、人生は長いマラソンみたいなもんだから、途中でへばってしまいますよ」

「そうですね。もうへばって腰痛になったくらいですから！　さしあたって何から生活を改善すればいいですか」

「睡眠はせめて六時間にして、食事はできるだけ、インスタント食品はさける。外食はどうしても野菜類が不足するので注意すること、仕事が終わってまっすぐ家に帰る日を週に何日かはつくる。ストレス解消の趣味をつくる。まずこれぐらいはどうかな」

「一度には無理ですが、マラソンランナーになったつもりで少しずつ生活を改めていくようにします」

「精神的ストレスもね、結局のところ、からだに影響がでてくるでしょ。精神的な緊張は必ず筋肉の緊張をひきおこすの。叱られて、顔がひきつったり、おこって肩に力が入りすぎたり、それで筋肉がゆるむ間もなく毎日ストレスにさらされていると、全身のからだの筋肉もかちかちに硬くなってしまう。リラックスできない。こんな下地のなかで、普段とりとめのないような、ちょっとした動作でギックリ腰になったりするの。まあ、まったく規則正しい生活はむずかしいとしてもからだが間にあうていどは、リラックスできる生活をしないとね」

このような、日ごろの無茶な生活に原因のあるギックリ腰は、生活を規則正しくすることと、操法のA、B、F、Hをやってください。
また、操体法の基本運動を普段にするといいですね。

まとめ――ちょっとしたはずみに激痛が走る

ここでは、ギックリ腰の症例として五つあげましたが、共通しているのは、ちょっとしたはずみに激痛が走るということです。キリキリ、ズキンズキンと形容されるような鋭い痛みがギックリ腰の特徴ですから、診断に迷うこともないでしょう。

安静にしていれば、痛みは、特別の治療をしない場合でも数日から数週間でやわらぎます。でも、それをいいことにからだの手入れをおこたると、再発ということになります。三回、四回、そして椎間板ヘルニアへという経過をたどる人も少なくありません。

原因としては、からだの歪みの蓄積、とくに股関節の歪みが多い。日ごろから歪みを正す操法をしていれば、「魔女の一撃《ギックリ腰》」にあうことはないのですが、痛みがなくなるとつい手入れをおろそかにする。魔女がうしろにしのびよっているのに気づかない。そしてまた一撃をくらうということになるわけです。ギックリ腰を一度やった人は注意が必要ですね。

3 椎間板ヘルニア
——手術が必要なのは五%

1 ビシッと右足に電気が走った
——痛くて脚も伸ばせない

歩くのがやっとという感じで右足をひきずるようにやってきた三〇代の商社マン。苦痛に顔をゆがめて、顔色は悪く、脂汗がにじんでいる。呼吸は荒々しい。

「ひどい格好ですね。からだが、後からみると、くの字形（疼痛性側湾）にまがっていますよ」

「そうですよ。もう、痛くて痛くて……」

「いったい、どうしたのですか」

「ゴルフで腰をねじったのです」

「いつですか」

「今日の昼ごろです」

「急に痛くなったのですか」

「ドライバーでフルスイングしたとき、ビシッと右足に電気が走ったようになったのです。それからもう、じっとしているだけで、ズキズキ痛みます。それと、体位をかえようとすると激痛がきます。くしゃみでもしようものならたいへんです。歩くと足がツッパります」

「今まで腰痛になったことは？」

「まったくありません」

「どのあたりがとくに痛むのですか」

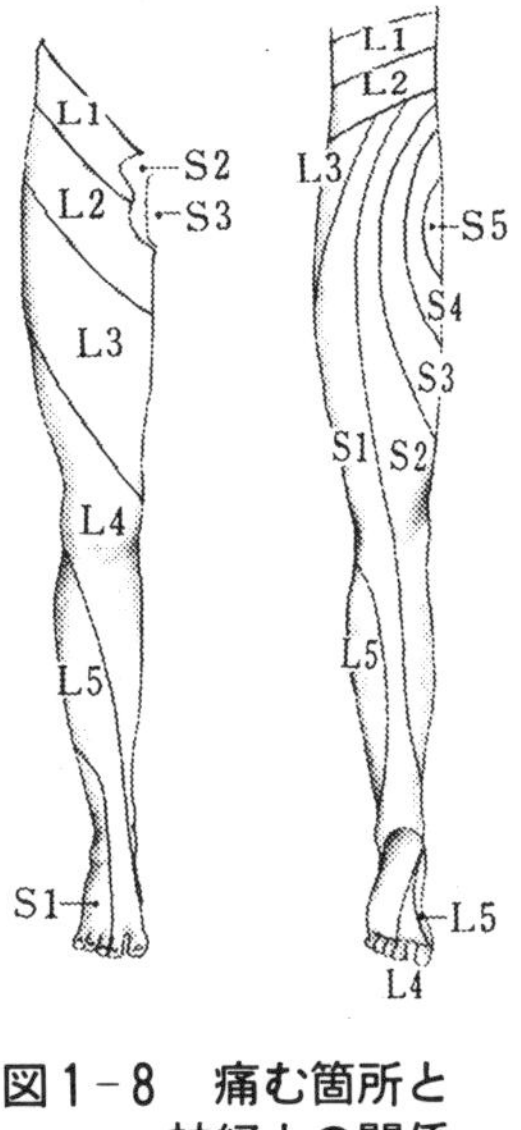

図1-8 痛む箇所と神経との関係

神経根と障害との関係

障　害 神経根	運動障害	知覚障害	腱反射正常
L4	理論的には足回内力の低下となるが，臨床的には低下はみられない	大腿前面より下腿内側，母趾《おやゆび》内側の知覚鈍麻	膝蓋腱反射消失または低下，アキレス腱反射異常
L5	足および母趾背屈力低下	下腿外側より前足部，母趾〜第4趾《くすりゆび》の知覚異常，鈍麻	アキレス腱反射異常，膝蓋腱反射は正常または低下
S1	足および母趾の底屈力低下，腓骨筋力低下	殿部より大腿，下腿後面より足外側第4趾の知覚異常，鈍麻	アキレス腱反射消失あるいは減弱

「右殿部から右下肢の外側です」

「坐骨神経痛の症状ですね」

「まず知覚障害からみましょう。もう少し詳しく痛むところを教えてください」

「このあたりです」

「ここは、L5神経の支配領域ですね。Lはね、Lumbar の略で腰椎という意味ですよ。ですからL5は第五腰椎のことをいいます。痛むところによって、腰椎のどのあたりに故障箇所があるか類推できるのですよ。これをまとめたものが上の表です。ほら！　あなたの場合は、L5になりますね」

「そうですね、ちょうどここです」

「筆でこのあたりを触れてみるとどうですか？　筆の毛の感じがわかりますか」

「はい、これはだいじょうぶです」

「では、母趾《おやゆび》を下に押してみることはできますか、左の母趾と比べてください」

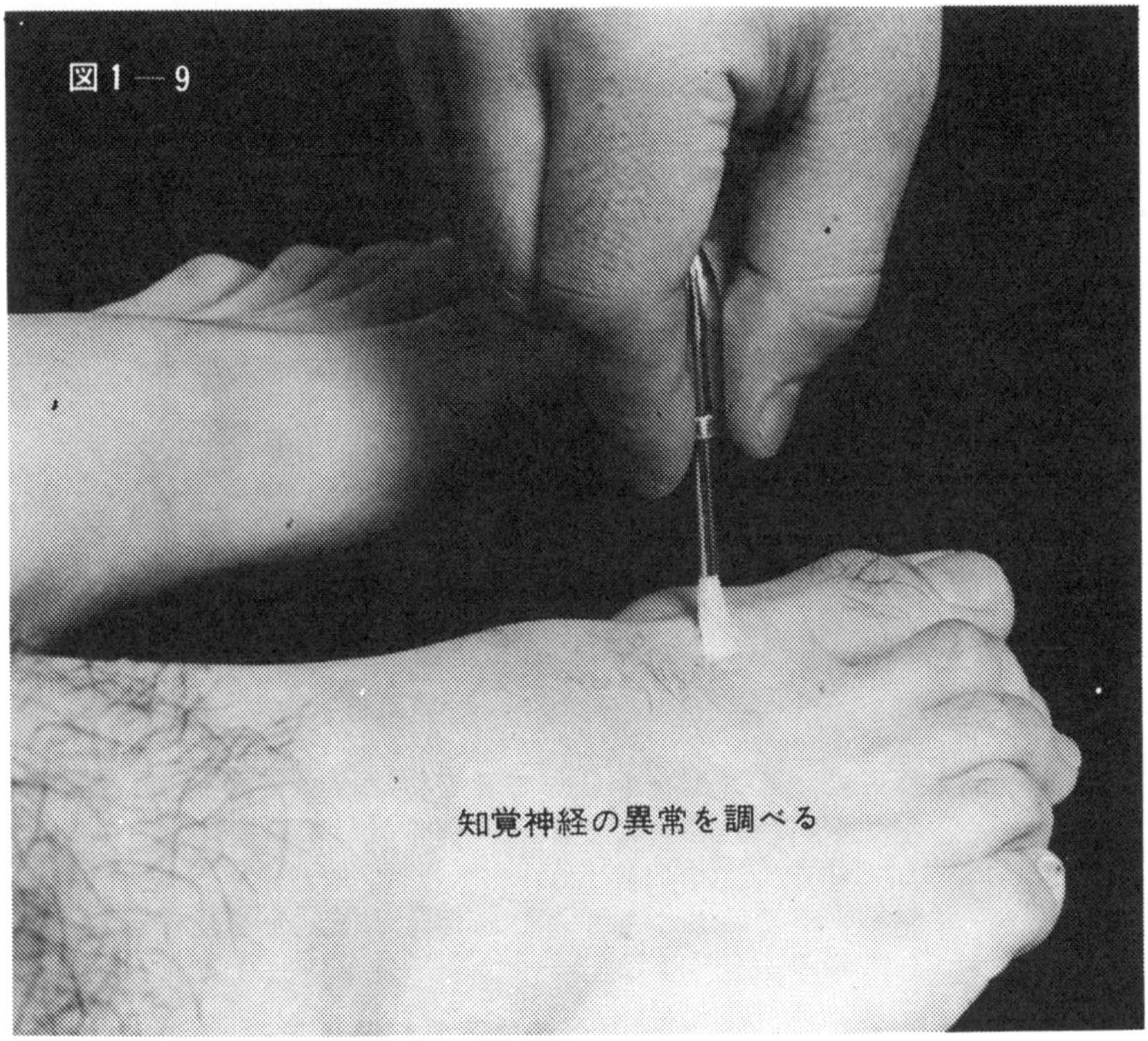
図1—9
知覚神経の異常を調べる

「これは左と比べても同じくらいです」

「そうですか。これは運動障害の検査ですよ。今度は逆に母趾を上にそらしてください。左と

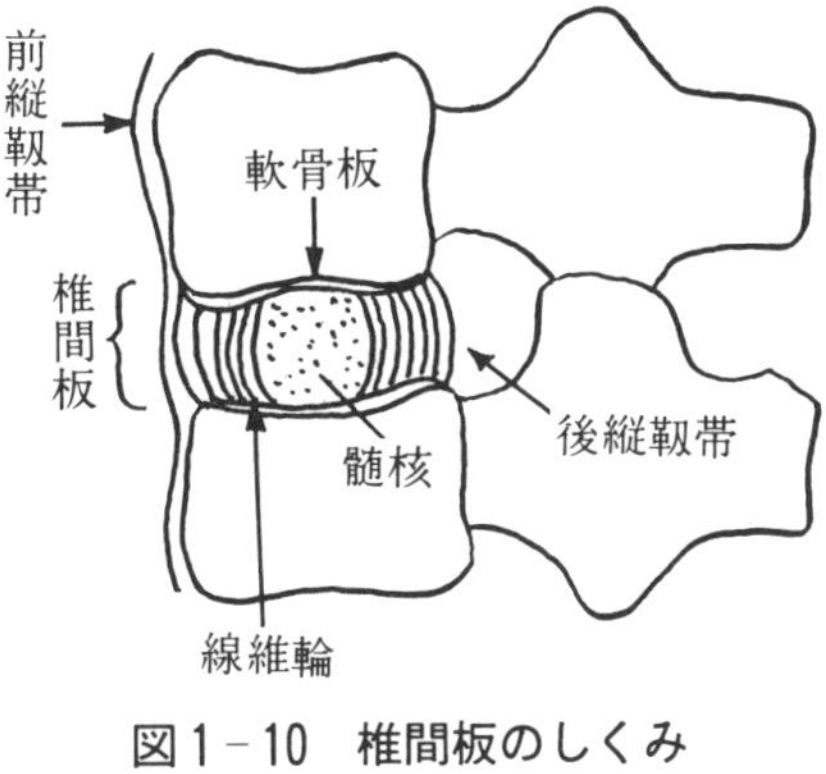
前縦靱帯
軟骨板
椎間板
後縦靱帯
髄核
線維輪

図1－10　椎間板のしくみ
（腰椎の側面図）

では比べるとどうですか」

「これは、力が入りません。左は力が入るのですが……」

「これもやはりL5神経の障害症状ですね。次はあお向けになって寝てみましょう。両足をのばしてみてください」

「痛くてのばすのが困難です」

「しばらく、深呼吸してリラックスしてみてく

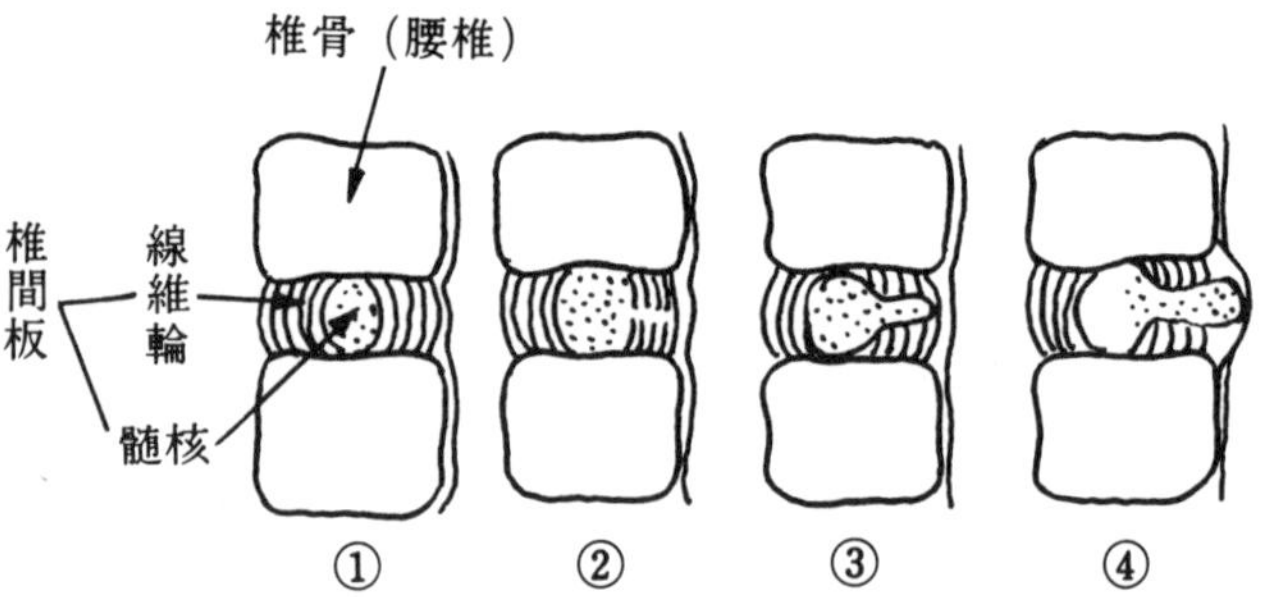

①正常
②線維輪に水気がなくなってきて裂けめができる
③髄核が裂けめのところから外側のほうに飛びだしてくる
④髄核が線維輪をつきやぶり，神経の根元を圧迫して痛みが発生する

図1－11　椎間板ヘルニアのおこり方

ださい」

「はい」

「さあ、ゆっくり脚をのばしてみましょう」

「いや、ダメです。痛くて脚をのばせません」


「あなたの腰痛はL5と仙骨の間の**椎間板ヘルニアのようですね。正確にはX線写真で診断できます**が、まずこれにまちがいありません」

「椎間板ヘルニアですか？　治りますか」

「椎間板ヘルニアといっても、本当に手術が必要とされるのは、椎間板ヘルニアと診断された人のうち五％ていどです。後の九五％は保存的治療で充分よくなってきますよ」

「そうですか、よろしくお願いします」

「それとね、あなたの場合、まったく腰痛歴がないというのが気になります。ゴルフのスイングぐらいでこんなにひどい症状がでることはふつうないのです。ヘルニア以外の病気の可能性もありますから、病院で精密検査もうけてみてください。変な病気でないとわかってからの治療のほうがずっと治りやすいですからね。

　もちろん、今日から操体法の治療を併用してもいいのですよ」

椎間板ヘルニアの治療は、操法編の椎間板ヘルニアに合う操法のうち、いくつかを試してみて、自分に合う操法（やると気持ちよくなる＝痛くなくなるもの）を見つけだして根気よくやってください。

完治を目標に、「予防・完治編」もぜひ読んで実行してくださいね。

2　ギックリ腰を三回やったあとに
――四〇代のタクシー運転手

タクシーの運転をしている四〇代男性、タクシー歴一〇年のキャリアの持ち主、これまでギックリ腰に三回なった由。

「どうしました？」

「タイヤの修理をしようと、タイヤを持ち上げて腰が痛くなったんです」

「いつですか」

「今日の昼ごろです」

「もう四～五時間はたっていますね」

「はい、初めは少し痛いぐらいでしたが、だんだんひどくなってきて今はズキンズキンと腰にひびきます。左脚までツッパってきました」

「坐骨神経痛の症状ですね。それまで腰痛は？」

「以前に三回ほどギックリ腰をやりました。いずれも数週間でよくなってきました」

「今回痛くなる前はなんともなかったのですか」

「いいえ、タクシーの運転をしていますので疲れてくると、腰は重くなったり、チクチク痛みがでたりすることは以前からよくありました。まあ、これぐらいは職業病で持病みたいなもんだと思ってましたから。我慢できるのでだましだまし今日まできたのです」

「では、ちょっと立ってみましょう。おや、もう腰がかなりまっすぐでお尻もたれてきていますよ。じゃあ、前屈と後屈を試してください」

「あいてて！　前にまげると、左脚が余計につっぱって痛みが走ります。うしろにそる動きではそうでもないですね」

「どうも、**椎間板ヘルニア**の症状があるようですね。では上をむいてねてみてください。いいですか。膝をのばしたままかかとをもって下肢を上にあげていくと右側ではここまで無理なくきますね。この感じをよく覚えてくださいね。今度は、左で同じく試してみますよ。どうですか」

「右は単に少しあがりにくいていいどですが、左では下肢の後側に痛みが走ります」

「じゃあ、そのままでさらにこの左の足首を上にそらすとどうですか」

「これは、激痛が走ります。アイテテッ」

「すみませんね、痛い検査ばかりで。典型的な坐骨神経痛の症状があります。それとね、右下肢が少しあがりにくいのは筋肉もいたんできていますよ。あなたの年齢で、男性で体質的なことなどを考慮してももっと楽にスムーズにあがるはずなんです。こんな筋肉では腰痛になるのは当然ですよ。だいたいふつうは八〇度ぐらいは抵抗もなくあがりますから」

「そんなに筋肉がいたんでいるのですか」

「ええ、タイト・ハムストリング（Tight Hamstring）っていうのですよ。今まで腰痛になっても痛みが消失した時点でもう治ってしまったとは勘違いしてそのままにしていたのが問題なのです。筋肉も正常に回復して、歪みがとれてくると、左右どこでも同じように動くようになる。ここまで治さないといけません」

「いつも中途半端な治療しかしていなかったわけですね。それでこじらせてしまったんだ。これはどうもまいったな、こんなにひどくなると

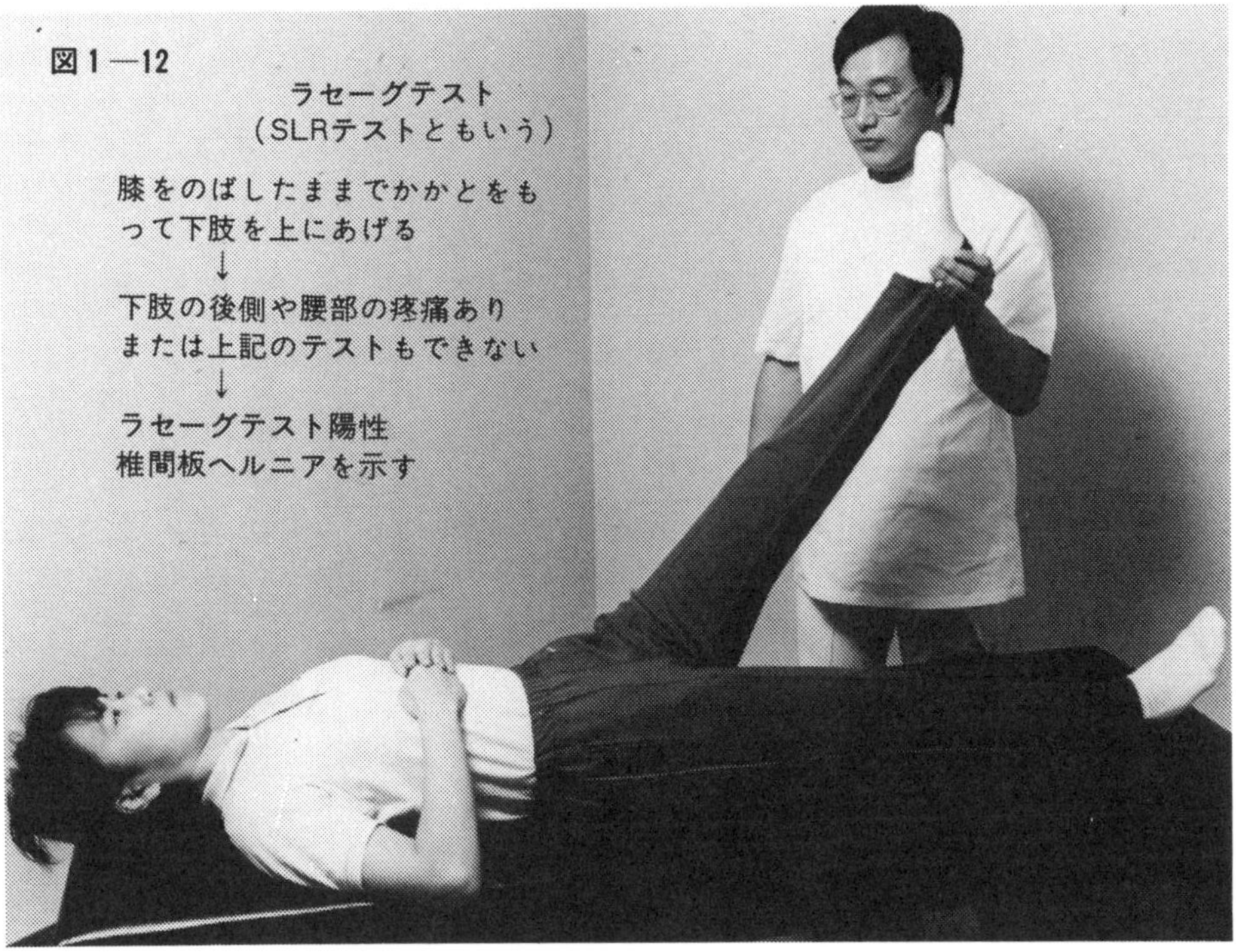
図1—12
ラセーグテスト
（SLRテストともいう）
膝をのばしたままでかかとをもって下肢を上にあげる
↓
下肢の後側や腰部の疼痛ありまたは上記のテストもできない
↓
ラセーグテスト陽性
椎間板ヘルニアを示す

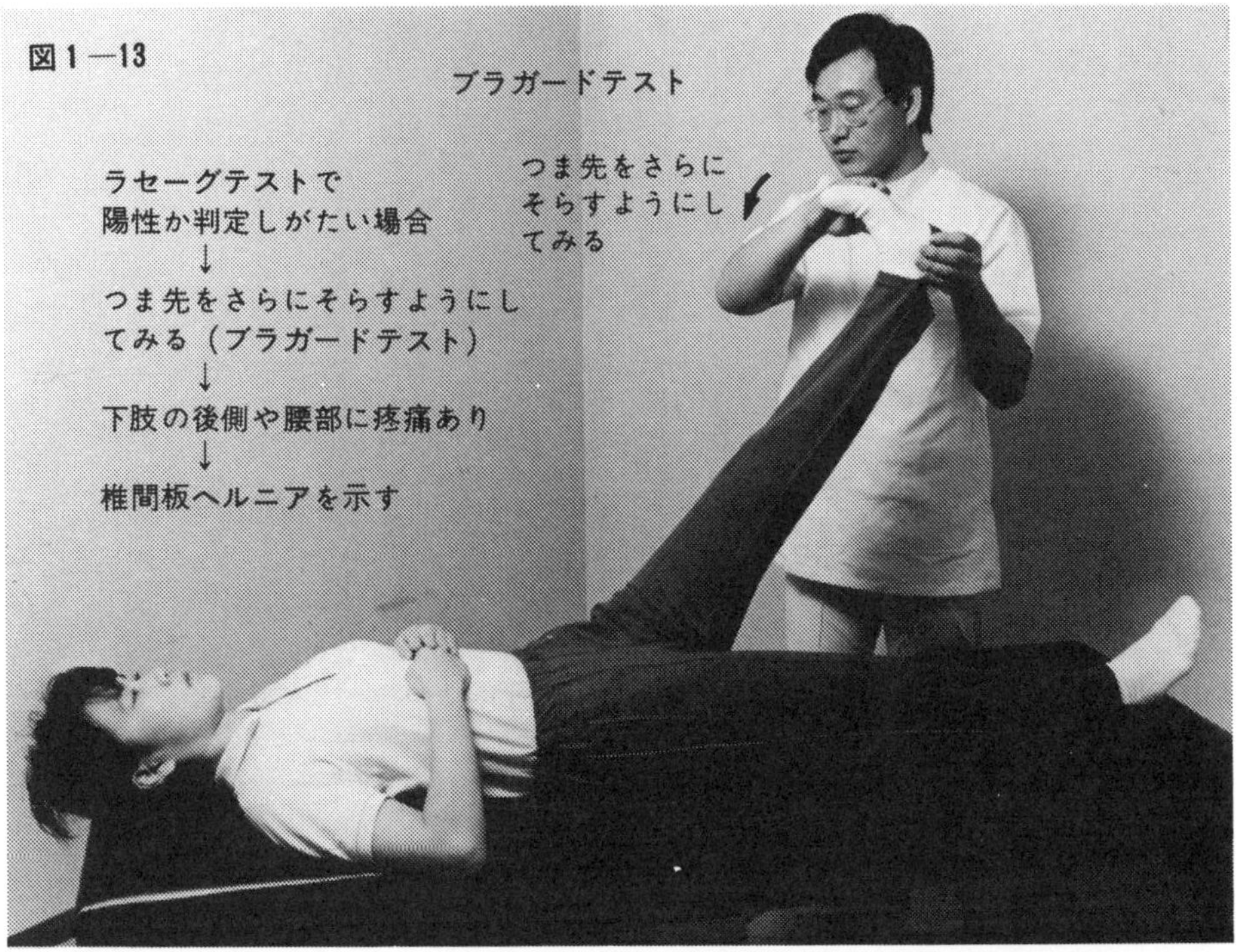
図1—13
ブラガードテスト
ラセーグテストで陽性か判定しがたい場合
↓
つま先をさらにそらすようにしてみる（ブラガードテスト）
↓
下肢の後側や腰部に疼痛あり
↓
椎間板ヘルニアを示す
つま先をさらにそらすようにしてみる

坐骨神経痛と椎間板ヘルニア

腰部の椎間孔を出た神経の一部は、お尻のところで坐骨神経となって下肢の後側に分布しています。なんらかのトラブルで、この神経が刺激されると痛みが発生します。これを坐骨神経痛といいます。症状としては下肢の後側にツッパルような痛みがあります。

ところで、この坐骨神経痛を発生させるほとんどの原因は椎間板ヘルニアによる椎間孔での神経の圧迫なのです。坐骨神経を構成する神経センイが椎間板ヘルニアのために圧迫されると、椎間板ヘルニアの症状のひとつとして坐骨神経痛が出現するわけです。

これは、症状に対して名づけたものです。臨床的には椎間板ヘルニアの前段階でも坐骨神経痛が発生することがあります。ですから病院などでは、腰痛に対する種々の検査で異常が発見できなければ、単に「坐骨神経痛です」といわれることになります。

このようなときは、股関節や骨盤（仙腸関節）の歪みによることが多いのです。操法のA、B、E、Gによって動診チェックし、変化の大きなものがあったらその操法を継続し、からだの歪みをなくすようにしてください。

は思ってもみませんでしたから」

「今度はうつぶせになって寝てみましょうか。ちょっとお尻を出してくださいね」

「はい」

「ほら！　順におしてみるとどうですか」

「あいててっ！　先生のおすところはみんな痛

いです。おされて自分でもここが悪いって感じのいやな痛みですね」

「とくにここは Valleix 圧痛点といって坐骨神経の骨盤からの出入口になるところですよ」

「あなたは〝椎間板ヘルニア〟ですね。X線写真でも診断できますよ。一度、病院でも精密検査をうければよりはっきりします。操体法の治療は自分でもできるし、副作用もない、無理をしない動きですからやり方をマスターして併用治療をしていけばいいですね。効果も増大することは確実ですから」

このように、ギックリ腰を完治させないことから椎間板ヘルニアになるケースでは、六二ページの「腰痛の症状にあわせた操体法」の表の中から自分に合う操法を見つけだし、根気よく続けることが必要です。からだの歪みがなくなり、柔軟な足腰になるまでがんばりましょう。

まとめ——下肢のツッパルような痛みが特徴

椎間板ヘルニアは、腰が後湾化している（丸くなっている）人に多いのです。だから、職業上、腰が丸くなりやすい人（事務仕事、お百姓さん＝農作業、力仕事、運転手など）に多く、また、ギックリ腰が慢性化するとあぶないことは、症例でもあげました。要注意です。

痛みとしては、腰以外に下肢に出現する（坐骨神経痛）ことが多く、下肢がツッパルような痛みが特徴です。

原因はすでに述べましたように椎間板（軟骨）がとび出して神経を圧迫することによるのです。ひところは、「ヘルニアは手術」と言われたものですが、手術をしなければならないほどの重症はむしろほとんどないのが実情です。

適切な操法を継続すれば完治する、と思ってください。

操体の治療で股関節と骨盤（仙腸関節）の歪みを修復すると、椎間板ヘルニアが治ってしまったなんて例が多くあるのです。ヘルニアをおこしていた土台が修復されると、かなりの椎間板ヘルニアはレントゲン所見でも消失してしまっているのです。治る理由もチャンとからだに設計されているのです。実に精妙にできているのですね、人のからだは。

4 脊椎分離症・すべり症
――スポーツ選手に多い

「こんにちは、腰が痛いのでみてほしいのです」

「おっ！　いい体格をしているね。何かスポーツをしているのかな」

「はい、サッカーをやっています」

「いま、何年生かな」

「高二です」

「そう。ずっと、サッカーをしているの？」

「はい、小学校からずっとです」

「ところでいつごろから腰が痛くなりだしたの」

「ここ一年ほど前から練習の後に徐々に痛くなり出しました」

「それで？」

「鈍い痛みで、少し我慢すればできるので試合に出たりしていましたけど、後で余計にひどくなってしまって」

「治療はしてなかったの?」

「湿布ぐらいでした」

「どのあたりがとくに痛むのかな」

「腰の背骨の真ん中あたりを中心に全体が痛いのです」

図1―14

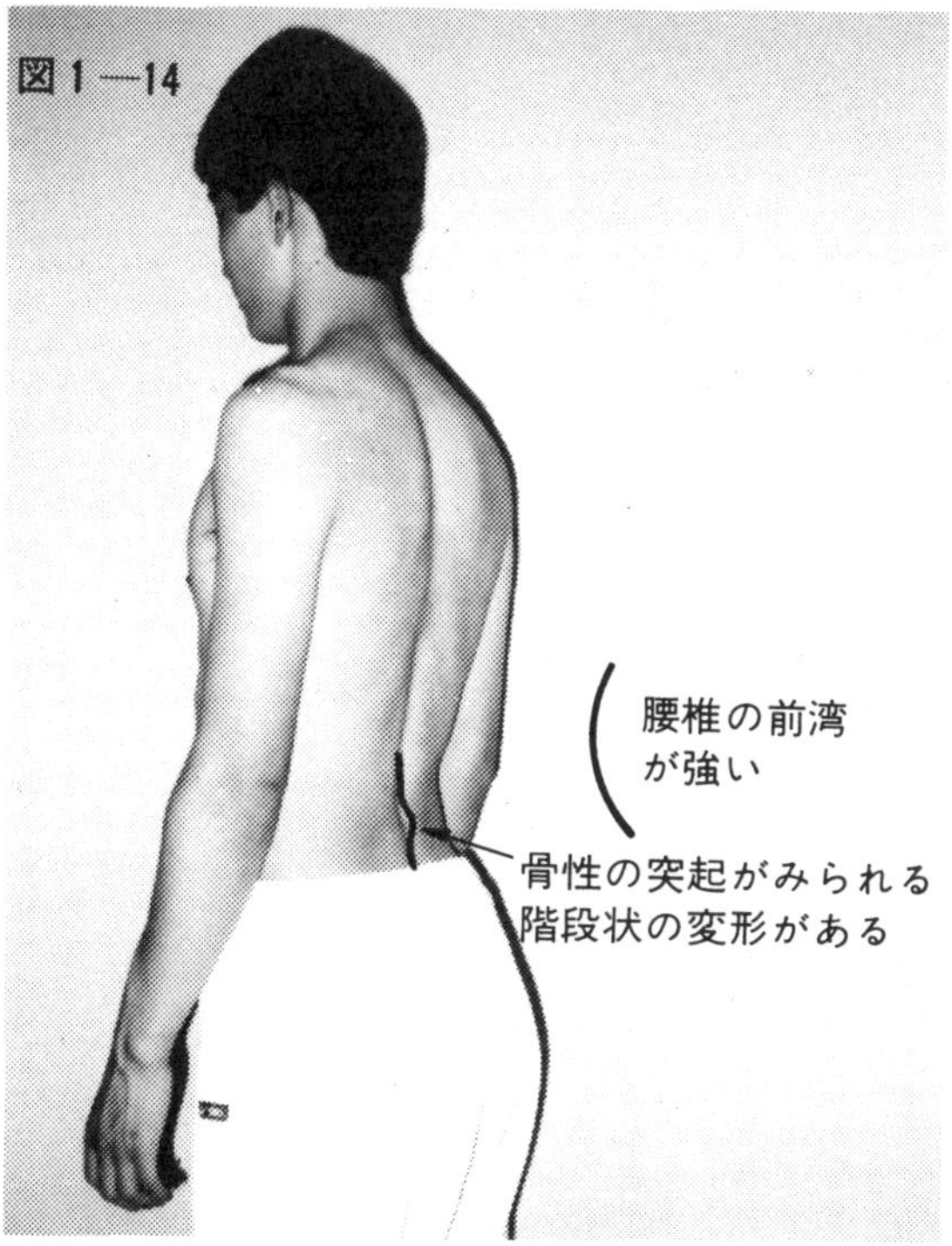

腰椎の前湾
が強い
骨性の突起がみられる
階段状の変形がある

「ほかに症状は?」

「練習の後、膝から下が重くなることがありますが、たいしたことはありません」

「じゃあ、そのままで上着を脱いでちょっと立ってみようかな」

「はい」

「腰の**そりがきつい**ね。**背骨の両側の筋肉が緊張して硬くなっているよ**。それから**出っ尻だ**」

「出っ尻だなんてひどいこと言わないでくださいよ」

「いや、これも腰の診断の重要なポイントのひとつなんだ。別に悪口でいったわけじゃないんだよ。今ね、背骨の上を指でなぞって上から順にさわってゆくと、ほらっ! ここの骨がポコッとでているだろう。うしろにそる動きで腰の痛みが増すのかな」

「そうなんです。**うしろにそると痛みがひどくなる**のです」

「君の腰は**脊椎分離症・すべり症**のようだね。正確には、X線写真で診断できるよ。骨がポコンととびでているのは〝**階段状変形**〟といってこの腰痛の特徴のひとつなんだ」

「治りますか」

「痛みは治療してゆくととれてくるよ。まったく健康な人でもこんな腰の人はいるもの。スポーツ選手に多いんだ。そうそうアラスカのエスキモーなんか二人に一人はこの腰なんだけれど、腰痛じゃない人のほうが圧倒的に多いんだ。まあ、よほどひどい場合は別として、これぐらいなら心配いらないよ。

ところで操体法の治療を併用するのは、もちろんいいんだけれど正確に脊椎分離症の骨のズレの程度を一度検査してもらうのも必要だから病院にもかかってみるといいよ」

「はい、わかりました。どうもありがとうございました」


脊椎分離症の治療には、操法編のA、B、C、D、K、Lの操法の中から自分に合うものを見つけだしてやってください。

コメント

脊椎分離症では第五腰椎に多発します。腰のカーブが過前湾となってそりすぎになると、第四腰椎と仙骨とでハサミ作用がはたらき、長期にわたると疲労骨折が生じ、第五腰椎を前方部分と後方部分に分離してしまうのです。分離症が発生すると、上にのる椎骨は骨盤の傾きのため、前方にすべってゆくのです。これが脊椎すべり症。

このようになると、もうだめだと思われるかもしれませんが、実際にはほとんどの人が日常生活に適合できるまで回復してきます。

5 変形性脊椎症・骨粗しょう症
――骨の老化が原因

六〇代の男性。とくに原因なく腰痛を訴える。内臓疾患なし。病院のX線検査では骨が老化していると診断されたとのこと。

「どうしました？」

「腰全体が痛くて、重い鈍い痛みです」

「いつごろからですか」

「もう三カ月ほどになります。病院で検査してレントゲン写真では骨が老化しているといわれました。もう年だからしかたがないっていうのですよ」

「そうですか。ところで一日中痛いのですか」

「はい、でも朝起きるときと夕方がとくにつらいのです。でもいったん動き出すと、そうでもないのです。ですから昼はまだ平気です」

「原因は？」

「とくに思いあたりません」

「今、お仕事は？」

「していません。家で庭の手入れをするていどです」

「庭の手入れのときは、痛みはどうですか」

「はい、すぐ痛くなってきます。でもじっと安静にしていると楽になってきます」

「何か治療はされていましたか」

「はい、冷えないように、お風呂にじっくり入るように心がけているていどです。それとカイロでいつも温めています」

「いつもカイロですか。それはちょっと問題ですね（一七一ページのQ＆A参照）。ところで、長時間歩いたりするとどうですか」

「あまり長時間歩くことは普段ないのですが、二、三〇分も歩けば脚に脱力感が出てきて休憩したくなります」

「そうですか、では足のシビレはどうですか」

「はい、少し足先がシビレることがあるぐらいでこれはたいしたことはありません」

「X線写真をとりますとね、老化してきた骨は密度がうすくなってきますから正常な骨と比べると少し黒っぽく写るのです。あなたの場合このことで骨が老化してきているといわれたのでしょう。

ちょうど、野菜の大根に〝す〟が入ったような感じですからこういう骨の人を〝**骨粗しょう症**〟というのです。それとね、骨にトゲがあるとかきいていませんか」

「そういえば、骨の縁にトゲが出てきていることもいっしょに聞きました」

「それは〝**変形性脊椎症**〟と診断される内容のことなんですよ」

「じゃやはり老化なんですか」

「そういうことになりますね。でもね、まったくよくならないなんてこともないのです。ほとんどの人は、痛みはとれてきて日常生活に間にあうところまでは回復してきます。骨そのものはいたしかたないとして、からだの歪みからきている痛みは治りますからね」

変形性脊椎症の人は、操法編のA、E、G、J、K、Iの操法を試み、動診チェックで左右差が大きいものを見つけだし、その操法を主としてやってください。月ならずして痛みはなくなってくるでしょう。

食生活では甘いものを減らし、小魚や海草類を毎日とるように心がけてください。

6 腰痛の原因はさまざま
――その他の腰痛

これまで述べてきたのは、主として筋肉と骨のトラブルからくる腰痛ですが、腰痛というのはとても幅が広くて、原因としてもいろいろあります。

心因性の腰痛　職場でのトラブル、家庭の心配ごとなど、いわゆる心因性の腰痛も多いといわれます。原因がはっきりしない腰痛のときは、心因性からくる場合があります。心配ごとがなくなれば消えてしまいますが、消えない場合はどうするか。

やはり、操体法をすることです。動かして気持ちのよい操法をする。やれば姿勢も正しくなる。自然と胸をはるようになる。するとね、憂いも消えてゆきますよ。心とからだはひとつなのです。「心から笑えば内臓も爪も皆笑う」のです。からだが気持ちよければ心も晴れてきます。

消化器系の病気からくる腰痛　胃、腸、膵臓などの腹部内臓が悪いと〝内臓体壁反射〟として腰痛になる場合があります。こんな場合では、かなり内臓の具合が悪いときが多いのです。内臓病は病院の診察を受けるのはもちろんですが、操体法を併用すると、腰痛はもちろん内臓にも好影響がでてきます。

また、胃や腸の悪い方は姿勢にまで影響し、腰痛をひきおこしていることがあります。ぜひ操法をとり入れるようにしましょう。

便秘でも腰が痛くなったりしますよ。便秘も操体法でよくなりますから、その原因を取り除いてしまうことですね。

婦人特有の腰痛　妊娠中の体重増加による腰痛についてはすでに述べましたが、ご婦人方には、そのほかに卵巣や子宮など婦人科の病気に原因する腰痛があります。
そのような心配がある方は、病院での診察が必要です。でも、操体法を併用することはさしつかえありませんよ。むしろ併用することによってはやく治ります。

ご婦人に多い**冷え**も腰痛の原因になります。操体法をすることによって、その冷えも治りますよ。日常的には「頭寒足熱」を心がけるとよいでしょう。

カゼやインフルエンザによる腰痛　とくにインフルエンザによる腰痛は経験のある人が多い

▨痛みの部位と痛みの性質

腰周辺に痛みがある場合痛む部位によって、その痛みがどういう性質（傾向）かがあるていどわかります。
たとえば、写真①は、腰椎の両側が痛

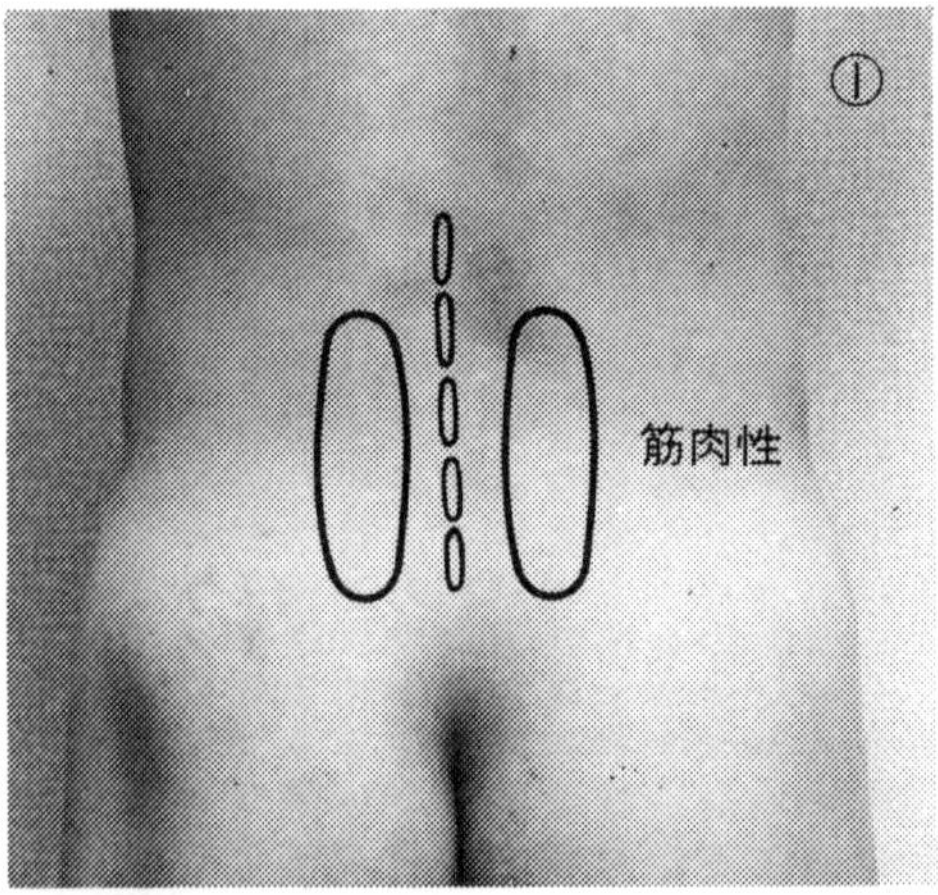

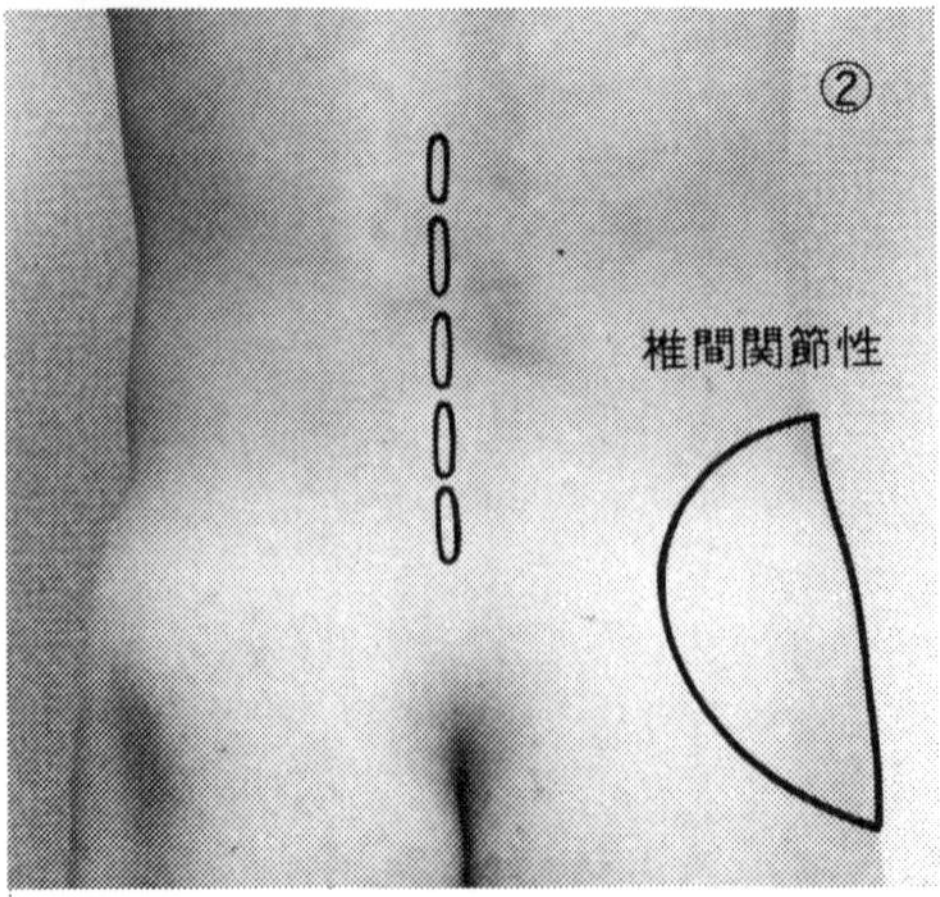

む例ですが、このようなときは、筋肉のトラブルが原因しています。
写真②は右の腰部の痛みの例で、椎間関節に問題があることを示しています。
③は腰のまん中あたりの痛みの例ですが、骨、靱帯、椎間板に問題がありの場合です。
④は右殿部の下から下肢のうしろ、外側に

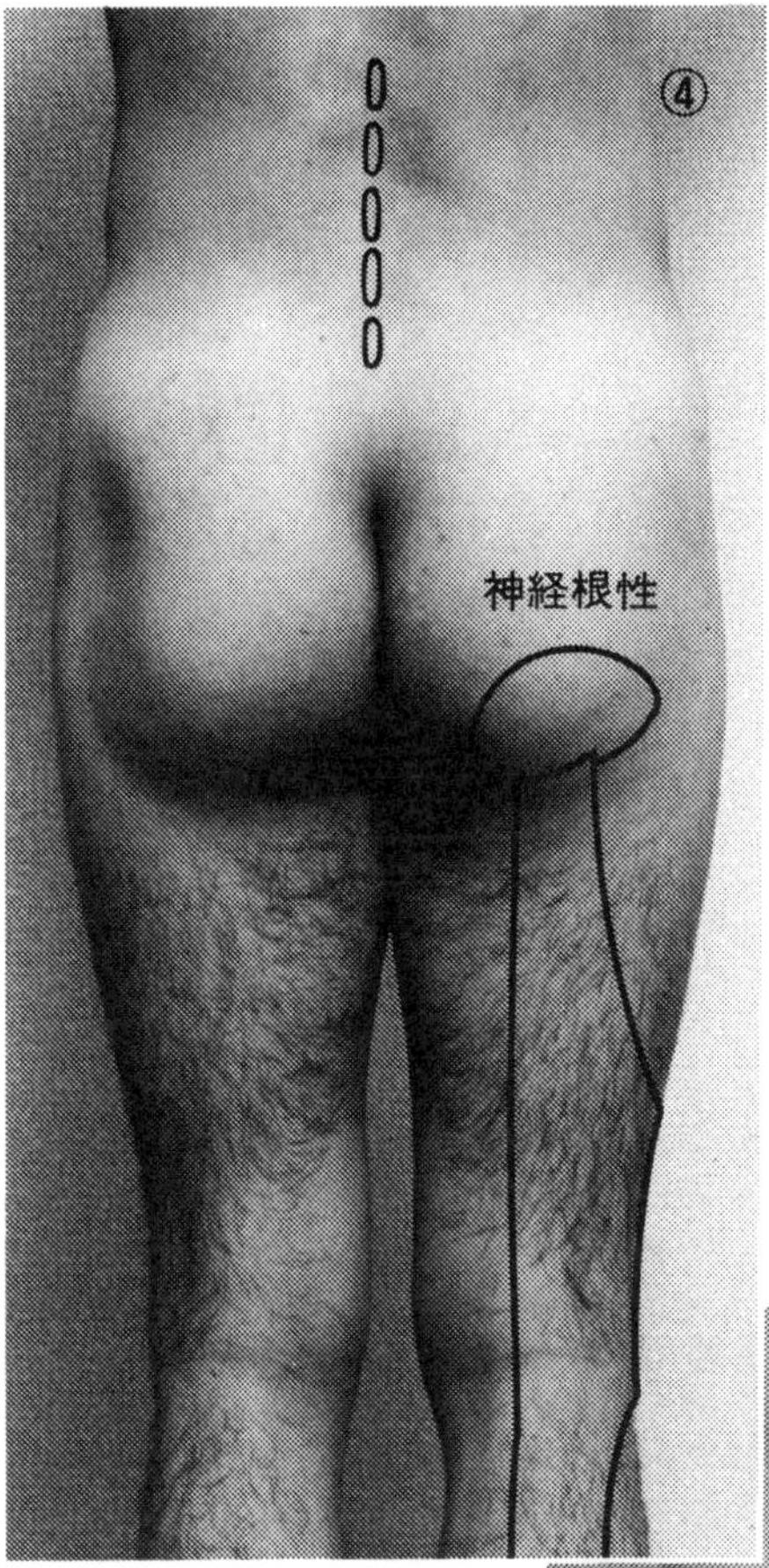

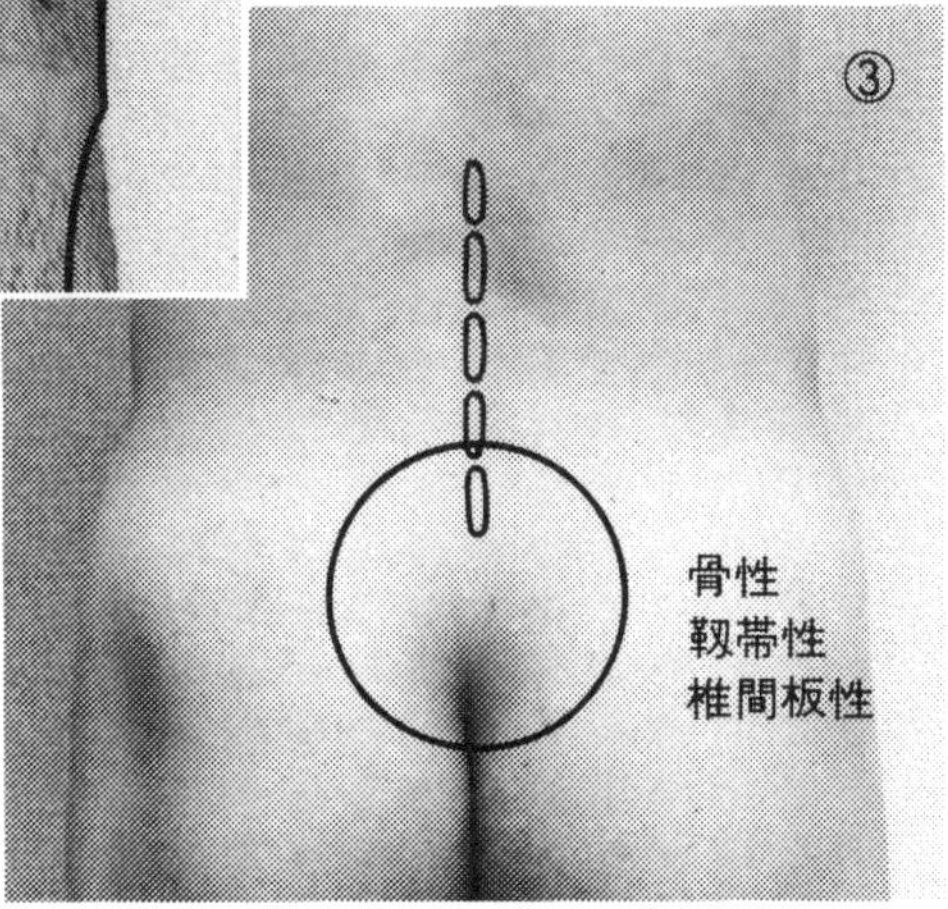

痛みが走る場合で、神経根に問題がある（坐骨神経痛）のです。
あなたの痛みはどの部位ですか。

はずです。これは、**かかと伸ばし**や**膝倒し**をゆっくりとやってみるのがよい。気持ちが悪い場合はやめます。

ガンによる腰痛　ガンが脊柱に転移することが多いのです。そうすると激しい腰痛を起こします。ギックリ腰とまぎらわしい場合もあります。応急の手当てをしても痛みがおさまらない場合は病院の診察を受けましょう。

操法編

写真でわかる
腰痛を治す操体法

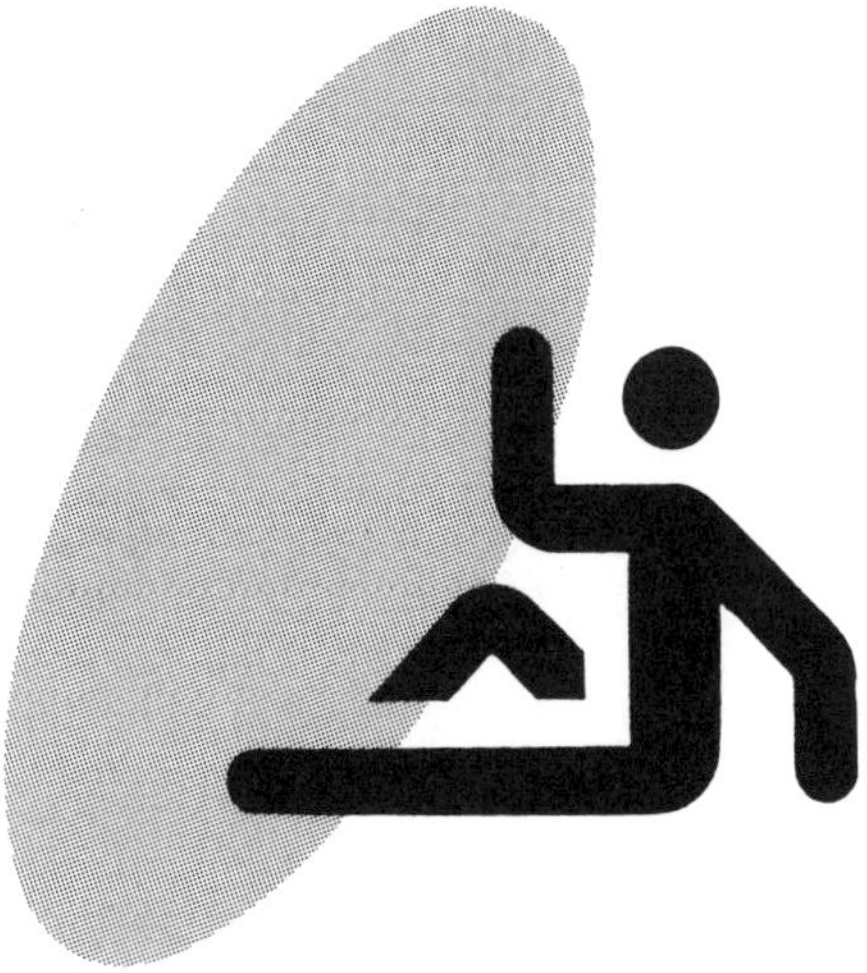

Ⅰ どんな種類の腰痛でも

1 土台の狂いから治そう
——腰痛の主な原因は関節の歪み

腰痛になると腰だけが悪くなったと思い、腰を温めたり冷やしたり、湿布をしたり、いろいろ治療をします。それによって当面の痛みは消えることが多いのです。けれど、腰痛をひきおこした原因は除かれておりませんからまた再発することになります。腰痛の原因は、からだの歪みがほとんどなのですが、そのなかでも多いのが関節の歪みです。

腰は、主に骨盤の仙腸関節によって支えられています。さらに股関節、膝関節、足関節、足の趾《ゆび》によって支えられています。腰は上半身の土台ですが、腰の土台ともいうべきものがこれらの関節です。腰痛持ちの人は、ほとんどこれらの関節が変化し歪んでいます。関節は骨と骨のつなぎめですから、歪みが多発しやすいのです。土台が狂ったままで腰を治療しても効果は低いのです。腰痛という症状をなくすには、土台から歪みを修復するのが一番。治すついでに症状がきえて（治る第一段階）、土台を含めた動きが左右ともに均等にスムーズに動く（治る第二段階）まで治してください。症状が消えたのをなおったと思うのは早計ですよ、要注意。

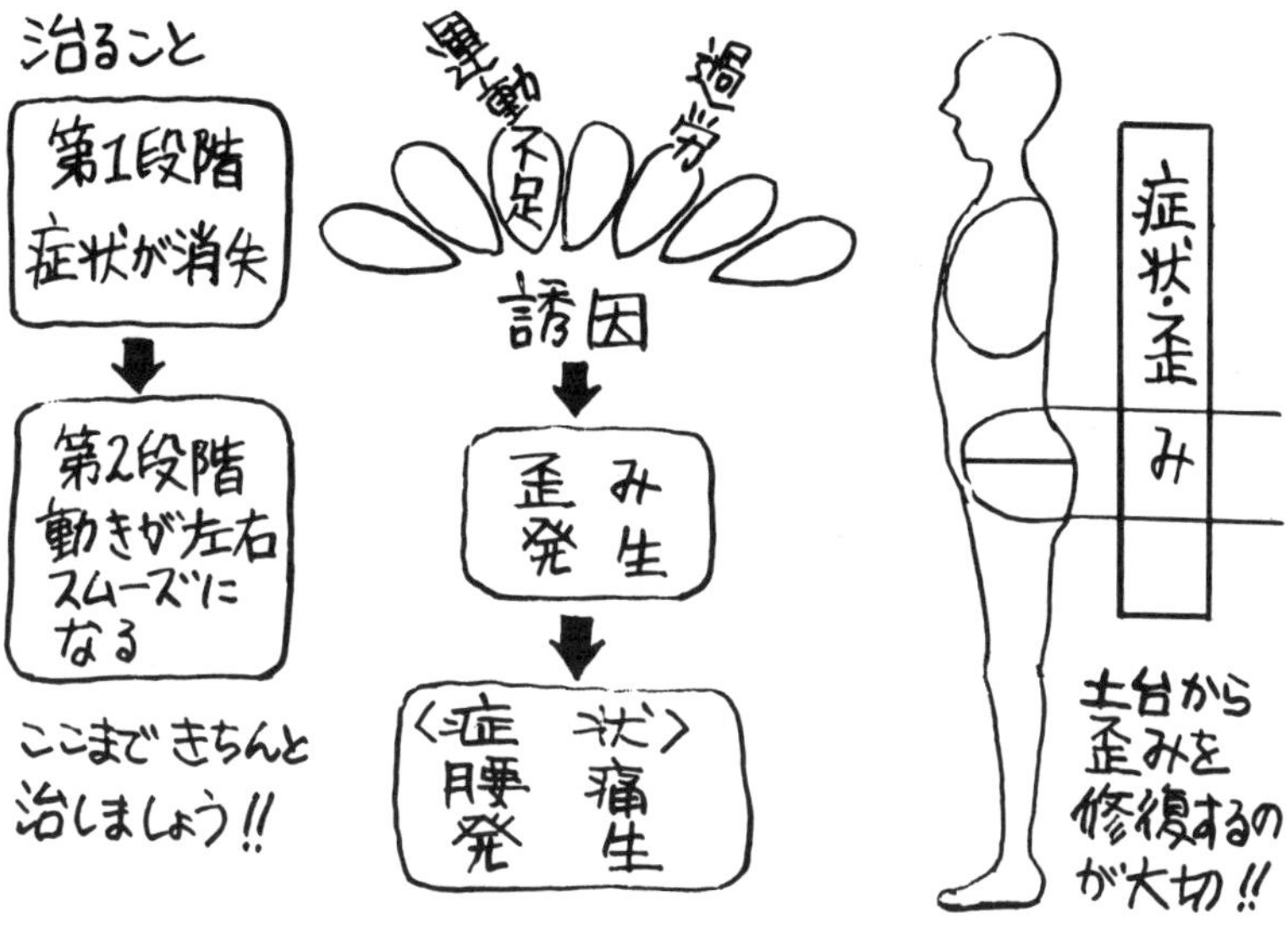
治ること
第1段階
症状が消失
第2段階
動きが左右スムーズになる
ここまできちんと治しましょう!!
運動不足
過労
誘因
歪み発生
〈症状〉
腰痛発生
症状・歪み
土台から歪みを修復するのが大切!!

症状（腰痛）は歪みが原因となって発生する

2 操法の手順と「快」の動きの見分け方

腰痛を治すには、手順があります。

まず、腰痛のよってきたる原因（関節などの歪み）を発見するのに、発見しやすい姿勢＝体位をとることが必要です。これを**基本姿勢**といっています。

次に、「歪み」を発見します。どこにどのような歪みがあるか。その発見法を「動診チェック」と名づけます。言わば、からだを動かすことによる「歪み発見法」です。

そして、その「歪み」を修復するために、操法（操体法）をします。操法は、その「歪み」の種類によって異なりますが、どの操法をするかは、六二ページの表でわかるようにしてあります。

以上をおさらいすれば、次のようになります。

操法の手順

①基本姿勢＝「歪み」を発見しやすくする。
↓
②動診チェック＝「歪み」を発見する。
↓
③操法＝「歪み」を修復する。

快と不快の見分け方

さて、動診チェックでは、「どちらへ動かしたときが気持ちよいですか」という質問をします。ある方向へ動かすと激痛がはしるとかすれば、気持ちが悪い＝不快ということがすぐわかりますが、必ずしもそうでない場合もあります。はっきりしない。快と不快をこれだといいきれない場合があるのです。そこで、快と不快の指標を表にしてみました。動診チェックや操法の参考にしてください。

快	――	不快
痛くない	――	痛い
気持ちがよい	――	気持ちが悪い
動きがなめらか スムーズ	――	動きがにぶい ぎこちない
異和感なし	――	異和感あり
動きが軽い	――	動きが重い
ツッパリなし	――	ツッパリあり
動きやすい	――	動きにくい

さて、次に示すのは、名づけて「操体法の詩《うた》」、すべての操法に共通する操法の極意です。これを心に思いながらやるとよいでしょう。

ゆっくり息を吐きながら
やりやすい楽なほうへと
気持ちよく
「快」の動きを味わって
しなやかにフワァーと
無理なく、窮屈なく
いけるところまで動かして
数秒ジッとタメをつくって
一気に｛ストン／トン／グニャ／ポトン｝と全身脱力
（腰から力を抜く）

3 この症状にはこの操法を
——一目でわかる分類表

操法は数種類するだけで充分効果があり、これでいろんなタイプの腰痛を治療できます。時間も慣れてくるとたいしてかからず手軽にどこでもできます。

歪みを動きで分析しますと、

① 前屈と後屈
② 左側屈と右側屈
③ 左回旋と右回旋
④ 遠心性・求心性伸縮（のびちぢみ）

の八方向があります。

でも、このうち④は、たとえば①の前屈の動きでみますと、前屈時、体の前面はちぢんできて、体の後面はのびてきます。②の左側屈の動きでは、左半身はちぢんで右半身はのびてきますという具合で、①〜③の動きのなかに含まれてしまうところがあるので省略します。すると、歪みは実際のところ六方向が問題になってきます。どんな腰痛もからだの歪みとしてみますと、これらの複合タイプでしかないのです。

たとえば、

前屈して左にねじれた人

後屈して右に側屈した人

前屈だけの人

前屈して左に側屈して右にネジれている人

など実にいろいろなタイプがありますが、すべては歪みの六方向の組みあわせのバリエーションです。

では、この歪みを修復する操法はといいますと、六つの歪む方向のうち二方向ずつはまったく逆方向のペアになっています。このペアは同時に歪むことはありません。一つは歪む方向、もう一つは歪みを修復する方向になります。すると、歪む方向はからだが故障する方向、具合の悪くなる方向ですから、動きとしてとらえますと、痛みのある気持ちの悪い、窮屈な不快な方向になります。けれどもう一つの方向は、この歪みをなおす気持ちのよい方向ですから、動きとしてとらえますと、痛みのきえる気持ちのよい楽な快方向ということです。

ですから、動診チェック（歪みの発見法）で①前屈と後屈、②左側屈と右側屈、③左回旋と右回旋の六つの動きを分析し、それぞれ楽な気持ちのよい動きを見つけ、その方向に動かせばいいのです。ですから操法は最低限で三種類すればことたりるのです。

基本運動をやれば、これだけでも腰痛を治すのはもう充分なのです。

そして、左右動診の変化の差の大きい歪みの動きをもう一つ余計に加えても、四〜五種類までの操法で充分腰痛をなおすことができるのです。

ラジオ体操のように画一的なことはありません。また同じギックリ腰でも歪み方は各人各様ですので、操法の種類とすれば少ないのですがその人ひとりひとりにあった治し方ができるのです。操体は無理なことをしませんからね。

操法の一つ一つは、基本運動の六方向を部分別に拡大してつくりあげたものです。ですから操法は、

前後屈系

足ペタペタ、お尻ストン、膝の上げ下げ、足首つま先上げ、つま先上げ下げ

左右側屈系

かかと伸ばし、うつぶせ膝上げ、両足首ひねり、つま先上げ下げ、上体の水平移動

左右回旋系

膝倒し、うつぶせ膝上げ、両足首ひねり、つま先、内・外開き、上体のねじり

に分類できます。これらから均等に、適当に操法をピックアップして数種類を処方すればよいのです。

操法を習いはじめのころはどれをやればいいのか迷ってしまって、いろいろやりすぎて疲れてしまうなんてことがあります。数種類を動診差の大きいものから選んで、歪みが修復されてきて動きも左右均等、スムーズになるまでやればいいのです。

初めはうまくいかなくとも、操法のやり方も次第に上達してきます。安心して試してください。

腰痛の症状に合わせた操体法

操法の種類 ＼ 腰痛の症状	1人または2人でする操法（本文のページ数）	2人でする操法（本文のページ数）	腰の動き	操法の体位
いわゆる腰痛症	A◎足首つま先上げ（p. 82）		前後	あお向け
	B◎膝倒し（p. 91）		ねじり	〃
	C◎かかと伸ばし（p. 95）		側屈	〃
	E◎足ペタペタ（p.101）		前後	うつぶせ
	F◎うつぶせ膝上げ（p. 105）		ねじり・側屈	〃
ギックリ腰	A◎足首つま先上げ（p. 82）		前後	あお向け
	B◎膝倒し（p. 91）		ねじり	〃
	F◎うつぶせ膝上げ（p. 105）		ねじり・側屈	うつぶせ
	H◎膝の上げ下げ（p. 112）		前後	座位
椎間板ヘルニア		Kつま先, 内•外開き（p.121）	ねじり	座位
	A◎足首つま先上げ（p. 82）		前後	あお向け
	B◎膝倒し（p. 91）		ねじり	〃
	E◎足ペタペタ（p. 101）		前後	うつぶせ
	G◎両足首ひねり（p. 109）		ねじり・側屈	〃
	C◎かかと伸ばし（p. 95）		側屈	あお向け
		J 上体の水平移動（p. 119）	〃	座位
		I 上体のねじり（p. 117）	ねじり	〃

脊椎分離症	D◎お尻ストン（p. 98）	K◎つま先, 内•外開き（p.121）	前　　後	あお向け
すべり症	A◎足首つま先上げ（p. 82）	L◎つま先上げ下げ（p.126）	〃	〃
	B◎膝倒し（p. 91）		ねじり	〃
	C◎かかと伸ばし（p. 95）		側　　屈	〃
			ねじり	座　　位
			前　　後	〃
変形性脊椎症	A◎足首つま先上げ（p. 82）		前　　後	あお向け
骨粗しょう症	G◎両足首ひねり（p. 109）		ねじり・側屈	うつぶせ
	E◎足ペタペタ（p. 101）		前　　後	〃
		Kつま先, 内•外開き（p.121）	ねじり	座　　位
		J上体の水平移動（p. 119）	側　　屈	〃
		I上体のねじり（p.117）	ねじり	〃

〈注〉①基本運動は，どの腰痛にも共通です。また予防法として非常に有効です。

②自分の症状に合わせて，それぞれの操法を試みて下さい。

③◎印は，なかでも効果的な操法です。ある操法で症状が軽減するようであれば，その操法だけをしてもさしつかえありません。要は，**自分の症状に合う操法を見つけることです。**

④2人でする操法は，慢性的な症状に有効です。病院や治療院の療法を併用するとよいでしょう。

4 操体法の基本運動

操体法には、基本運動というのがあります。腰痛にかぎらず、さまざまな症状を引きおこしているからだの「歪み」を修復する基本的な運動のことです。腰痛においても、もちろん有効です。腰痛（の症状）を治すと同時に、腰痛を再発させないためのからだの手入れにも最良の方法です。

これを日ごろからしていれば、腰痛から縁が切れると同時にしなやかになり、活力ある生活をおくれるようになるでしょう。

❶基本姿勢（自然体の姿勢）

基本運動をするには基本姿勢が大事です。文字通りすべての動きの基本になります。

足を腰幅にひらき、つま先は平行となるように立ちます。腰と背すじを伸ばし、両肩の力は抜きます。あごは軽くひいて目はまっすぐ正面を見ましょう。

❷足　踏　み

まず前述の基本姿勢になって立ちます。できるだけこの姿勢を心がけてください。

この姿勢からその場で足踏み運動をします。大腿は上半身と直角で、床に水平になるぐらいまであげます。腕も同じく床に平行、水平ぐらいまであげること。ふつうに歩く動きよりかなりオーバーな動きです。目は正面を見つめます。足が床につくときは足底全部が床につくように力強く足踏みしてください。**回数は三〇～五〇回**。がんばりすぎないように！

よく注意して足踏みをしていますと、どちらかの大腿が上にあげづらい場合があります。たいていは腰痛のある側です。こんなときは無理にあげようとしないで、逆に、あげにくいのですから床に着地するときに反対側の足よりも少

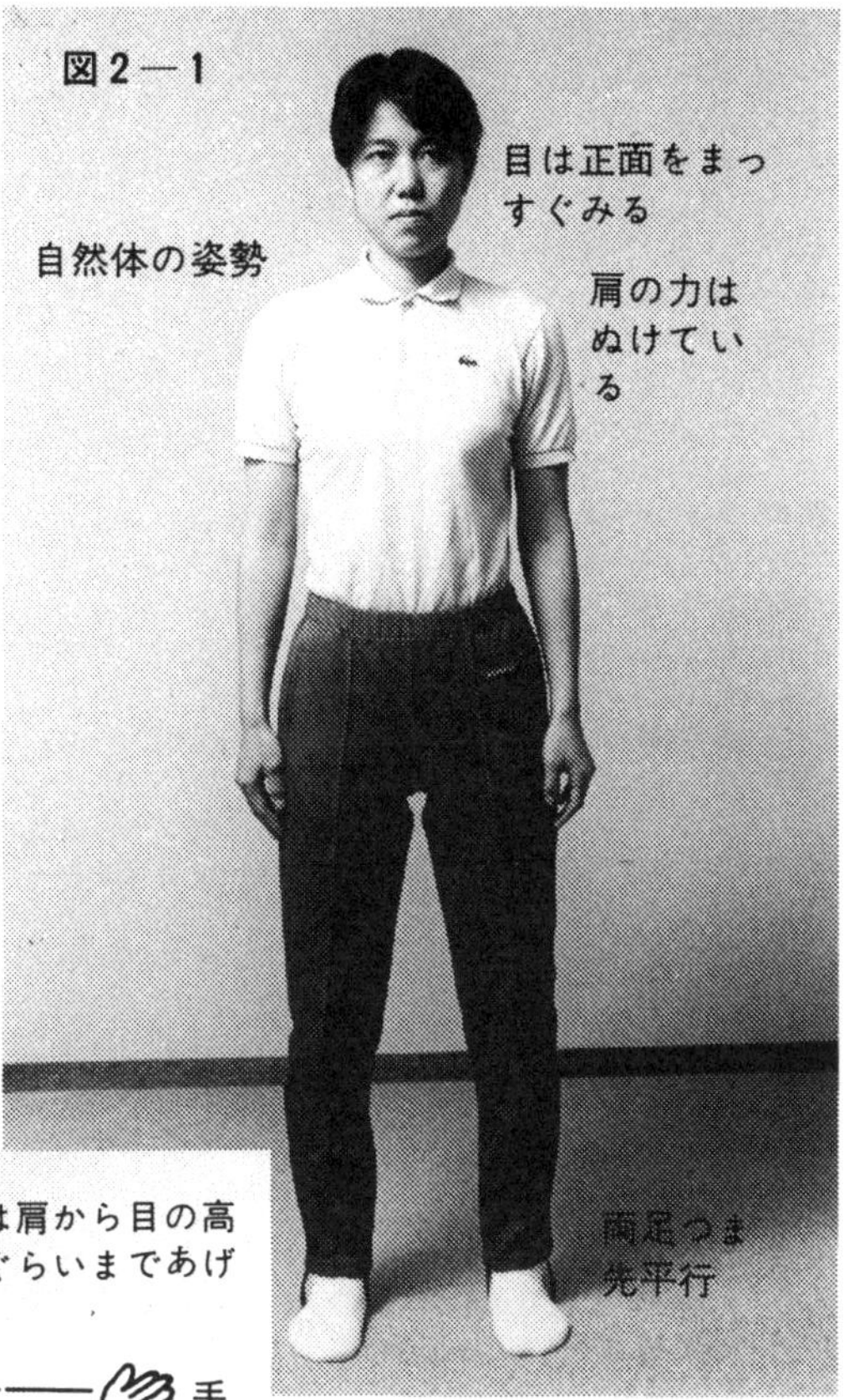
図2—1
目は正面をまっすぐみる
自然体の姿勢
肩の力はぬけている
両足つま先平行

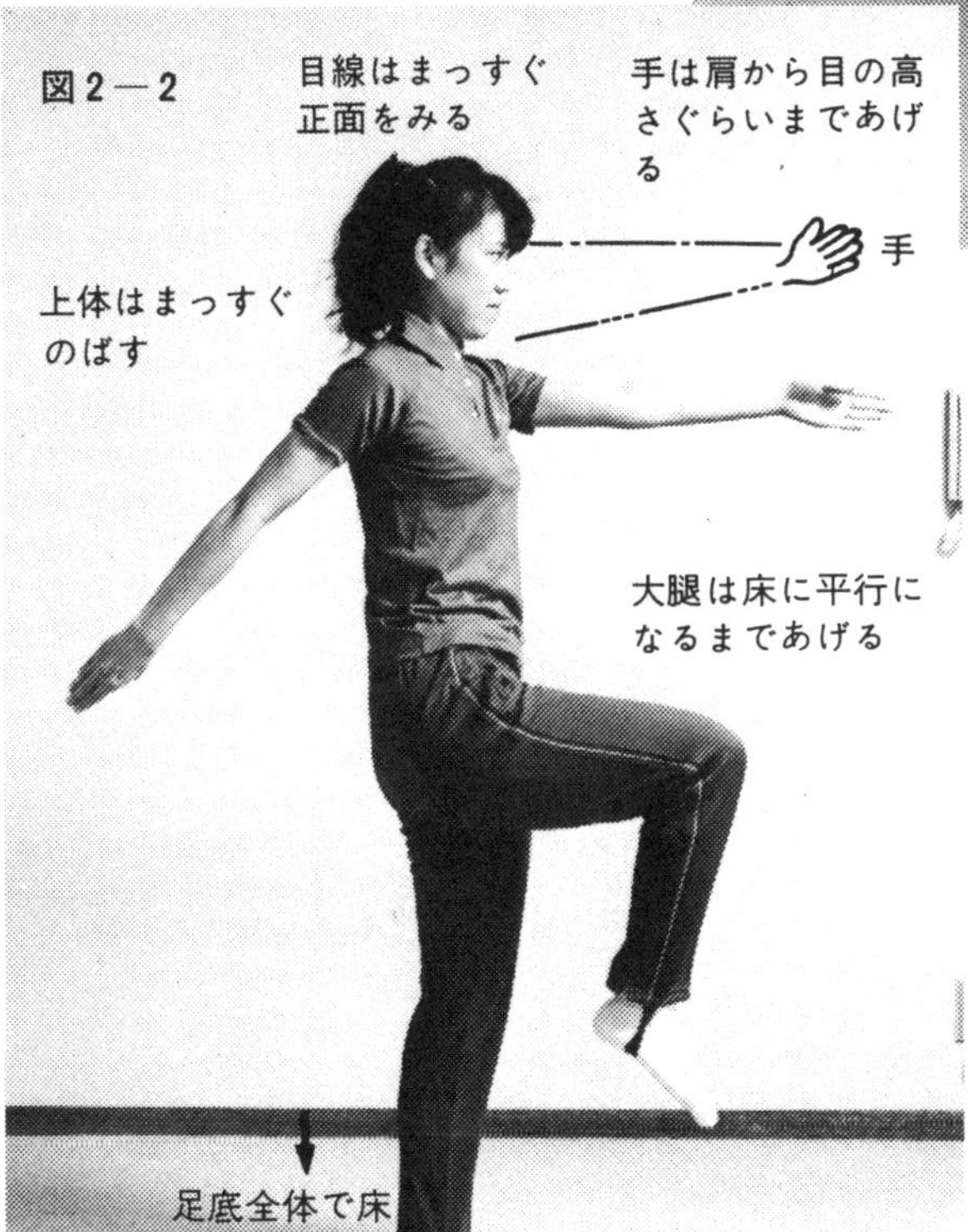
図2—2
目線はまっすぐ正面をみる
手は肩から目の高さぐらいまであげる
手
上体はまっすぐのばす
大腿は床に平行になるまであげる
足底全体で床を踏みしめる

し強めにドスンドスンと踏むようにします。あがりやすいほうの大腿はそのままふつうに足踏みするとよいでしょう。バランスがとれてきます。

両足ともに大腿があがりにくい人は、慢性の腰痛か極端な運動不足です。こんな場合は着地に気持ちをおいて、ドスンドスンと足踏みすればよいでしょう。足踏みは床板のような堅いところはさけ、タタミぐらいの堅さのところを選んでください。

足踏みを三〇～五〇回も続けると、その場でしていたつもりが、だんだん元の位置から移動してしまう人がよくいます。これは歪みのために左右の体重配分が不均等になるためです。極端な人は、腰痛の症状としてはあまりきつくなくとも腰痛予備軍である証拠。しっかり歪みをなおしてください。より健康になってきます。毎日実行できればなおいいでしょう。

❸前屈と後屈

(i)基本姿勢になって、まず大きく息を吸ってください。上体を前に倒していきます。ゆっくりと**息を吐きながら前屈**します。腰痛の人は腰の動きが必ず悪いのです。前屈するときも腰を中心に動きが出るように心がけてください。**お尻を少しうしろにひくようにする**とやりやすいでしょう。無理をしないで窮屈さがないところまででよいのです。

☆上体を前に倒してゆっくり動かすと、腰のあたりや両膝のうしろあたりがツッパってきたりします。この感じが出るところまで動かすのはいきすぎです。窮屈な動きはしないのが原則ですから。もし、この動作の途中で、まだ動かせるのだけれど、吐く息がなくなってしまったという人は、そこでストップして、もう一度ゆっくり息を吸い、いけるところまで前に倒してゆくとよいのです。慣れてくると一息でできる

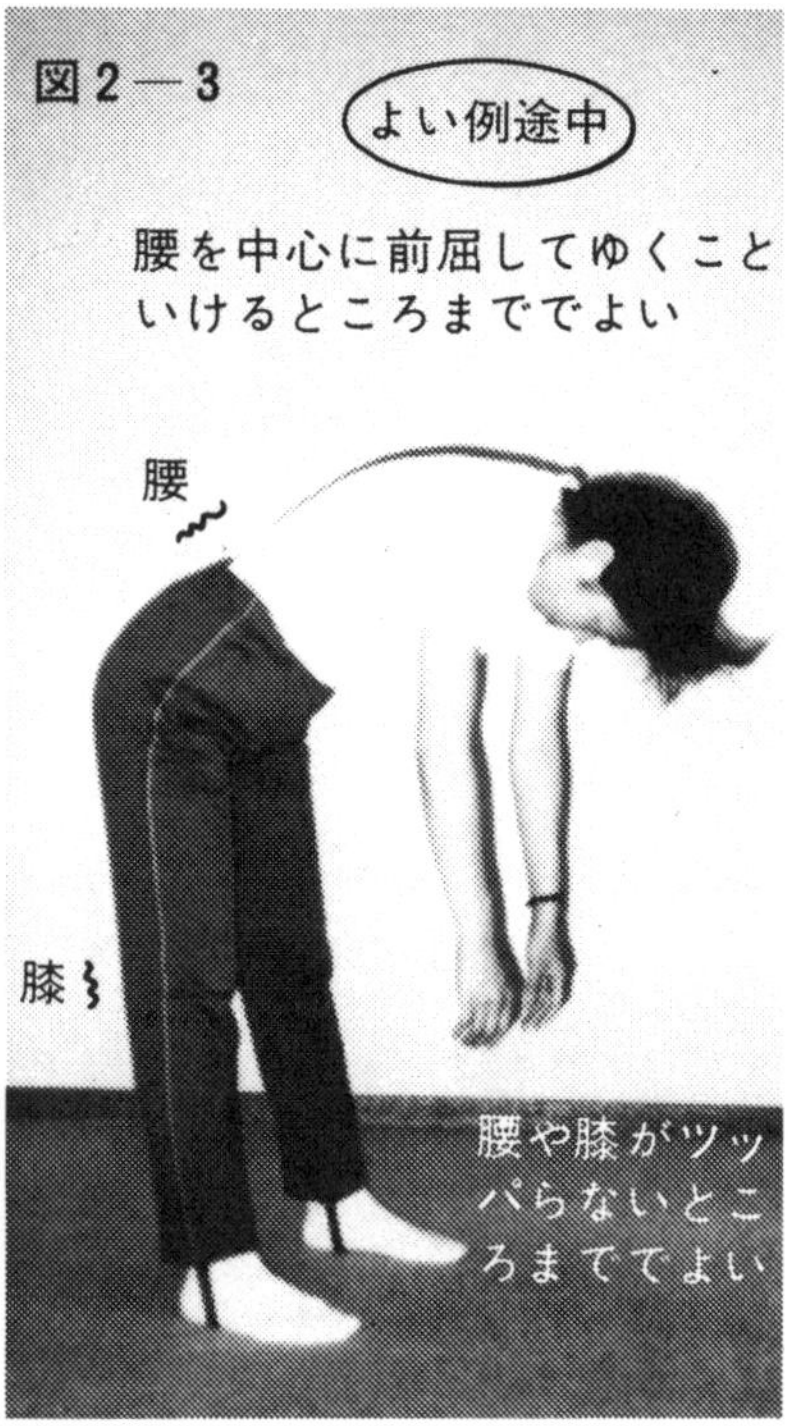
図2—3
よい例途中
腰を中心に前屈してゆくこと
いけるところまででよい
腰
膝
腰や膝がツッ
パらないとこ
ろまでてよい

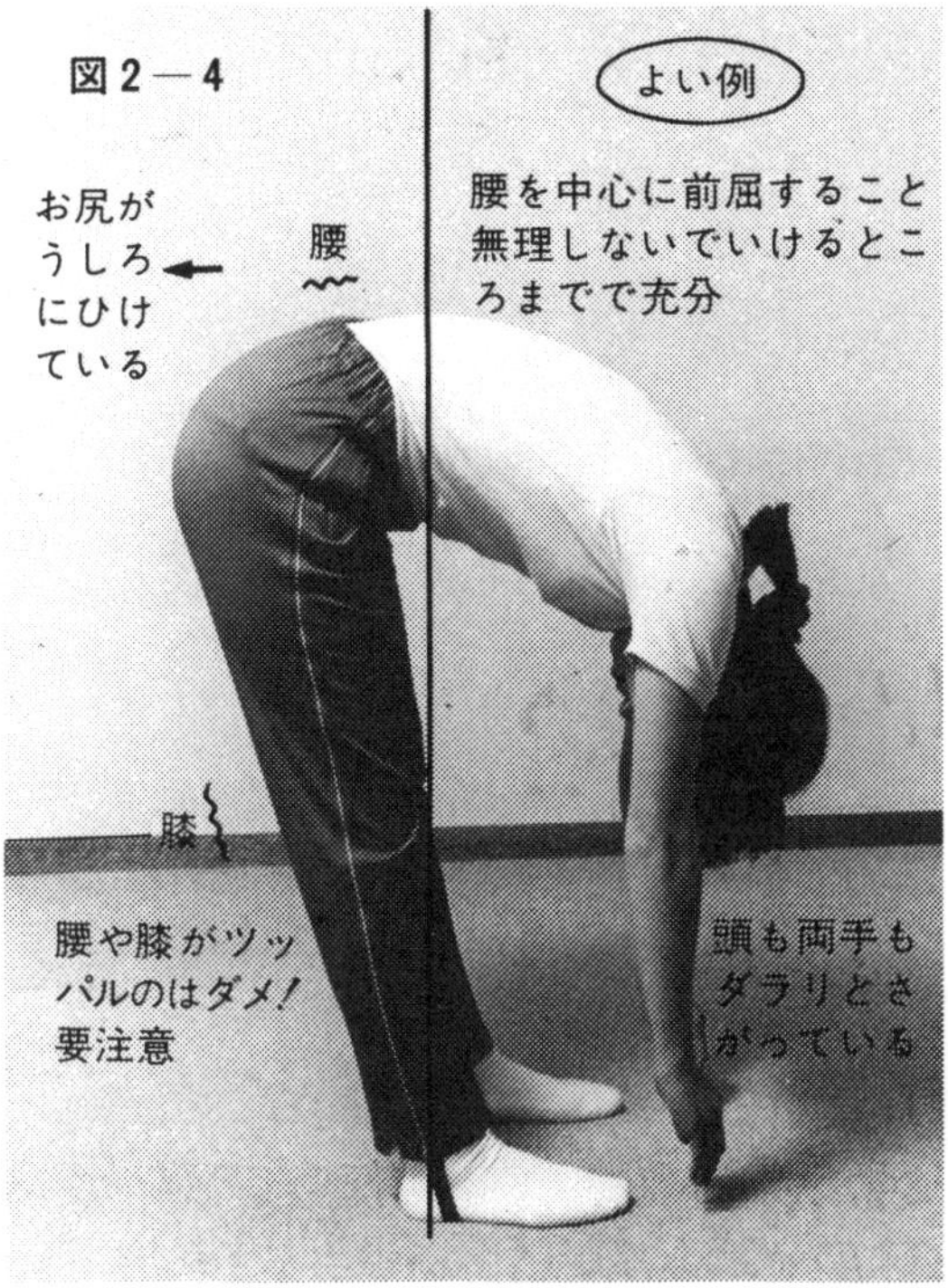
図2—4
よい例
腰を中心に前屈すること
無理しないでいけるとこ
ろまでで充分
お尻が
うしろ
にひけ
ている
腰
膝
腰や膝がツッ
パルのはダメ！
要注意
頭も両手も
ダラリとさ
がっている

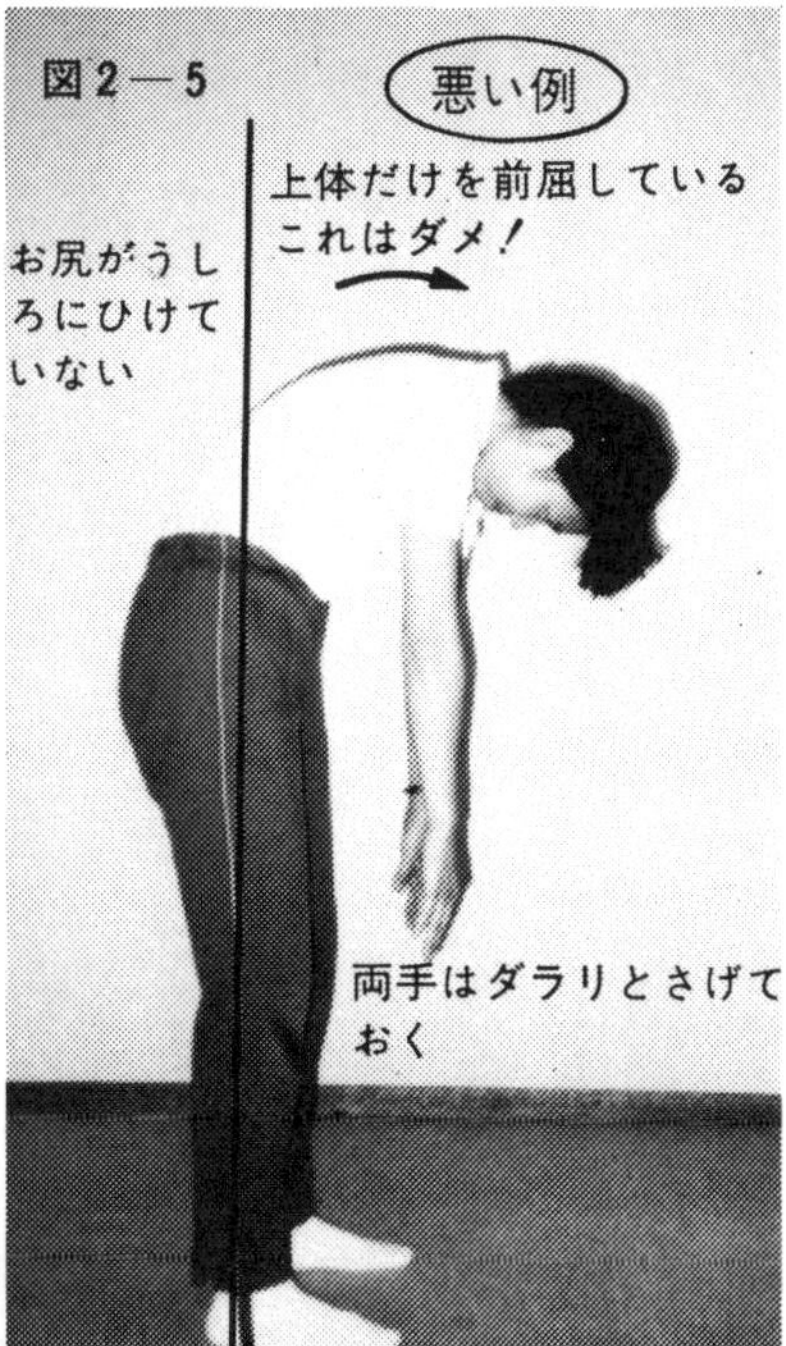
図2—5
悪い例
上体だけを前屈している
これはダメ！
お尻がうし
ろにひけて
いない
両手はダラリとさげて
おく

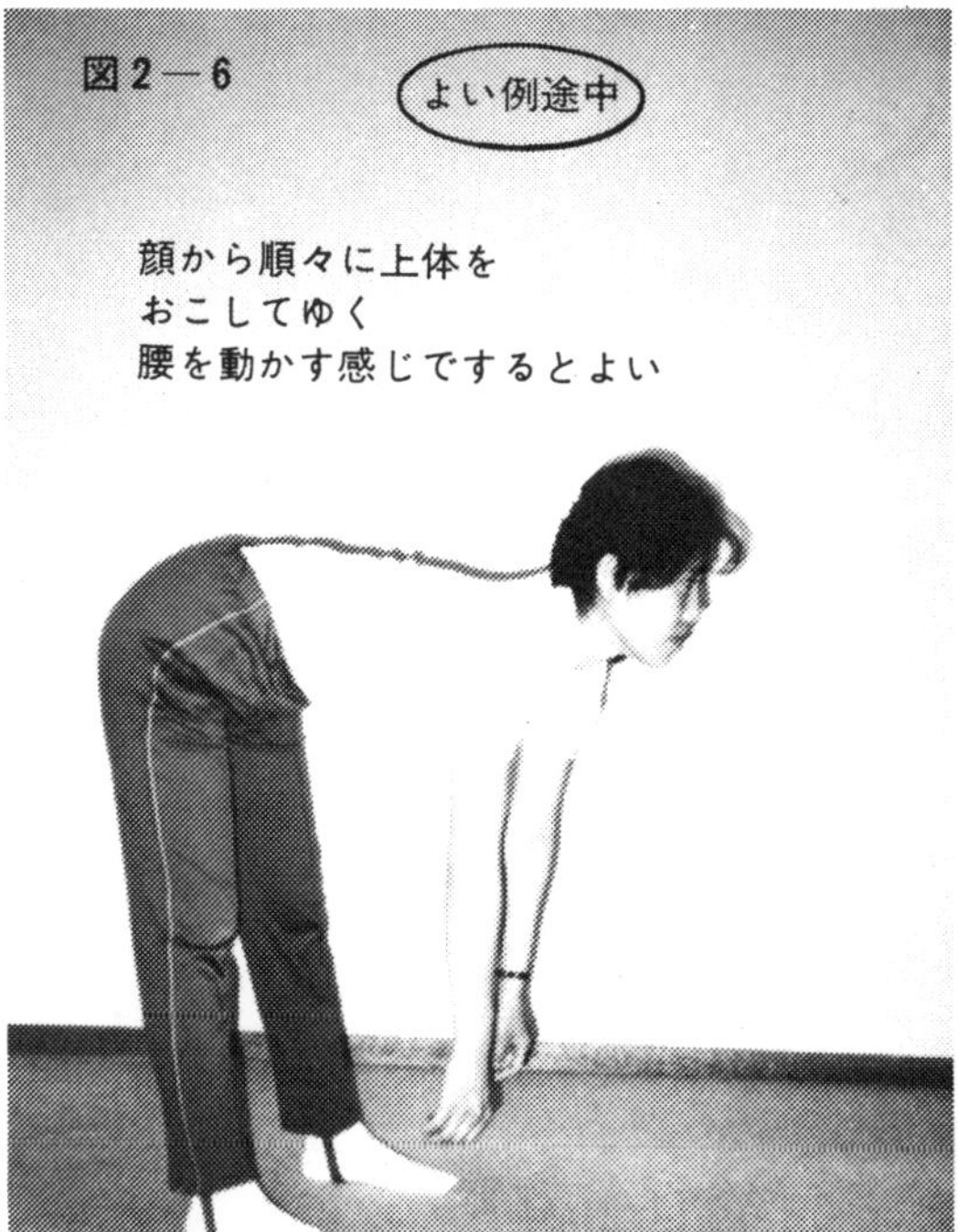
図2—6
よい例途中
顔から順々に上体を
おこしてゆく
腰を動かす感じでするとよい

ようになります。

この前屈の動きで、腰痛のある人は腰の動きが悪いので、前にまげようとしてニセの、つまりみせかけの動き――代償運動という――をする人がいます。上体だけがまがって、腰のところはまっすぐ伸びたままの人です。これはいけませんん。無理なくいけるところまででいいのですから、腰から上体がまがるようにしてくださ い。そのためには、お尻を少しうしろにひき気味にするとうまくいきます。
(ii)無理のない楽なところまで前屈してきたら、動きをストップし一呼吸します。一呼吸は全身でします。からだは自然に息を吸う、吐くの動作で少し動きますが、これでよいのです。全身リラックスしてやるとよいでしょう。
(iii)次は前屈をもどす動きに入ります。
息をもう一度大きく吸ってください。この息をゆっくり吐きながら、まず頭をおこします。次に腰を伸ばして上体をおこしてきます。このときも、腰を中心に動かすような気持ちですること。動きをゆっくり味わいつつ気持ちよくやること。
☆腰部周辺の血行がよくなります。上体をおこしてくるとき、よく注意していますと、腰のどの部分の動きが悪いのか自分でわかるようになってきます。ほとんどの人が慣れてくると気づいてきます。そんなときは、動きの悪い部分はしなやかさが欠けて、中に硬い棒が入っているような感じで上体をおこしています。こんな人はその動きの悪い部分が気持ちよくしなやかに動くように、その悪い箇所で息をするようにイメージしてやると、よい動きが出てきます。ウンと気持ちがいいし、筋肉もゆるんできます。
(iv)自然体までもどってきます。一呼吸休憩します。そして、もう一度息を吸ってください。

今度は腰に両手をあてて、ゆっくり息を吐きながら静かにうしろにそらします。無理はしないこと。
　後屈してからだが小きざみにふるえるのは、動かしすぎ、窮屈の度がすぎています。自分の動く範囲でよいのです。個人差があるのですから、ウンと無理なくそれる人、ほんの少しで窮屈になる人、あくまでも自分で楽に動かせるところまでよいでしょう。

図2―7

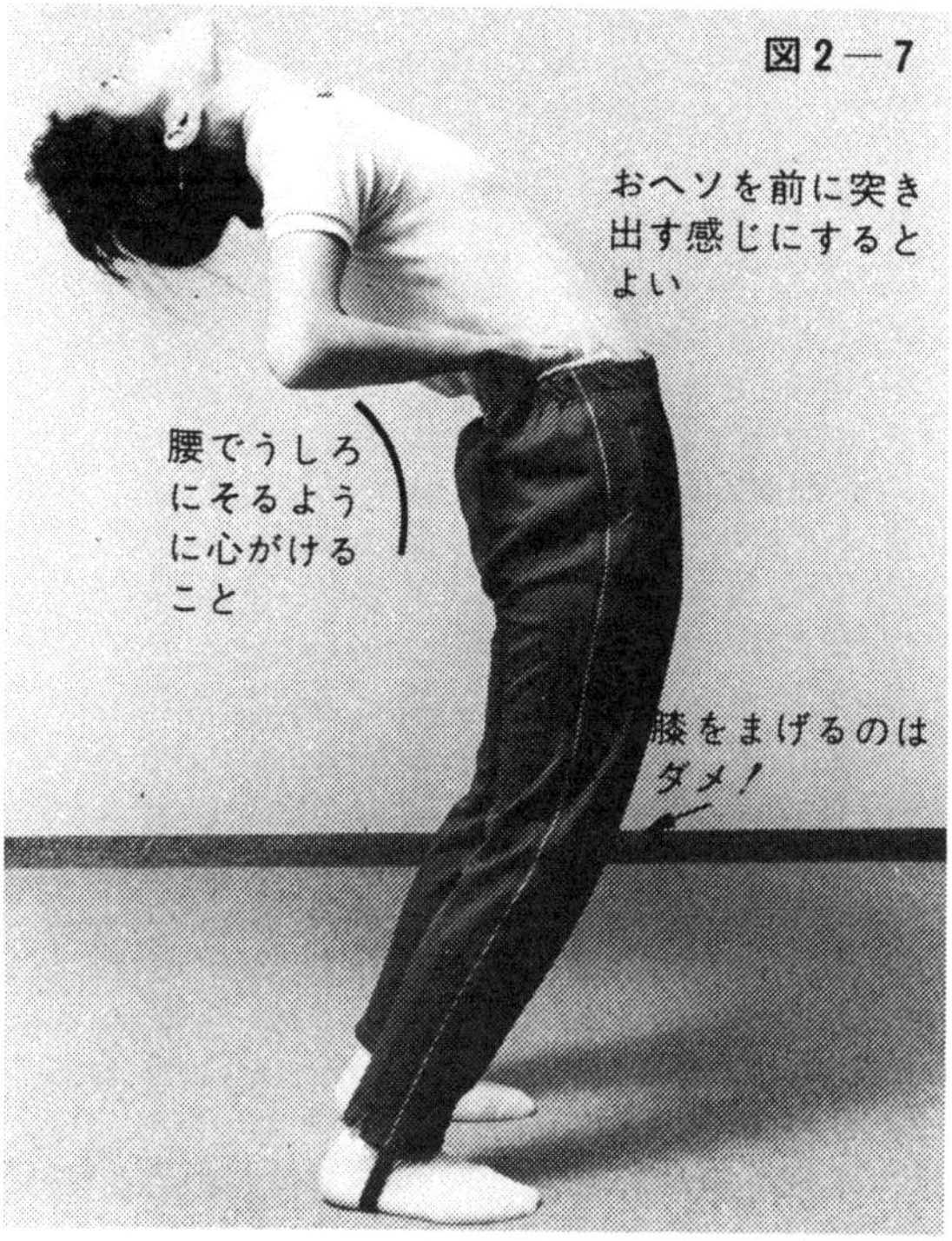
おヘソを前に突き出す感じにするとよい
腰でうしろにそるように心がけること
膝をまげるのはダメ!

☆この動きも代償運動でニセの動きをする人がよくいます。腰をそらさずに、頭だけうしろにそらして、両膝をまげる動き。これはダメ。腰の動きがよくなるように歪みを修復しているのですから、これはいけません。少しでもかまいませんから腰をそるような動きをして、楽に動かせる範囲を基本運動としてください。おヘソを前に突き出すようにすると、腰がうまくそれます。
　(v)三～五回反復します。このとき前屈がややすい人は前屈を後屈より三～四回ほど多くすること。この前屈をやりやすい人のほうが多いでしょう。後屈がやりやすい人は、もちろん同様に後屈を多くしてください。
　やりやすいほうの動きをやるだけで、反対の窮屈な動きも改善されてきます。操体の不思議なところです。

☆最初から苦痛もなく、手のひらが床にペタンとつくような人はまれです。毎日、朝夕二回ていどで一カ月もするとたいてい床に手がとどくようになります。柔軟性が出てくるのです。歪みにくい、許容量の大きな身体になってきた目安になります。それでも、身体が硬く、床に手のつかない人は、さらに根気よく続けること。手が床につくようになっても一生人間をするついでに、一生基本運動で手入れしてください。

からだの硬い人は動物性タンパク質が過多の人です。肉も魚も含めてです。事実に忠実になること。自分ではそんなに肉食が多くないという人が多いでしょうが、からだはバロメーターで、からだは過剰だという警告サインを出しているのです。要注意！

❹側屈（左側屈・右側屈）

(i)自然体に立って、息を大きく吸って、ゆっくり吐きながら腰を右に、水平に、移動させてゆきます。右足に重心がのり、右片足立ちの感じとなります。

(ii)さらに、腰を右に、水平に移動させてゆきます。このとき息は吐き続けています。ゆっくりとね。と同時に、上体を左に倒してゆきます。窮屈を感じない、無理のない楽なところまで倒してください。右半身はのびてきています。ツッパリは感じませんか？　ゆっくり動きを味わう気持ちでやると窮屈があるかどうかよくわかります。自分が楽に動かせるかどうか目安としてください。

☆この動きの代償運動――ニセの動きとしては、側屈しているのに、上体が真横に倒れないで、斜めうしろや斜め前に倒れることです。これはダメ。腰の動きはでません。よく注意して動かしてください。

まっすぐで、上体が自然に倒れるところまで

図2—8

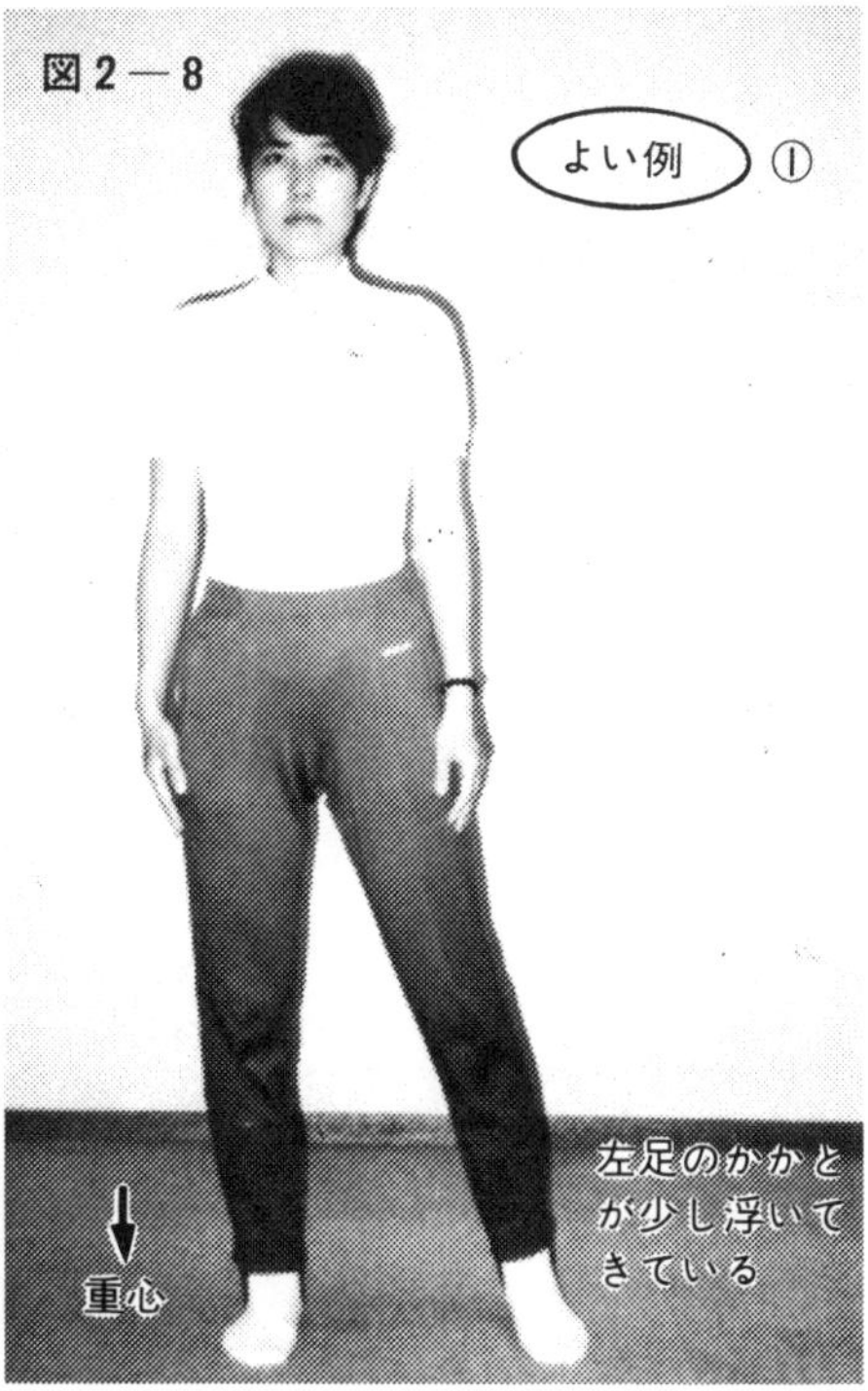
よい例 ①
左足のかかとが少し浮いてきている
重心

図2—9

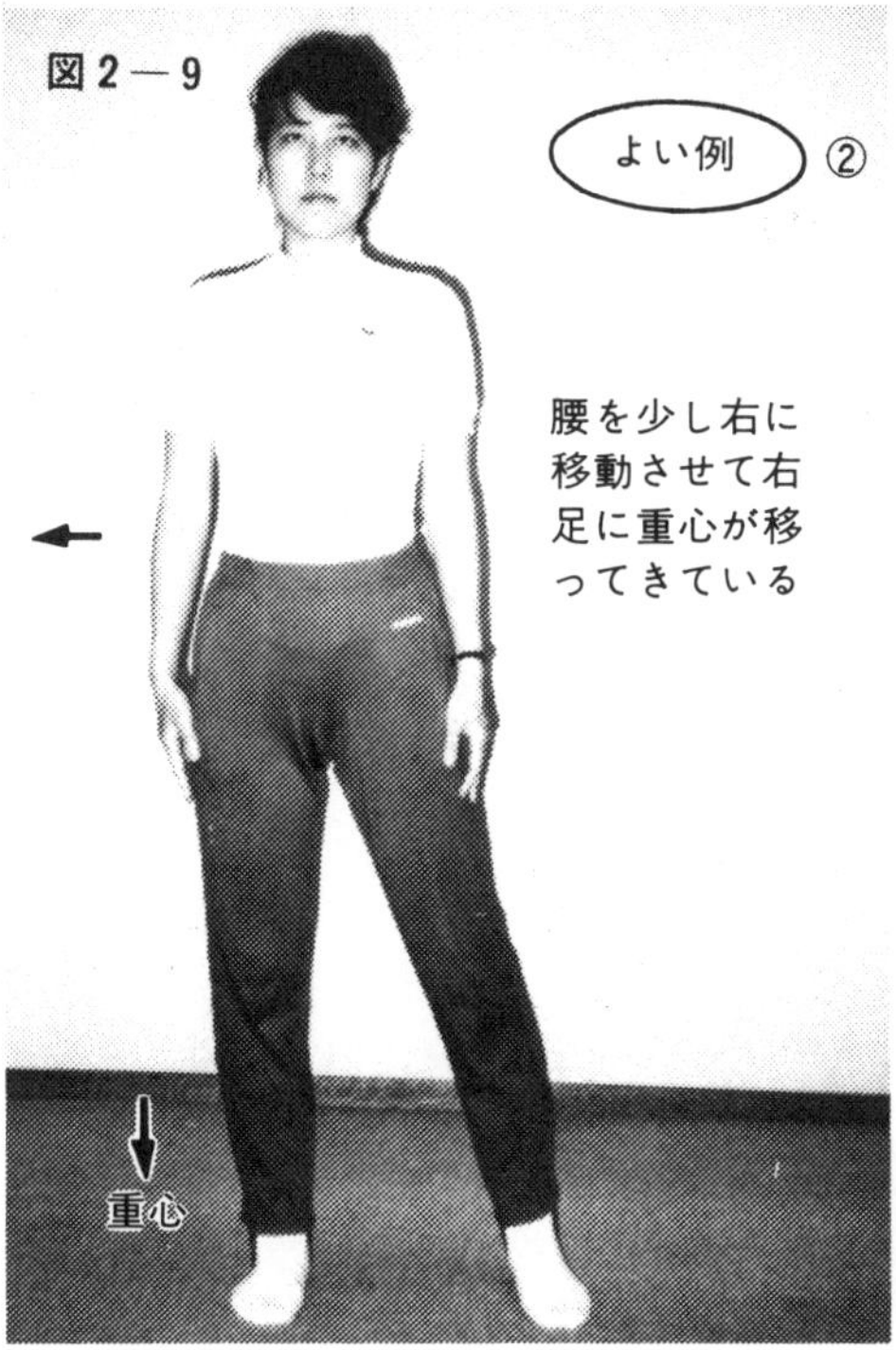
よい例 ②
腰を少し右に移動させて右足に重心が移ってきている
重心

図2—10

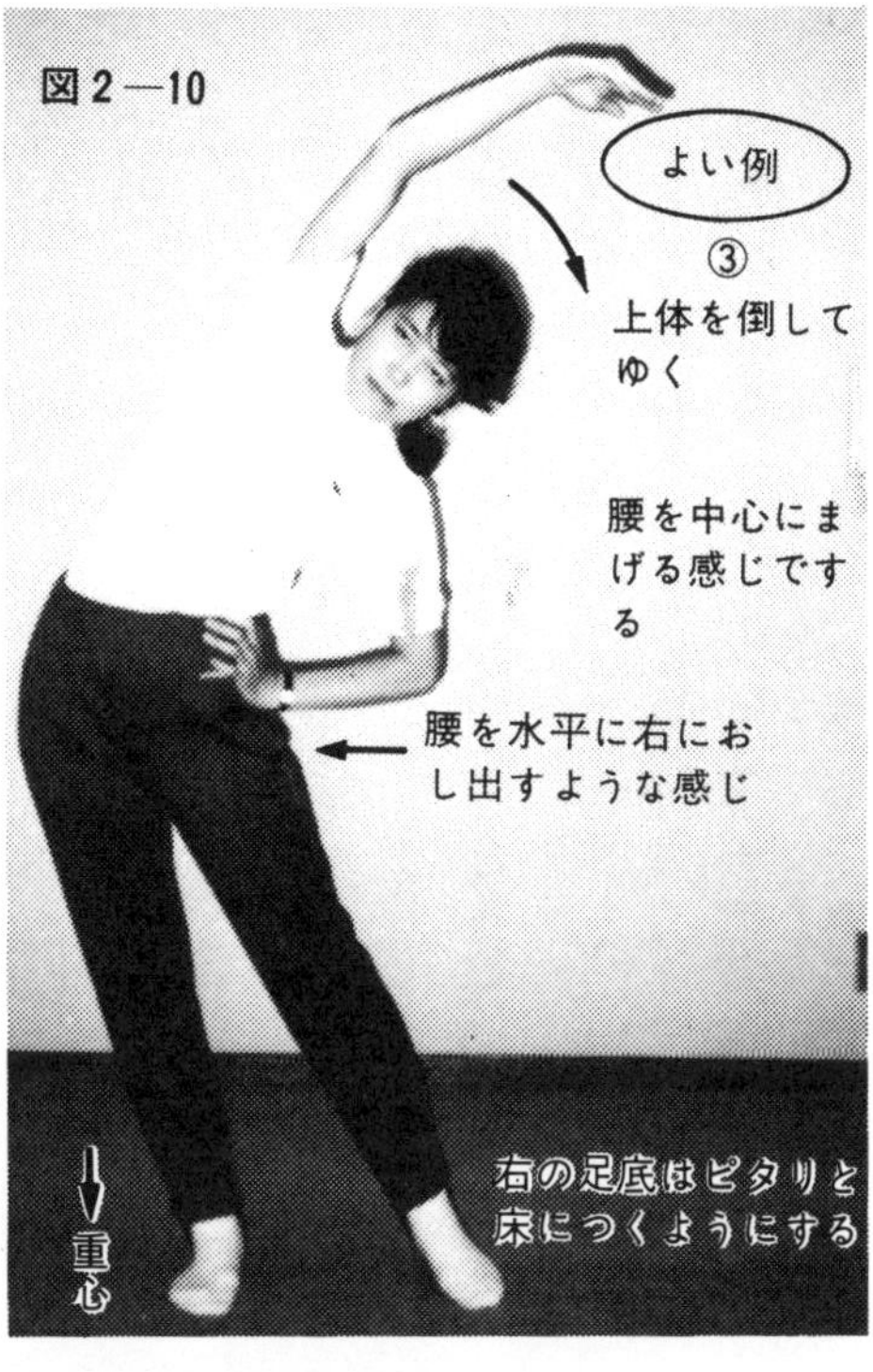
よい例
③
上体を倒してゆく
腰を中心にまげる感じでする
腰を水平に右におし出すような感じ
右の足底はピタリと床につくようにする
重心

図2—11

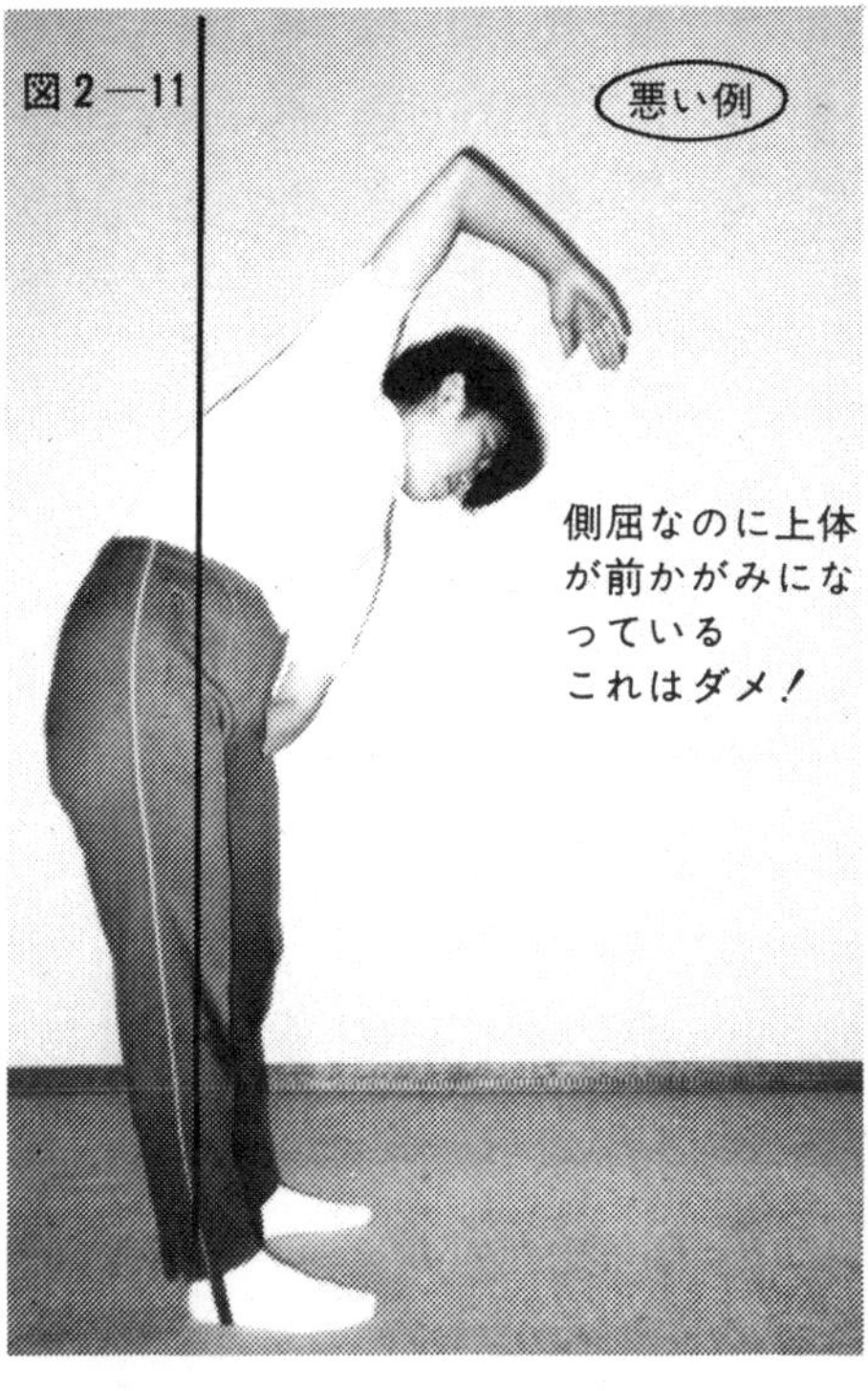
悪い例
側屈なのに上体が前かがみになっている
これはダメ！

動かすとよいのです。

上体を倒してからあとに腰を左に動かしている人がたまにいます。これはまちがい。順序が逆です。ダメ。

左側屈時には左手は腰に軽くそえて腰の動きを助長してあげると腰の動きがよくでます。右手は左側屈のバランスをとります。

足もとでは、右足に注意してください。足底全部がペタンと床についているのがいいのです。無理な動きをがんばれば、足底の内側縁が浮いてきます。これはダメ。完全にペタリとついたままで動く範囲の側屈をやってください。

左足は、かかとが床から離れて、つま先が床にふれているていどでよいでしょう。左側屈のときでは右足にほとんどの重心がのってしまっているのです。
(iii)楽にいけるところまでくると、そこで動きをストップし、もう一呼吸します。もう一度大きく息を吸って、ゆっくり息を吐きながら上体をおこしてきます。このとき、重心はまだ右足にのったままです。上体をもどしてくるときには、とくに腰痛を治すためにやっているのですから、腰の動きがでるような感じで動かしてください。次に、腰を左に移動させて、もとの自然体にもどします。動きとしては、上体をおこす、腰を元の位置にもどす、の二段階でやると思えばいいでしょう。
(iv)今は左側屈を述べました。右側屈も同様です。これで左右を試してください。どちらがやりやすく気持ちがよいでしょうか？　やりやすいほうがあれば三〜四回ていど多いめにすること。まったく同じなら同回数すればよろしい。基本運動の後で、する前と比べてください。反対のやりにくいほうもやりやすくなってきます。バランスがととのってくるわけです。
(v)一回モーションを終えた後に、足もとをみてください。重心をのせた片足と、つま先立ちの足もとの位置がずれていたり、つま先が平行でなくなっていたりします。できれば一回ごとに足もとをチェックしてやるといいですね。足もとが狂ったままでは効果は半減します。

❺つま先立ち——伸ばし

自然体に立って大きく息を吸ってください。

今度はゆっくり息を吐きながら、両手を前から上にあげていきます。両手をあげてゆきながら、次第につま先立ちになるような感じで身体をのばしてゆきます。このとき、両手の指はのびていること。ついには両手バンザイのところまであげてゆきます。つま先立ちはこのあたりでピークになってきます。

このままで一呼吸してください。さらにもう一度大きく息を吸って、吐くと同時に一気に脱力します。

両膝はダラリと下におち、顔は下を向きお腹はへこんで両腕は軽くまがります。上体は少し前かがみになります。つま先立ちのときは、か

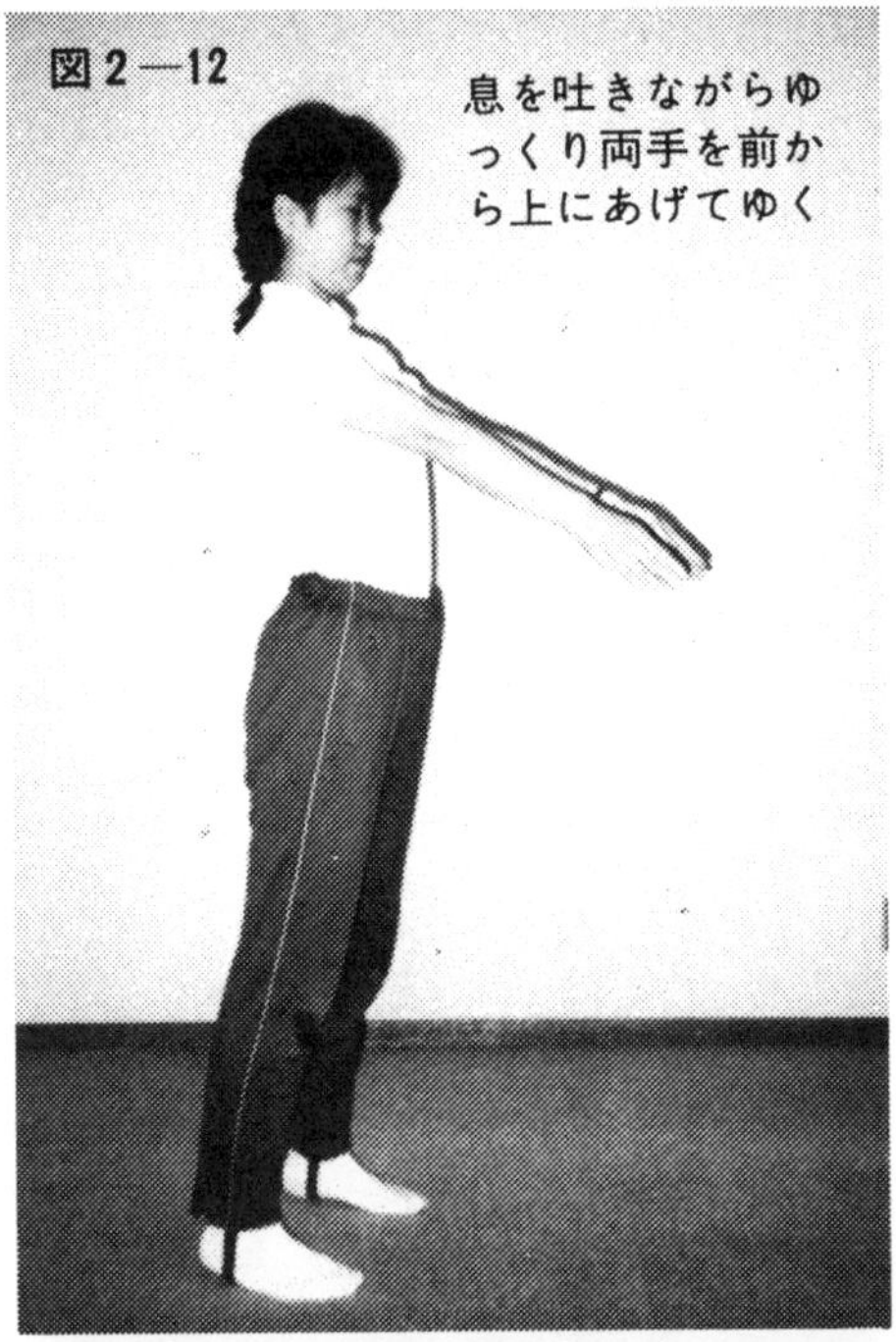
息を吐きながらゆっくり両手を前から上にあげてゆく
図2—12

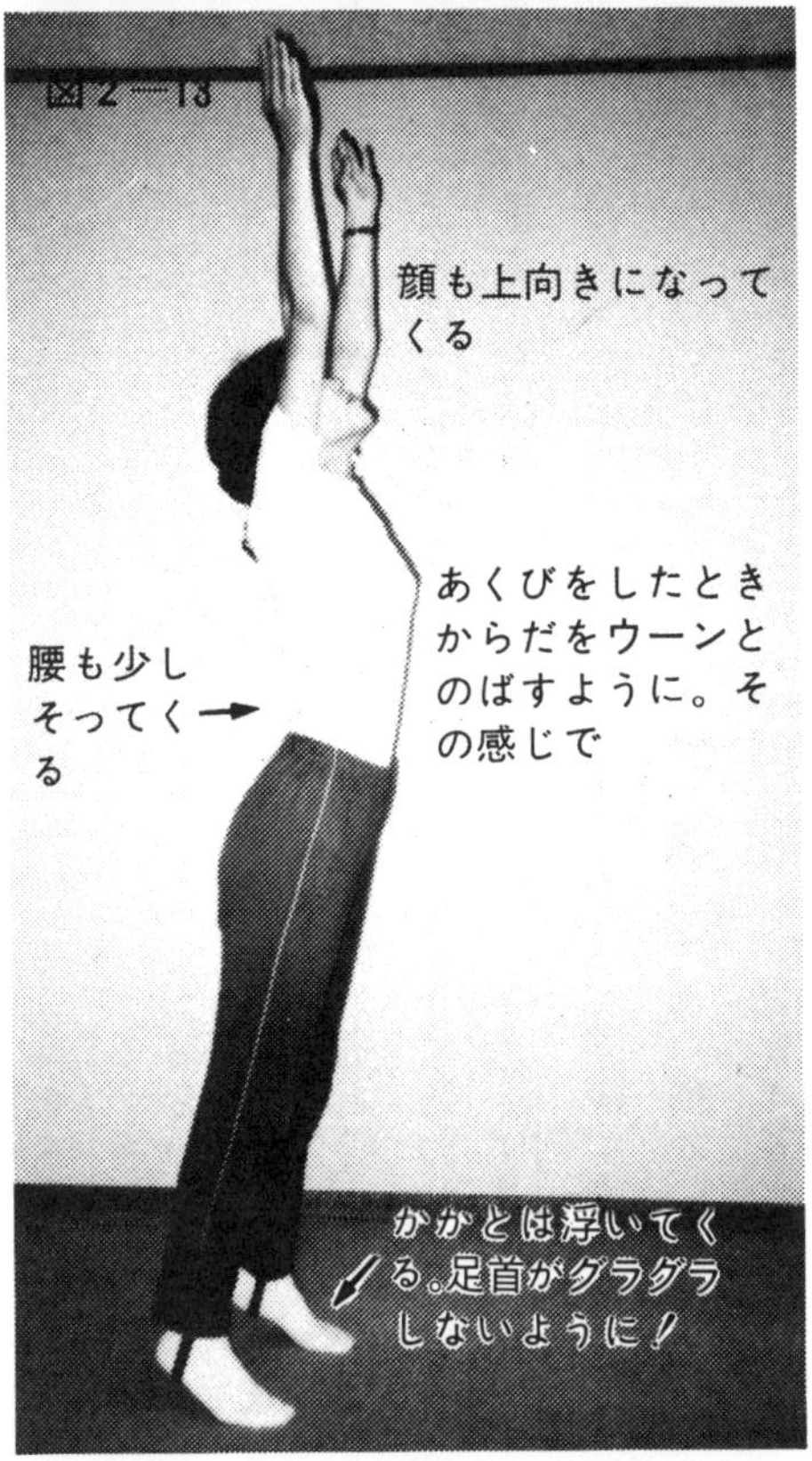
顔も上向きになってくる
あくびをしたときからだをウーンとのばすように。その感じで
腰も少しそってくる
かかとは浮いてくる。足首がグラグラしないように！
図2—13

らだがぐらぐらしないところまでするように注意してください。三〜五回反復します。

これまで述べてきた基本運動は、からだの動かし方のルールです。エッセンスがつまっています。これでほとんどの歪みは改善されてきます。あとは根気よく続ける実行力だけ。改善されるまでの時間は、個人差がありますが必ずよくなってきます。バランスがととのってくると腰痛ともおさらば、健康な楽しい毎日が待っています。ニコッと笑顔が自然に出るように基本運動を毎日実行してください。

❻回旋（左回旋・右回旋）

ここでは左回旋を示します。

(i)まず、自然体に立ってゆっくり大きく息を吸ってください。今度はその息をゆっくり吐きながら、腰を水平に移動し、重心を左足にのせます。このとき右足はつま先が床につくていどになってきます。息をさらにゆっくり吐きつづけて上体を左にねじってゆきます。上体をねじって、腰や股関節周囲に異和感なくまわるところまで動かします。顔もうしろに向けるところまでゆきます。両手は前にあげて動きにあわせます。上体をねじってゆくと、左足の足底内側縁が浮きそうになってきます。足底内側縁が床から浮いてしまうと、代償運動のニセの動きにごまかされて腰の動きは出ません。完全に左足底がピタリと床につく範囲で上体の回旋をすること。無理はしなくていいのですから。

(ii)ゆけるところまでです。このとき左足に重心がのっているので、左半身は自然な動きとして、のびてきます。右半身のほうがのびる動きでは美しくみえません。どこもツッパリを生じない、気持ちのよさを味わう。ここまでくると動きをストップし、その場で一呼吸します。もし途中で息が足りなくなった人は、その場で動きをストップし、もう一度息を吸って動きを再開すればよろしい。慣れてくると、自然に一呼吸できるようになります。

(ⅲ)さらに大きく息を吸って、ゆっくり息を吐きながらからだもゆっくり動かしてもどしてゆきます。逆モーションになりますので、まず顔をもどして、上体を右にねじってもどしてきます。上体は次第に正面までもどってきます。このとき足もとをみてください。まだ左足に重心がのったままですよ、いいですね。そして腰を元

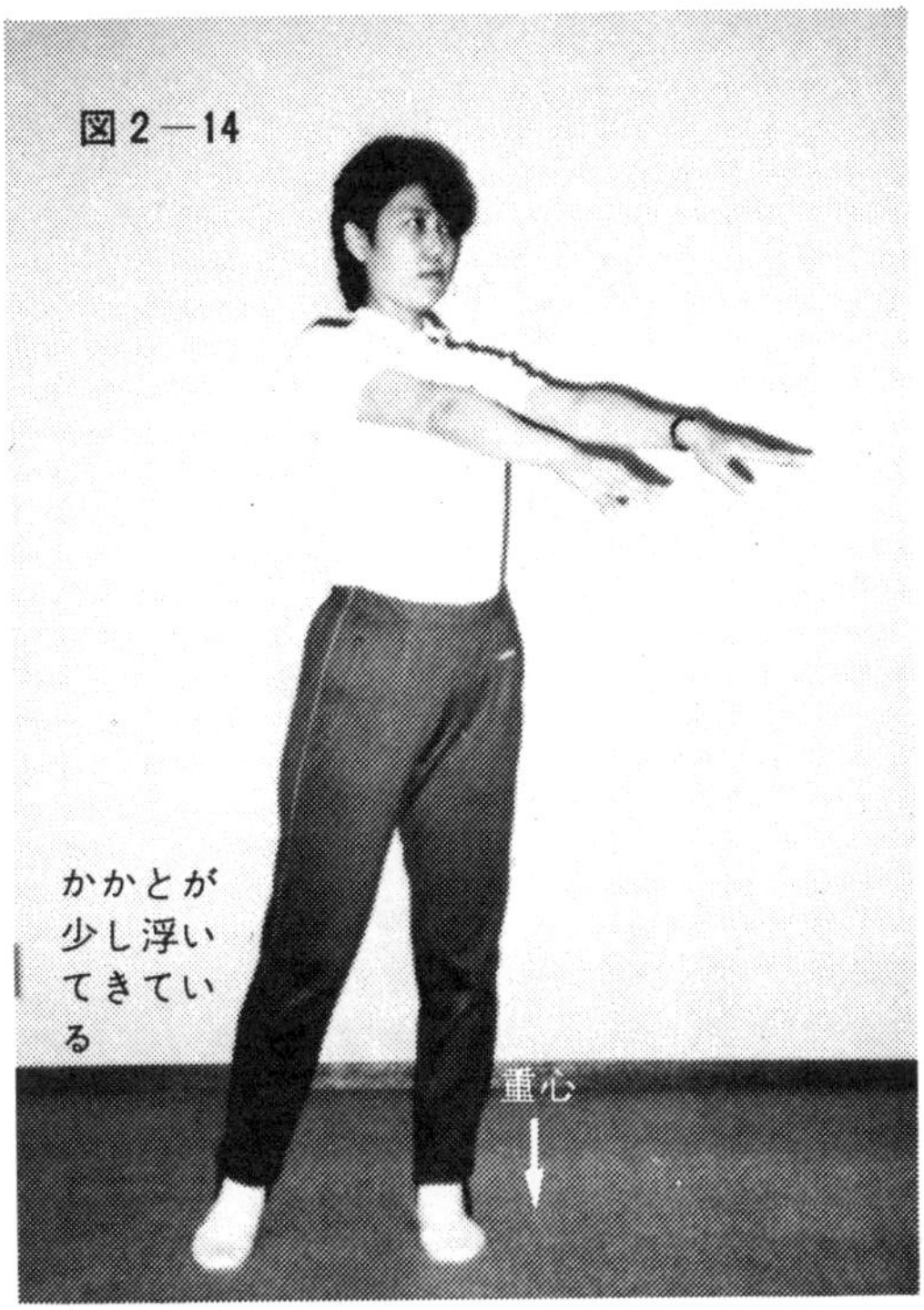
図2—14
かかとが少し浮いてきている
重心

の真ん中位置までもどして自然体になります。

この動作も、重心を片足にのせる、上体をねじるの二つの動作になります。一回やるごとに足もとをごらんください。必ずつま先平行がくずれてきます。これはダメ。一回終了ごとに足もとをそろえるように注意しましょう。この回旋運動を左右試してください。やりやすいほうを三〜四回多くやるとよいでしょう。バランスがととのってきます。

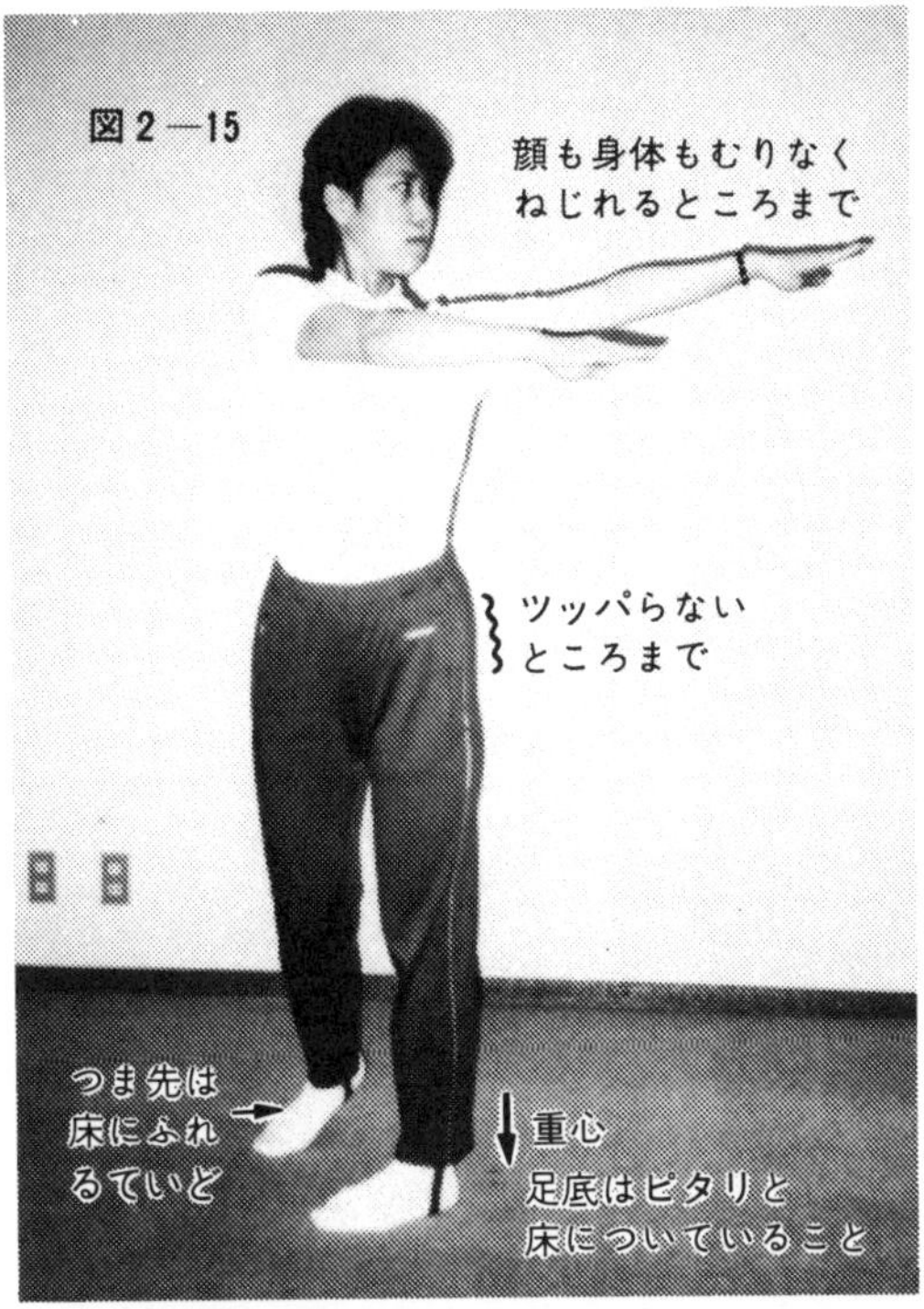
図2—15
顔も身体もむりなくねじれるところまで
ツッパらないところまで
つま先は床にふれるていど
重心
足底はピタリと床についていること

II 腰痛の症状に合わせた操体法

腰痛をおこすものには、いわゆる腰痛症（これがいちばん多く、腰痛の約七割を占める）からギックリ腰（急性腰痛症）、椎間板ヘルニアなどいくつかあります。ここでは、その症状に合わせた操体法を紹介します。自分がどんな症状かは、「診断編」をごらんになって見当をつけてください。

そして、「腰痛の症状に合わせた操体法」の表（六二ページ）を参照してください。はたして、操法のうちどれをやればいいのかおわかりいただけます。

これらの操法のうち、どれがとくによいかは動診チェックを試みてください。そして動診チェックで動きの左右差を見つけてください。それが「歪み」の発見です。これらの歪みが皆さんの腰痛のもとになっているのです。動きの左右差の大きいものほど、自分にとっての歪みが大きいわけです。あなたの腰痛の大原因になっているわけです。

動診チェックで左右差がほとんどなければ、その動きに関する歪みはあまりないということですから、歪みの大きいところから操法をやってゆけばいいでしょう。歪みは時間差はあれ、必ず改善されてきます。だって悪くなる理由があるのと同じで、よくなる理由がからだに設計されてあるのですから。実践あるのみです。

古くからの歪みの場合は、操法によってなくなったと思っても、しばらくすると再び発現してくることがあります。根気よく続けましょう。そうすれば歪みは必ず修復されます。腰痛が治るのです。楽しくやってください。からだの変化がわかって案外おもしろいものですよ。

コメント

からだを動かしてみると、歪みなんて思いもよらなかったことが多く発見されてきます。自分のことはよくわかっているようで案外わかっていないものなのです。でも、悲観的になるにはおよびませんよ。今、からだを治す糸口を発見したのですから！　ありがたいことです。あとは操法をすればいいのですもの。

1 〝腰痛症〟のための操法

種々の検査では異常を発見できない、現代医学（西洋医学）では病名を特定できないような腰痛を、いわゆる「腰痛症」といっています。

これは、全腰痛の実に七割を占めるといわれます。たいていの方が経験ずみ。これを放置したり、さらなる過労が加わるとギックリ腰（急性腰痛症）になり、たいへん痛いおもいをします。そうならないために、そして当面の痛みをとるためには次のような操法をするとよいでしょう。

Ⓐ足首つま先上げ（八二ページ）
Ⓑ膝倒し（九一ページ）
Ⓒかかと伸ばし（九五ページ）
Ⓔ足ペタペタ（一〇一ページ）
Ⓕうつぶせ膝上げ（一〇五ページ）

2 ギックリ腰のための操法

ほんのちょっとした動作でおこる急性的な腰痛をギックリ腰といい、医学的には「急性腰痛症」といいます。ドイツではその急激な痛みから「魔女の一撃」と呼んでいます。その痛さはやった人でないとわからないという、とにかく痛いものです。

ギックリ腰だなと思ったら、まず患部を冷やします。痛みが多少ともおさまり、動かし方によっては痛くない方向があるということになったら、以下の操法を試してください。

Ⓐ足首つま先上げ（八二ページ）
Ⓑ膝倒し（九一ページ）
Ⓕうつぶせ膝上げ（一〇五ページ）
Ⓗ膝の上げ下げ（一一二ページ）

3 椎間板ヘルニアのための操法

診断編でも述べたように、椎間板ヘルニアの痛みは、とび出た軟骨が神経を圧迫することによっておこります。ひどい場合は外科的手術（全ヘルニアの五％ていど）で治すこともしますが、ほとんどは保存的治療（操体法もその一つ）で治ります。

次のような操法を試みてください。

Ⓐ足首つま先上げ（八二ページ）
Ⓑ膝倒し（九一ページ）
Ⓔ足ペタペタ（一〇一ページ）
Ⓖ両足首ひねり（一〇九ページ）
Ⓒかかと伸ばし（九五ページ）
Ⓚつま先、内・外開き（一二一ページ）
Ⓙ上体の水平移動（一一九ページ）
Ⓘ上体のねじり（一一七ページ）

4 脊椎分離症・すべり症のための操法

この症状はスポーツマンなどに多く、腰椎のカーブが椎間板ヘルニアとは逆にそりすぎているのです。出尻《でっちり》で歩いている人の姿勢がそうです。

だから操法もヘルニアの人とは逆のことをすればよいのです。

Ⓓお尻ストン（九八ページ）
Ⓐ足首つま先上げ（八二ページ）
Ⓑ膝倒し（九一ページ）
Ⓒかかと伸ばし（九五ページ）
Ⓚつま先、内・外開き（一二一ページ）
Ⓛつま先上げ下げ（一二六ページ）

5 変形性脊椎症・骨粗しょう症のための操法

この腰痛は、骨が変形したり、もろくなることによって発現してくるものです。年をとれば誰もが多少は骨が変形したり、弱くなったりしますね。けれど、お年寄りの誰もが腰痛もちというわけではありません。腰痛として発現する大きな原因は「歪み」による場合が多いのです。この歪みを修復してゆけば、骨の変形は元通りにはなりませんが、痛みはとれ、日常生活にはほとんどさしつかえないくらいに回復してきます。

筋肉からくる歪みは修復できますから、ぜひ、以下の操法を試してください。日課としてするようになればいいですね。それがからだの手入れです。手入れをしなければ、いつかガタがきてしまうのは、道具も機械も人間も同じです。

Ⓐ足首つま先上げ（八二ページ）
Ⓖ両足首ひねり（一〇九ページ）
Ⓔ足ペタペタ（一〇一ページ）
Ⓚつま先、内・外開き（一二一ページ）
Ⓙ上体の水平移動（一一九ページ）
Ⓘ上体のねじり（一一七ページ）

コメント

筋肉は骨に付着し、収縮することでからだは運動します。この筋肉が収縮するときの筋線維の張力が骨によい刺激を与えるのです。骨代謝が盛んになるのです。

ある老人ホームで発生する年間の骨折頻度が、操体をしはじめて半減したという報告があります。骨が丈夫になってくるのです。ぜひ操体を実践してください。

6 局部の痛みをとる操法

この操法は、症状を問いません。いろいろ操法を試したのだけれど、ある局所の痛みがどうしてもとれない、という人によいものです。

操　法

動診チェックはしません。術者は局部の痛みの残るところを強くおさえます。患者はどんな動きをしてもよろしい。腰をねじったりよじったり、肩を上げたり下げたり、足を動かしたり何でもいい。とにかく術者におさえてもらっている、痛いところの痛みが消えるところを探すように、からだをゆっくり動かします。操体の原理は「痛いところから逃げる」ことです。とにかく逃げて痛みの消えるところをみつけます。そこでジッと動きをストップして、深呼吸でもした後に一気に脱力します。これを数回く

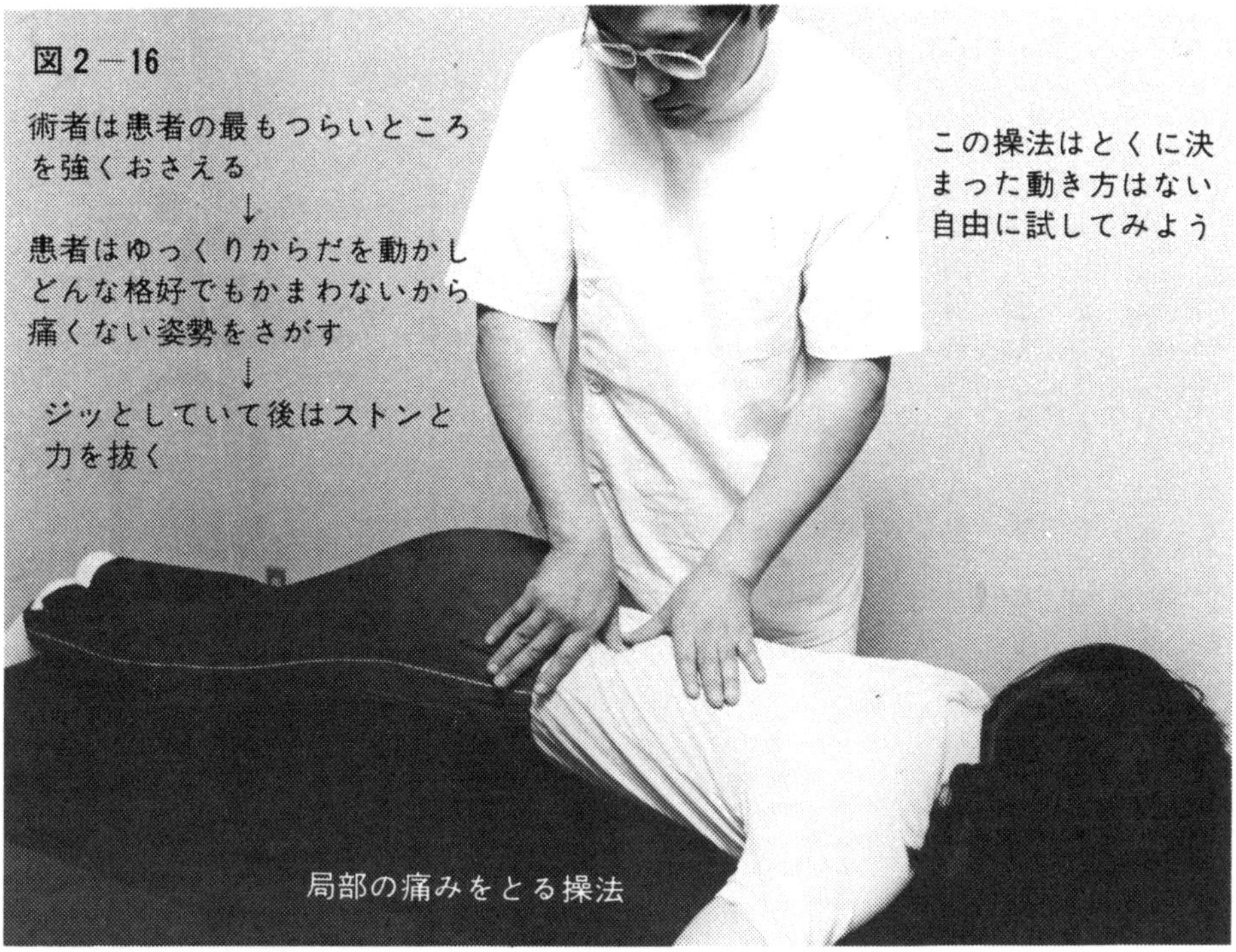
図2―16
術者は患者の最もつらいところを強くおさえる
↓
患者はゆっくりからだを動かしどんな格好でもかまわないから痛くない姿勢をさがす
↓
ジッとしていて後はストンと力を抜く
この操法はとくに決まった動き方はない自由に試してみよう
局部の痛みをとる操法

り返します。

くり返すたびに、逃げて動かすからだの動きが違ってきたりします。とにかく強くおさえてもらっている痛みのところから逃げて脱力するとよいのです。

コメント

「痛みから逃げて楽なほうに動かす」のが操体の大原則でした。方向を分析して、やりやすいほうに動かすのが一般にする操法ですが、一方、痛みのあるところを余計に強く押さえて、痛みから無意識に逃げる動きを誘発させるのがこの操法です。痛いところを強く押さえるなんて、一見矛盾しているようですが、実はこれも操体の大原則の応用の一つの操法なのです。

7 各操法の実際のやり方

A 足首つま先上げ

コメント

この操法は操体法の最も基本となるもので、非常に効果的な操法ですので、ぜひマスターしてください。この一つだけでもかなりの腰痛を修復できるようになります。

人の最も基本的な動作で、日常誰もがする動きは「歩くこと」です。歩くのは誰もが脚を前に出して歩きます。カニのような横歩きやうしろ歩きはふつうにはまずしませんね。この動きを関節の動きでとらえますと、主な動きは股関節の屈曲になります。股関節でもよく動かす前方向に最も多く歪みが発生します。

股関節は、診断編でも少し述べましたが、骨盤の土台となり、骨盤は、その上に腰椎をヨットのマストのようにのせています。この股関節に歪みを生じますと、骨盤が傾き、腰に負担が生じ、腰痛になるのです。腰痛のある人は必ず股関節に歪みがあります。ない人はまずいません。土台の股関節から治してゆかないと、腰痛は再発しやすいのです。

操法の基本姿勢

患者はあお向けに寝ます。からだの力は抜いて全身リラックスします。両手は体の横に自然

図２—17

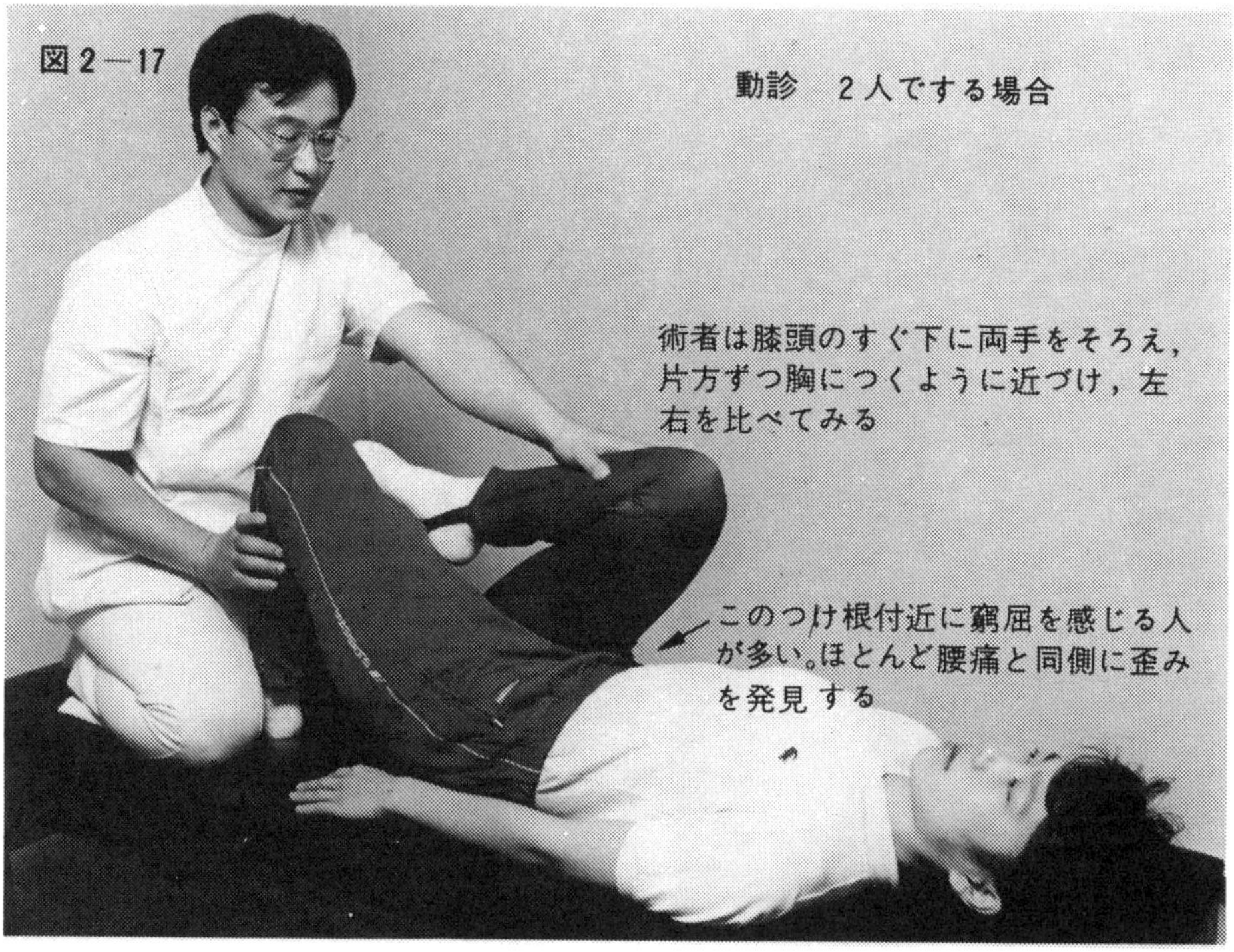
動診　２人でする場合
術者は膝頭のすぐ下に両手をそろえ，片方ずつ胸につくように近づけ，左右を比べてみる
このつけ根付近に窮屈を感じる人が多い。ほとんど腰痛と同側に歪みを発見する

にダラリとしておくか、胸の上に手の甲が上になるようにおくこと。肩の力が抜けます。

動診チェック

二人でする場合

術者は膝頭のすぐ下に両手をそろえ、患者の胸に片方ずつ膝頭を近づけてみてください。このとき、膝頭を胸に近づけるのに、内側方向と、そのまままっすぐ方向と、胴体から膝頭が外になる外側方向の三方向をチェックして、どこに一番、窮屈で歪みが大きいか、確認してください。

一人でする場合

片方の膝頭を両手で抱きかかえるようにして、自分で手前に胸につくようにひきます。もちろん、前述の三方向に屈曲して試すこと。脚の力はできるだけ抜いてください。こんな具合で歪みが確認できます。

具体的には、股関節を胸に近づけて屈曲した

ときに
○腰に響く痛みが出る。
○患側（歪みのある側）の股関節のつけ根付近に屈曲したとき痛みを感じる。
○大腿が胸に窮屈でつきにくい。
などのときは**歪みありのサイン**です。

動診チェックの結果はいかがでしょうか？

次の四通りが考えられます。

①股関節の両側とも、どこでもらくらく大腿部全部が胸腹部につく。
②片側だけが窮屈でつきにくい。
③両方とも同じていどに窮屈でつきにくい。
④両方とも窮屈でつきにくいけれども左右を比べると差がある。
　イ　右側が左側より窮屈でつきにくい。
　ロ　左側が右側より窮屈でつきにくい。
となります。

①の人は、股関節の屈曲の歪みはなく正常です。本書をお読みの皆さんは、たぶん腰痛になっている人がほとんどでしょうから、この①の人はまずいないと思います。

②の人は、歪みのある側に腰痛があります。からだをまっ二つに縦割りに右半身と左半身にわける仮想の線を正中線といいますが、正中線より右に腰痛がある人は右側の股関節に、左に腰痛のある人は左側の股関節に必ず歪みがあります。

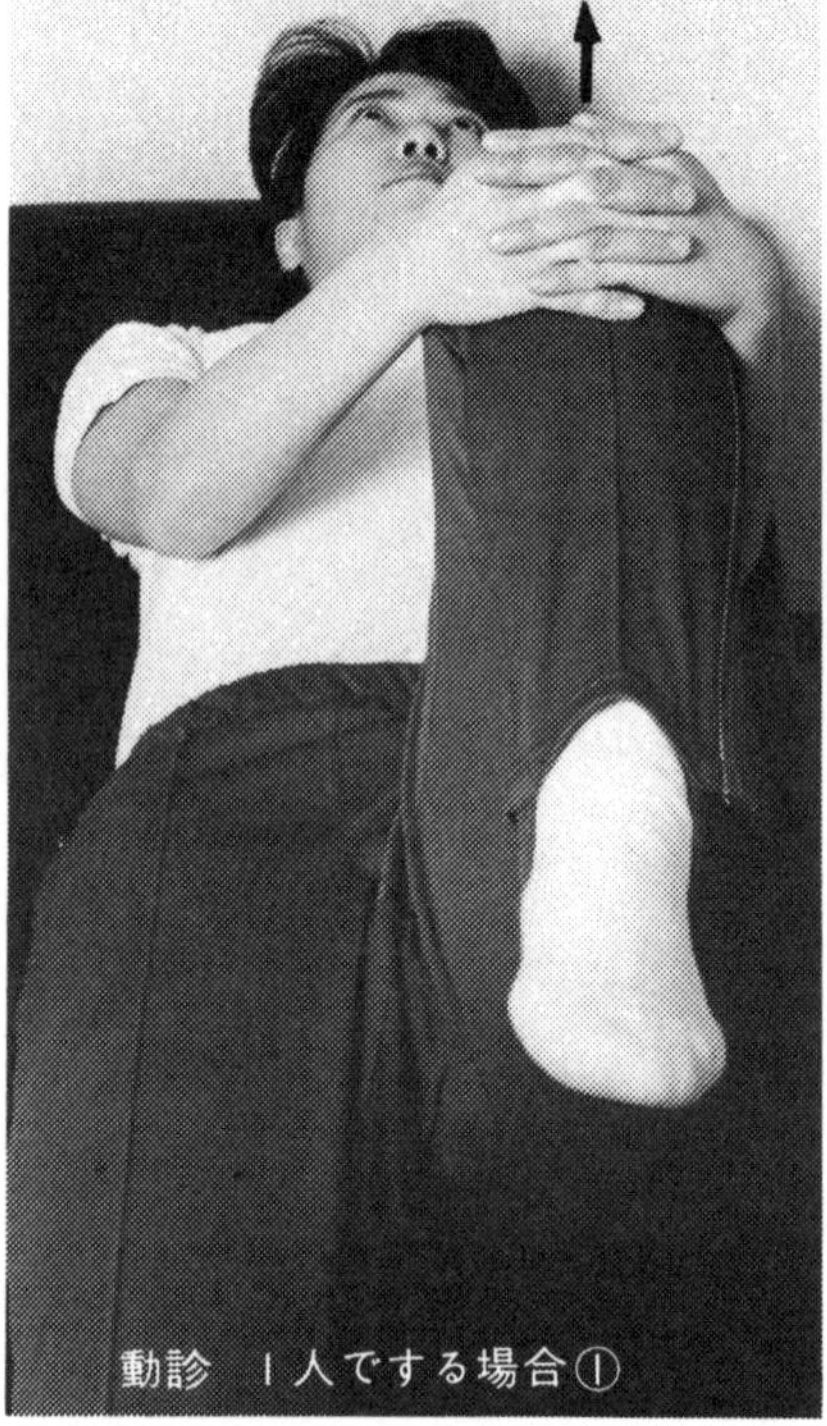
図2—18　両手で片方の膝をかかえてまっすぐ胸に近づけてみる
動診　1人でする場合①

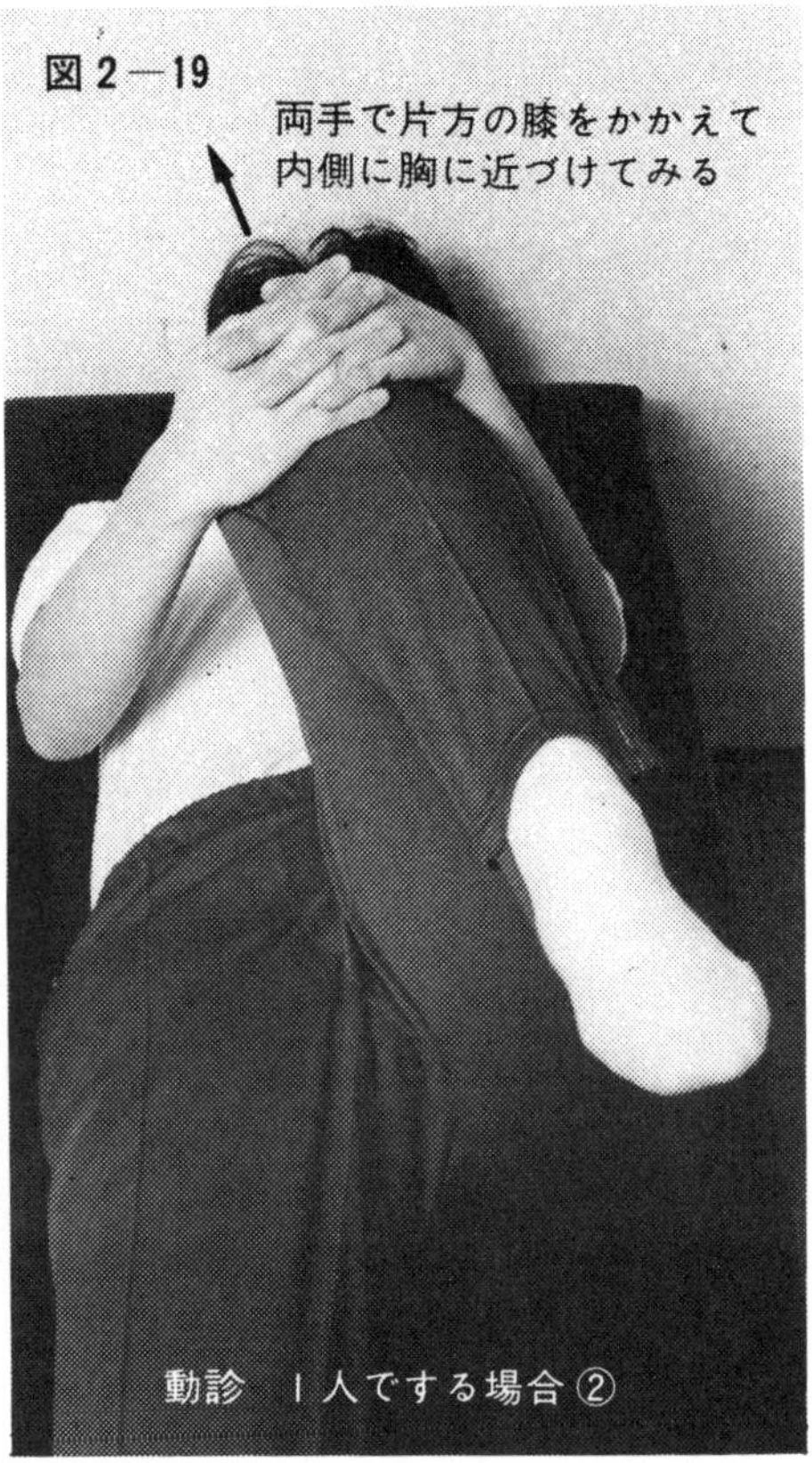
両手で片方の膝をかかえて
内側に胸に近づけてみる

図 2—19

動診　1人でする場合②

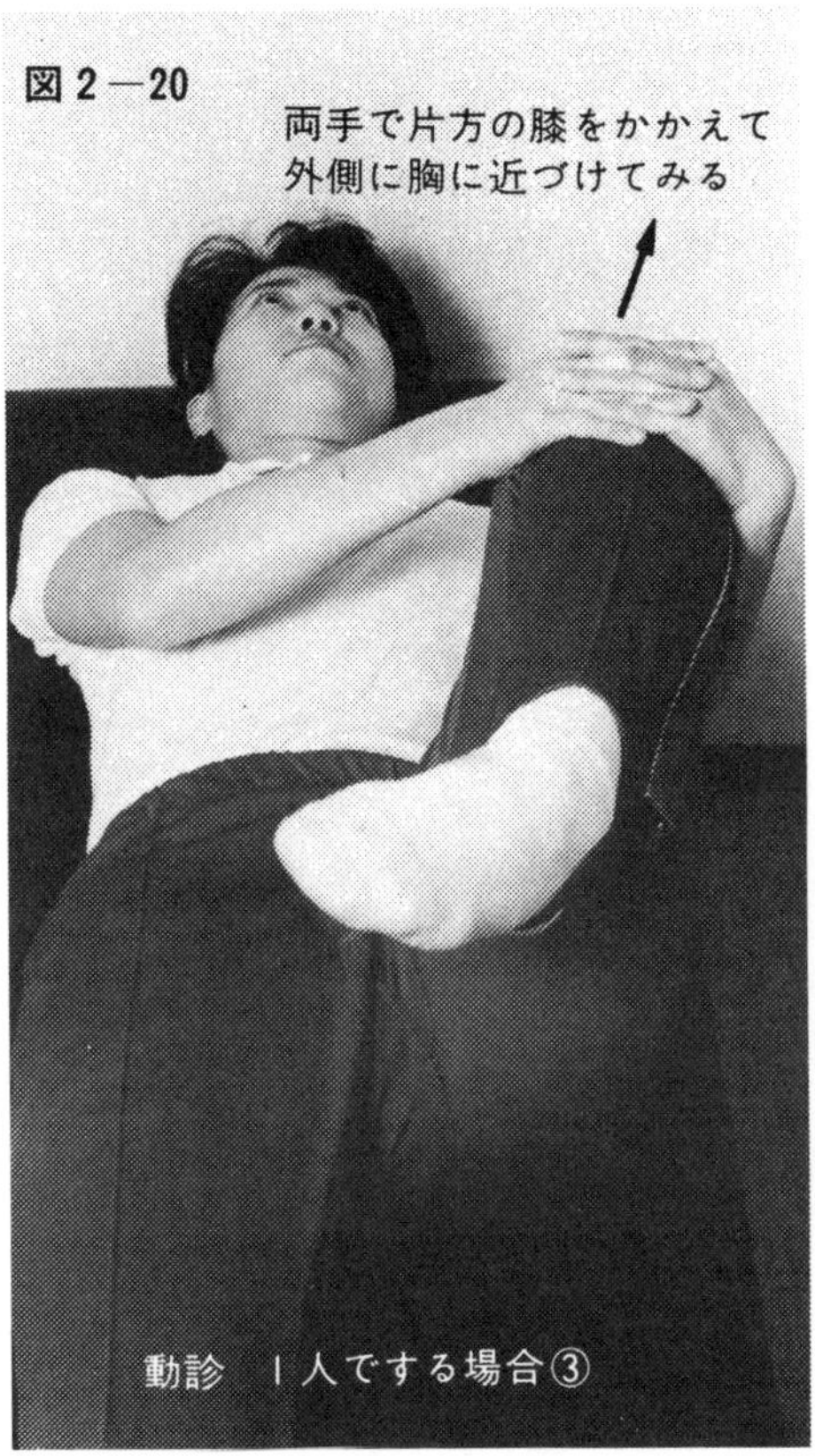
両手で片方の膝をかかえて
外側に胸に近づけてみる

図 2—20

動診　1人でする場合③

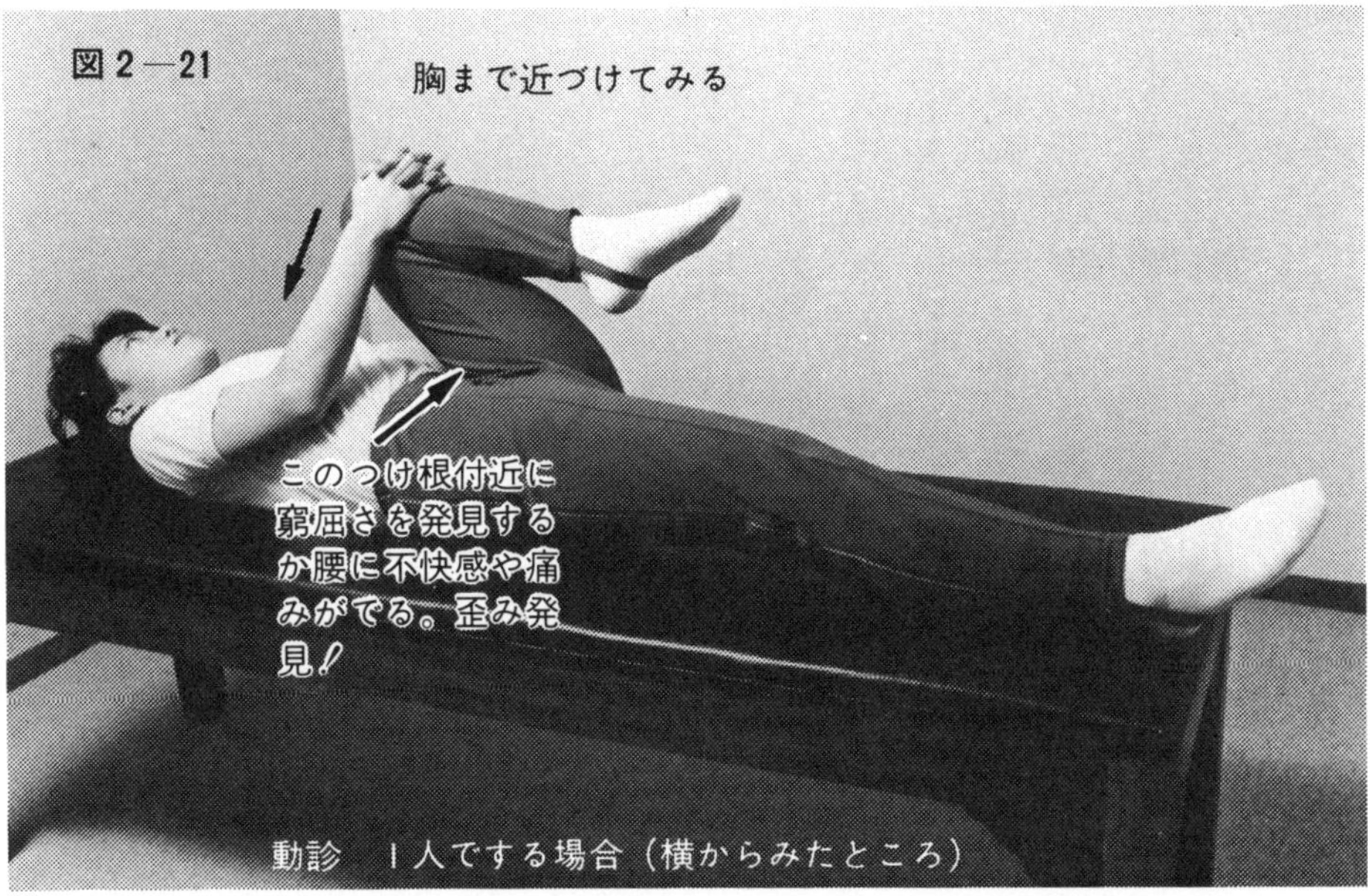
胸まで近づけてみる
このつけ根付近に
窮屈さを発見する
か腰に不快感や痛
みがでる。歪み発
見！

図 2—21

動診　1人でする場合（横からみたところ）

③の人は、慢性的な腰痛を示唆します。腰痛の症状としては、軽くても完治までは、長期にわたって時間をかけて歪んできたため、根気がいります。両膝がらくらく、胸につくようになるまでを目標として毎日実践のこと。

④の人は、症状は他の歪みとの組み合わせにもよりますが、ほとんど歪みの大きい側に腰痛があります。治癒までの経過途上に、痛みのあるところが移動するように感じることがあります。それは○が正常で一○で歪みが最大としますと、左側歪み一○、右側歪み六ではまず左側に腰痛があるのですが、左側の一○の歪みが次第に消失減退して、歪みが三になったとすると、右側六の歪みを感じるようになるためです。患者は症状として痛みが移動したと感じるわけです。大声でわいわいがやがやの話し声のなかでは、小声は聞きとりにくいものですが、大声がなくなってくると、小声が聞こえるようになるのと同じです。

歪みはまったく固定しているものではありません。操法を続けてゆくと、どんどん変化してゆきます。必ず動診チェックをしながら操法をすすめてゆくこと。

触診チェック

いいですか、次は膝裏のコリを触診しましょう。治療の目安になります。患者はさきほどと同様にあお向けに寝ます。両膝を立てます。術者は、歪みのある側（患側という）の膝裏のコリをさぐってみてください。膝の外側から、親指以外の四指をもって膝の裏をさぐります。膝の裏の筋肉はすべて縦に線維が並んでいます。このように四指をもってくると、ちょうど筋線維とは直角に交叉する感じとなります。深くはじくようにさぐってください。軽く触れるだけで思わずからだがとびあがるほど、痛くなっていたりします。

図２―22

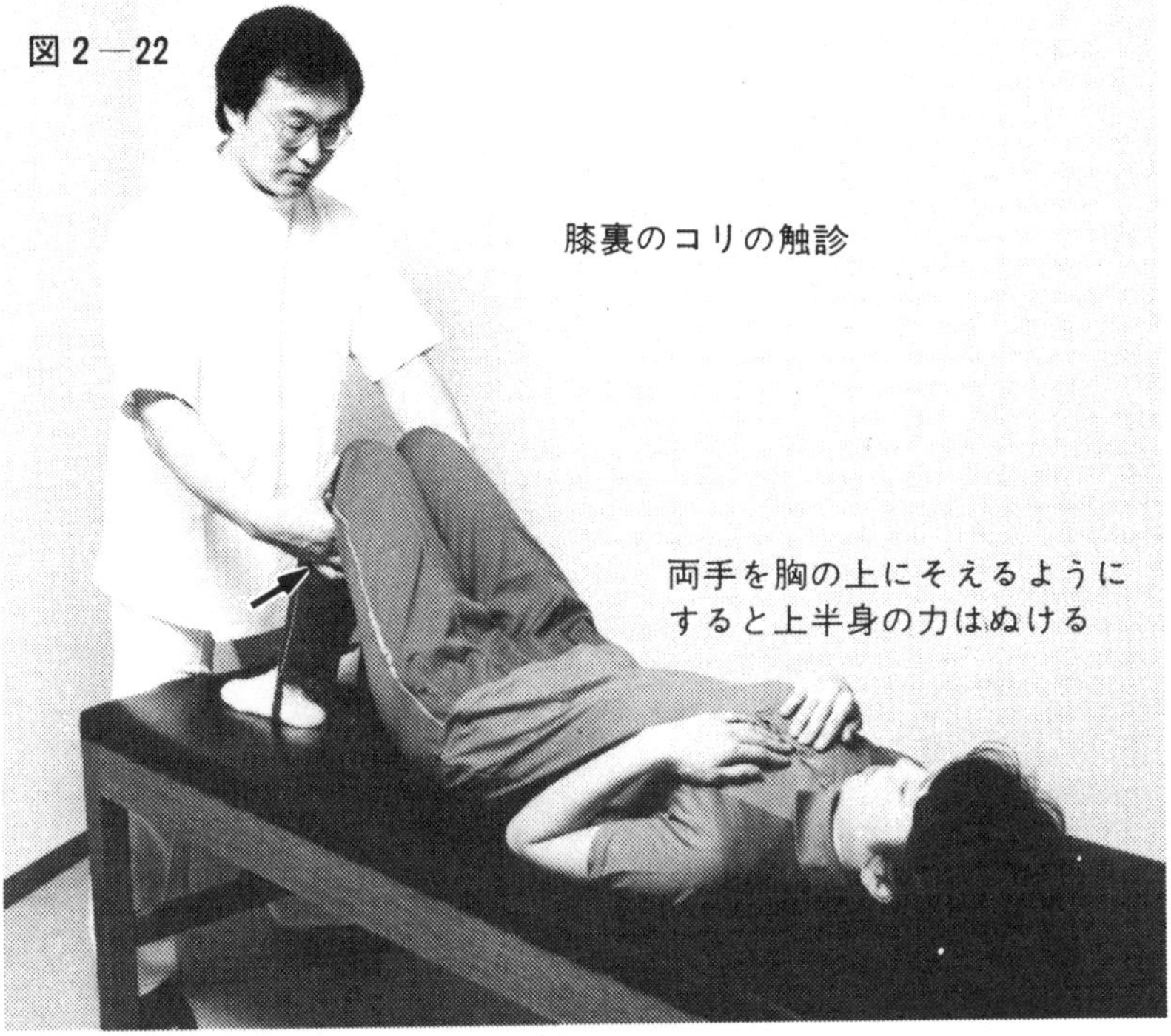
膝裏のコリの触診
両手を胸の上にそえるように
すると上半身の力はぬける

今、患側の左膝の裏にコリを発見できたとします。初めは慣れていないのでわかりにくいかもしれませんから、もし、どうしても患側の膝裏のコリを発見できなければそのまま次の手順に移ってもよろしいでしょう。「コリ」は歪みの再確認とつま先をあげる最良ポイントをみつけるために探っているのです。動診チェックで患側がわかれば、患者はつま先の最良ポイントがわからなくても、操法をすればかなり歪みを修復できます。動きに慣れてくると、つま先をあげるだけで自分の気持ちのいいところがわかってきます。だんだん上達しますので心配には及びません。

図２―23

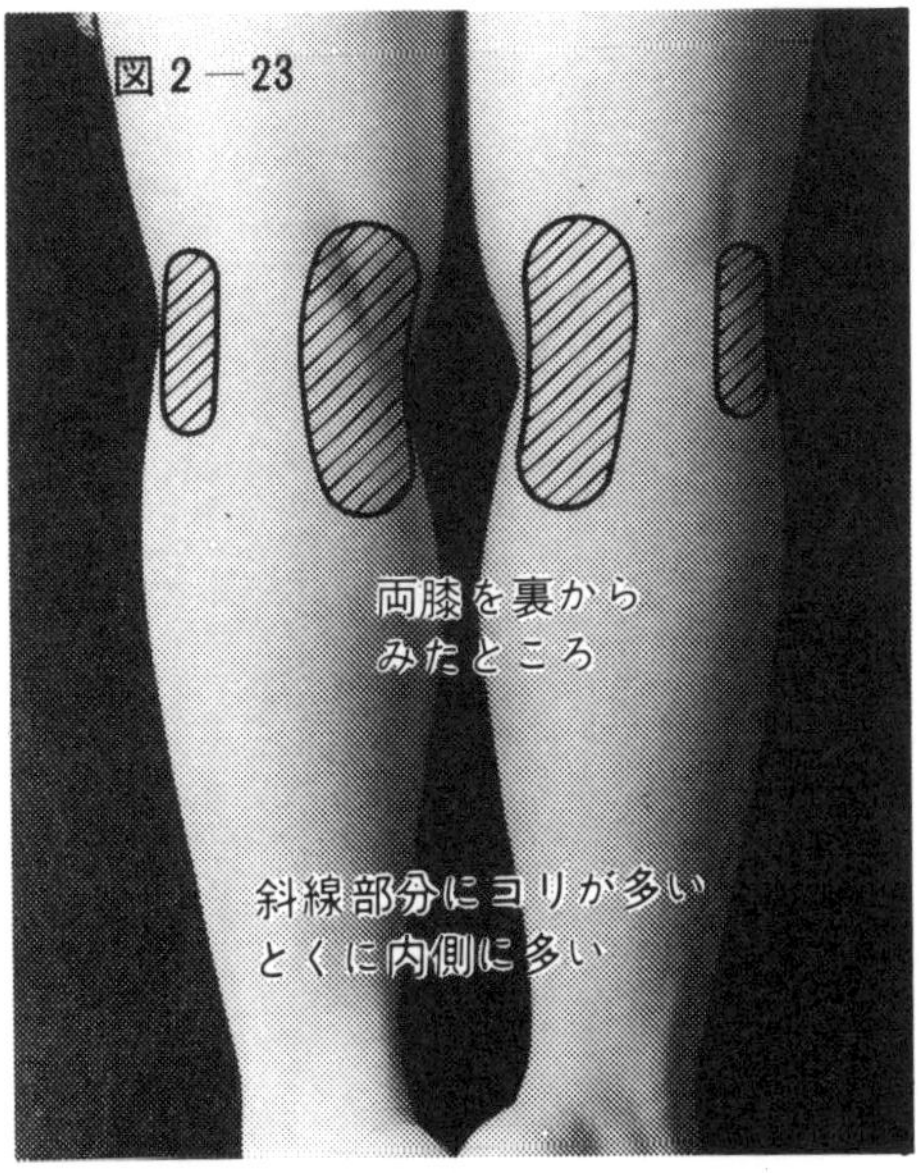
両膝を裏から
みたところ
斜線部分にコリが多い
とくに内側に多い

操　法

術者は右手で痛みのある膝の裏を触っていてください。そのままで左手で人さし指と親指のまたを患者の左足甲のつけ根の上にそえてください。これで患者はゆっくり息を吐きながらつま先をあげていってください。足の趾《ゆび》をそらし気味にあげること。するとね、術者の右手の膝裏の痛みに触れている部分が、コリが消えてゆるんでくるのがわかります。歪みがこのつま先をあげる動きで修復されてきているのです。足首を動かして股関節の歪みを修復し、腰痛を治すなんて常識ではとても考えられないことですね。これは操体の特技ですよ。それで、最も痛みの消えたポイントで動きをストップしてもらいましょう。患者にたずねてみると、この止めているところが最も気持ちがよいというでしょう。

カメラならシャッターチャンスになるところです。ここで数秒間タメをつくる。息は止めてじっとしていて、一気に脱力する。ポトンとつま先は下に、足底が床につく。

腰痛をなおすためにつま先をあげているのです。息を吐きながらフワーとゆっくり動きを味わいながら動かしてゆくと、股関節のつけ根あたりから骨盤や腰の周辺の筋肉まで動いてくるのがよくわかります。連動してきているのです。この連動をうまく利用して、歪みを修復しているのです。ただ、単につま先をあげておろすだけでは操体にはなりません。効果もでませんよ。脱力もつま先をポトンと下に落とすときは、同じく連動を利用します。ですから、腰から力を抜く感じにするとよいのです。ここが一番大切なところですよ。ぜひマスターしてくださいね。

これで、患者の膝の裏に触れている痛みの部分は、術者の右手にはもはやないか、減少して

図２―24

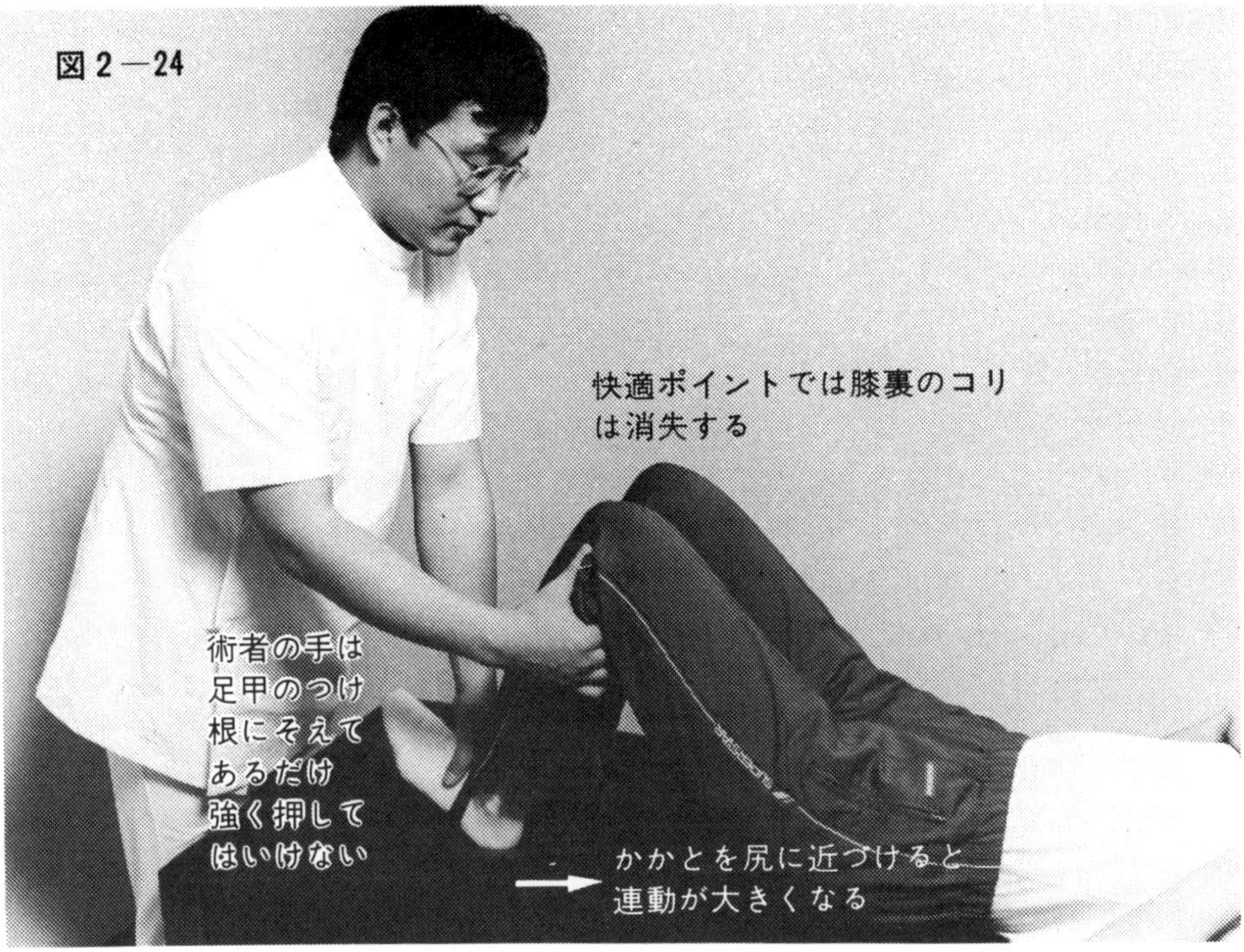
快適ポイントでは膝裏のコリ
は消失する
術者の手は
足甲のつけ
根にそえて
あるだけ
強く押して
はいけない
かかとを尻に近づけると
連動が大きくなる

図２―25

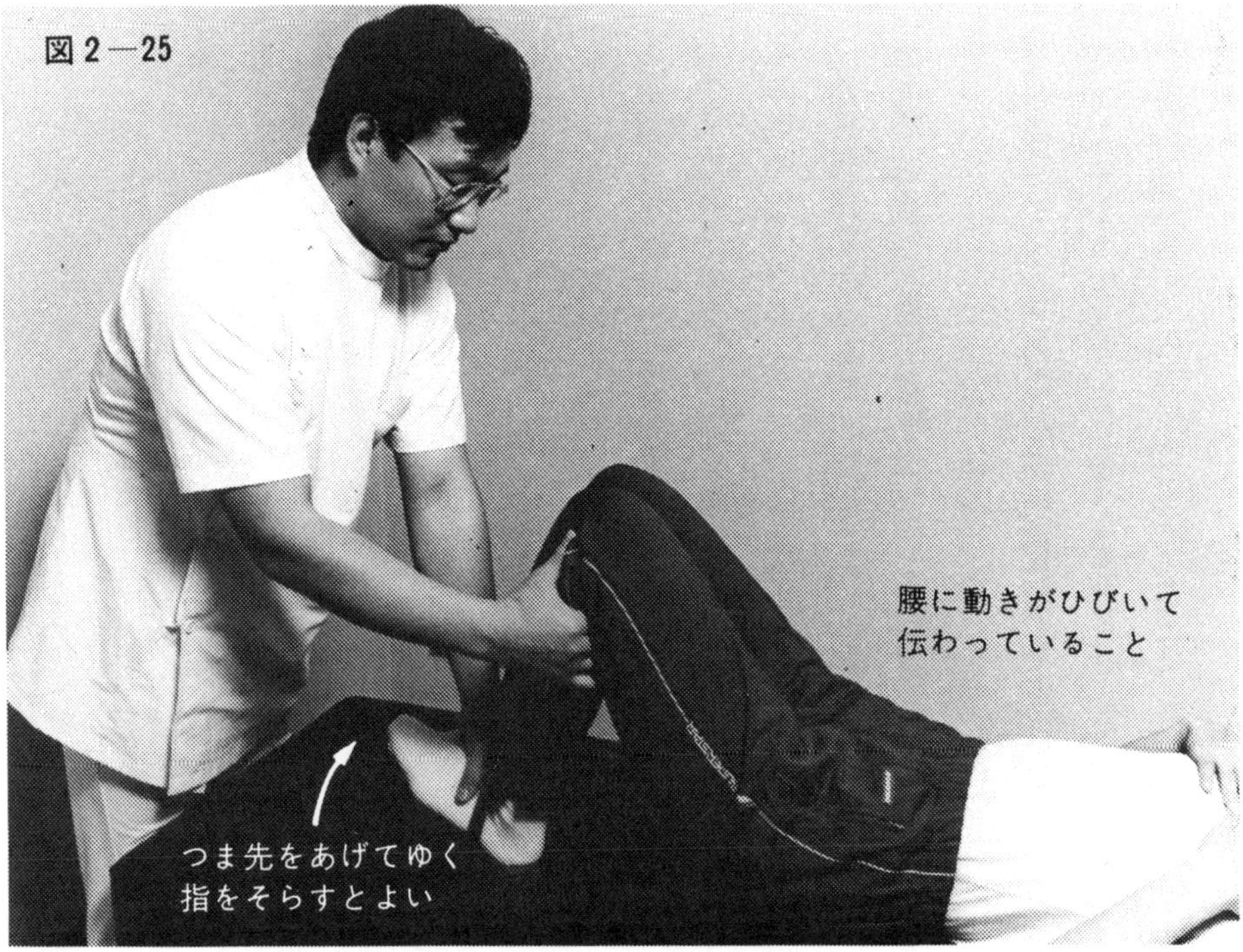
腰に動きがひびいて
伝わっていること
つま先をあげてゆく
指をそらすとよい

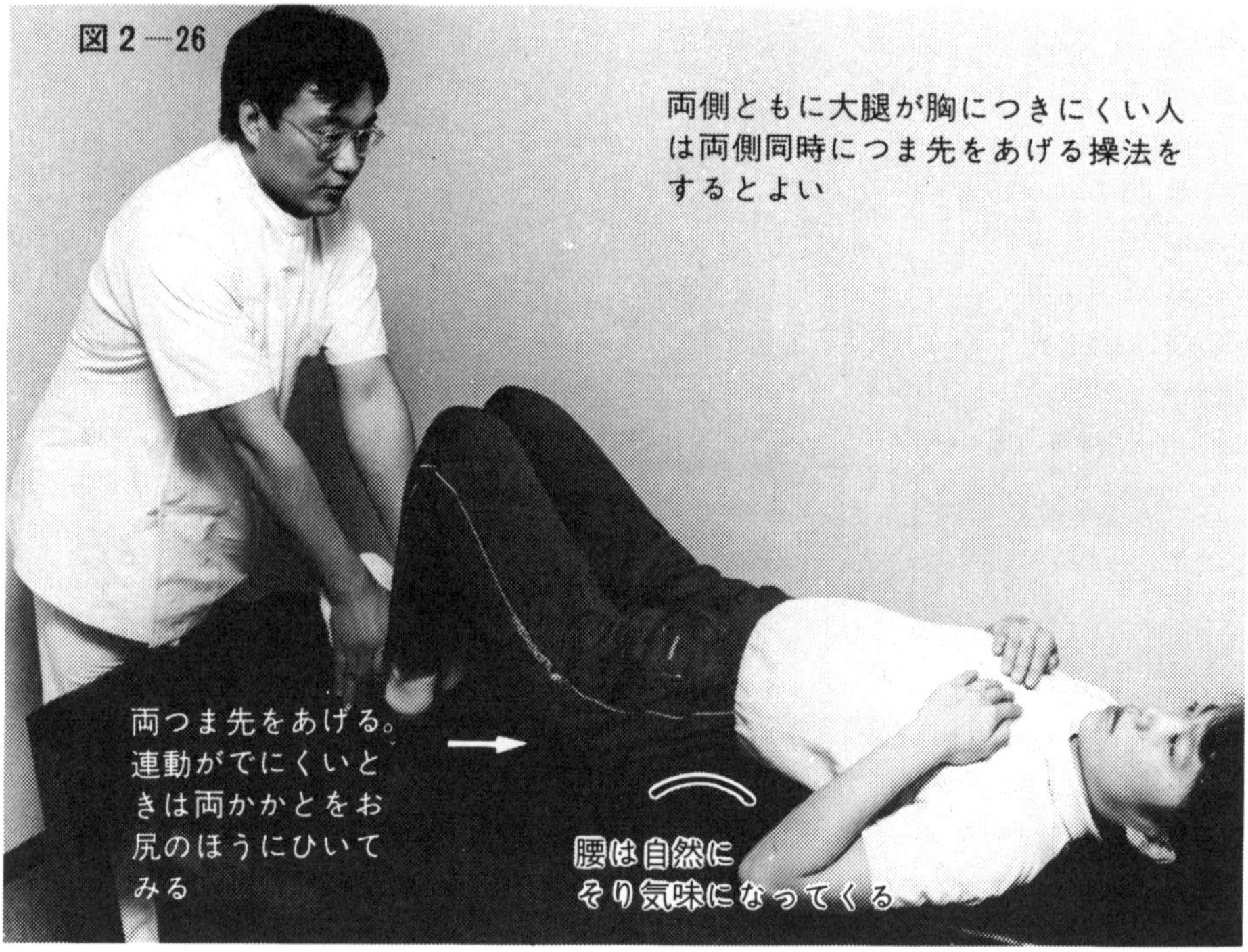
両側ともに大腿が胸につきにくい人
は両側同時につま先をあげる操法を
するとよい
両つま先をあげる。
連動がでにくいと
きは両かかとをお
尻のほうにひいて
みる
腰は自然に
そり気味になってくる
図2—26

います。これを数回くり返します。膝裏のコリを見つけられなかった人も、患側で同様に試してみてください。

この歪みのとれにくいときは、

○つま先を母趾《おやゆび》の側からあげる→股関節の内側に連動しやすい。

○つま先を小趾《こゆび》の側からあげる→股関節の外側に連動しやすい。

○つま先をあげながらかかとを床にずらしてお尻のほうにひきつける→連動がよりハッキリでやすい。

○足底の位置をかえて、少し外側におく→股関節の外側に連動しやすい。

などを適当にいろいろ試して、組み合わせたりして「**動き**」**として自分の気持ちよさを探ってみてください。感覚の微妙なところは本人にしかわかりません。**

連動の仕方もいろいろ変化してきます。動診チェックで最も歪みのある方向のところにうまく連動できると、効果は抜群にでます。連動の仕方はいろいろと個人差があって千差万別です。

両方に同じていどに歪みのある人は両足同時にすればよろしいでしょう。片側がウンときつく痛みがある人は、まずそちらから処理してゆけばよいのです。

これで同じく胸に膝頭を近づけるテストを試してみてください。歪みが減少してきます。腰痛を治すことになるわけですね。

B 膝倒し

操法の基本姿勢

あお向けに寝てください。両手は胸にくるように軽くのせます。全身の力は抜けて、リラックスしていること。まっすぐに寝ること。

次に両膝を立ててください。側面からみて膝のまがる角度が直角ぐらい。両足底は床にピタリとついていること。

動診チェック①

この状態で、両膝、両足首（くるぶし）をそろえたままで左右に倒してみましょう。ゆっくり、力を入れないようにして比べてみます。片側に倒してもどしてくるとき、一度、もとの中央位置でストップすること。もしストップせずに、そのまま反対まで倒してしまうと、もどす分だけ筋肉に力が入っています。それで動いて

図2―27

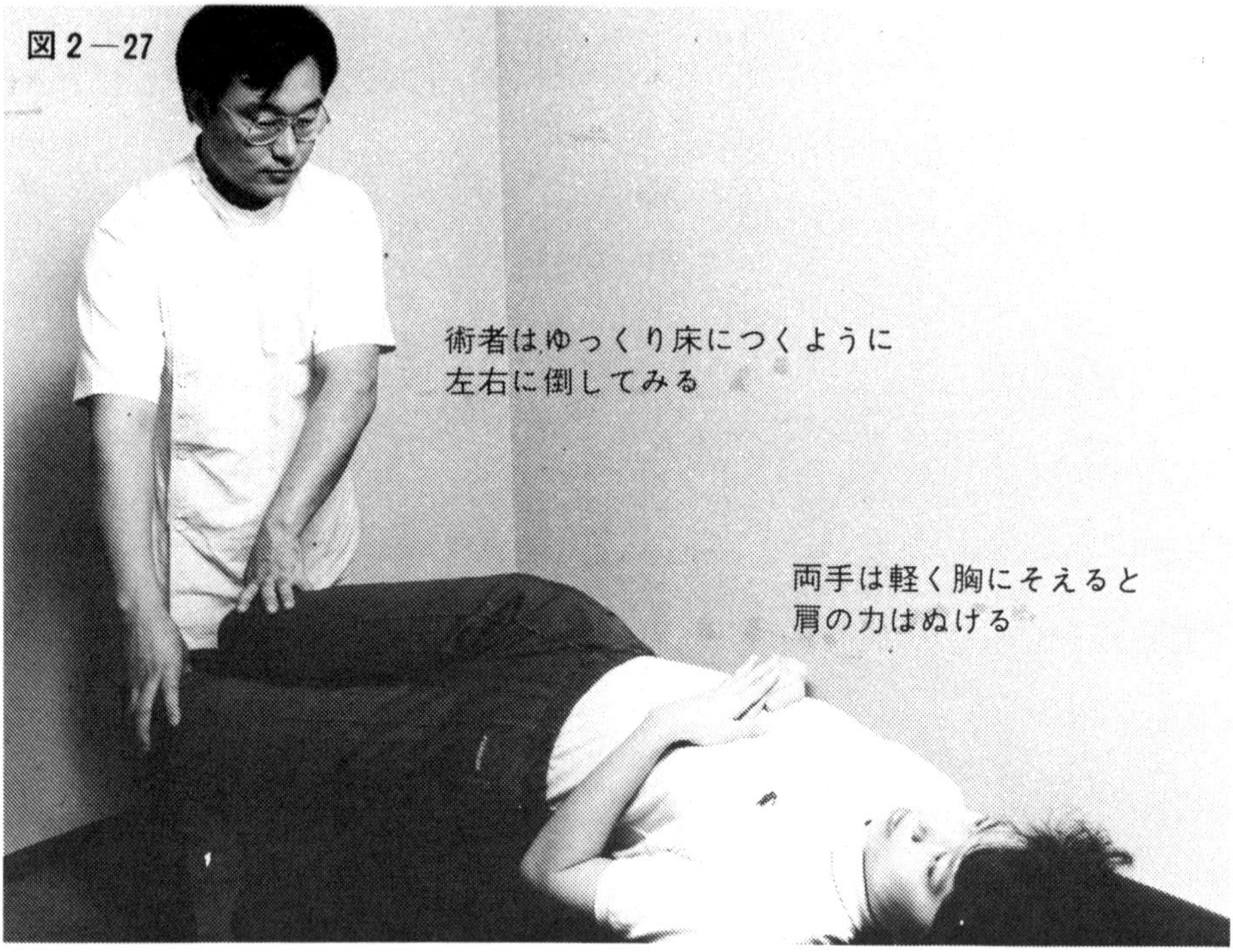
術者はゆっくり床につくように
左右に倒してみる
両手は軽く胸にそえると
肩の力はぬける

いるのですから、もどす反動で反対側まで倒れてしまうことがよくあります。これでは、たいてい、後で倒したほうがもどる反動の分だけよく動くように錯覚してしまい、後に倒したほうが倒しやすいのだということになります。これはダメ。必ずもとの位置で一度止めてから、反対側に倒すこと。チェックの間違いをおこすもとです。気をつけること。

動診チェック②

動診チェック①で左右比較しても動きに大差がないときに試してみてください。動診チェック①と基本姿勢は同じですが、腰幅ていど両足を開いて、左右に倒してチェックしてみます。あとの要領は同じ。

コメント

腰部のネジレの歪みを修復する操法です。この操法は、症状と動きを混乱する人が多いのです。

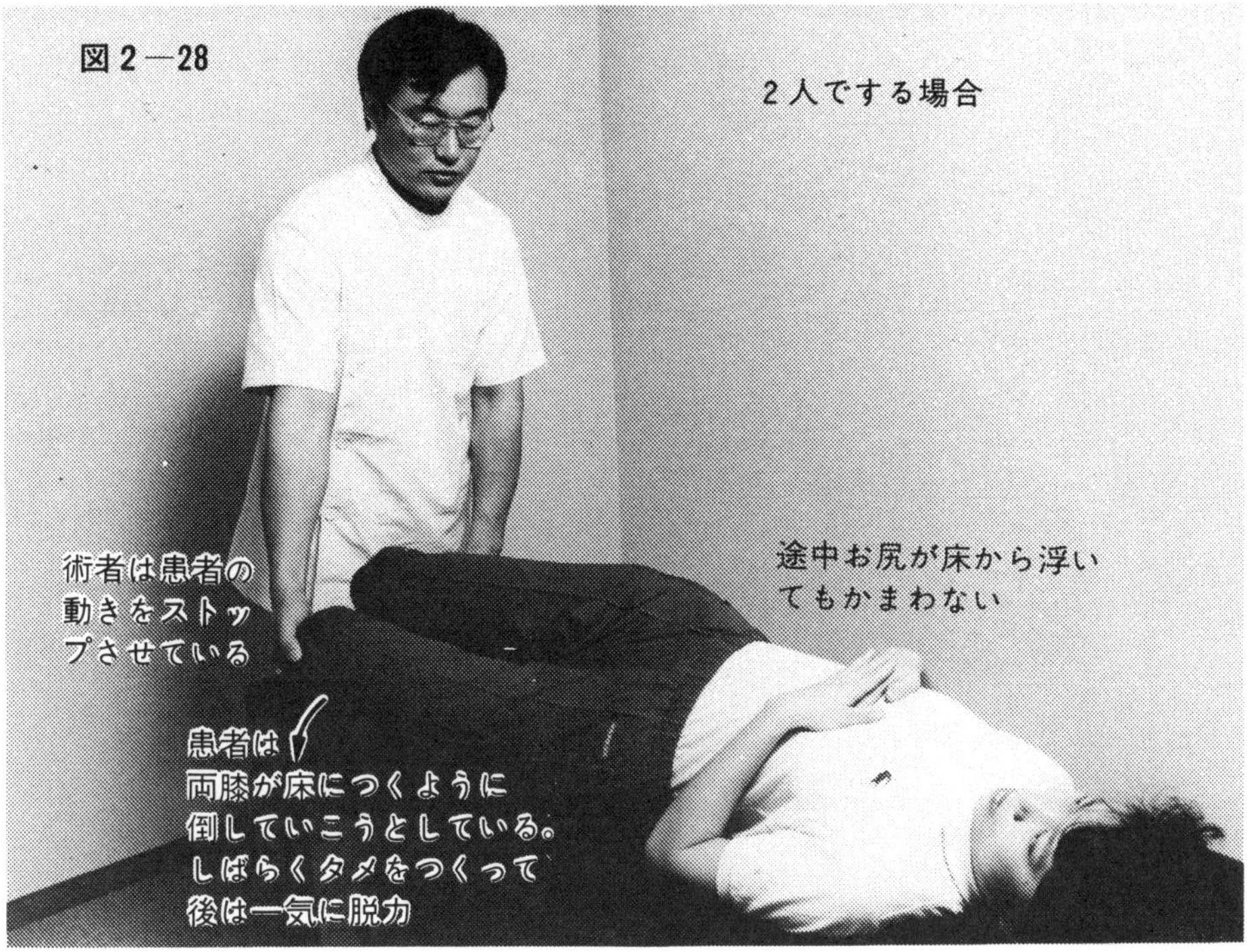
2人でする場合
途中お尻が床から浮いてもかまわない
術者は患者の動きをストップさせている
患者は両膝が床につくように倒していこうとしている。しばらくタメをつくって後は一気に脱力
図2—28

今、右側に腰痛がある人が動診すると、右側に倒しやすいという人がいるとします。操法では右に倒します。右腰部が痛いのに変だな、なんて思うのはまちがい。症状のある場所は関係しません。**痛くないほうに倒す**、のです。

操　法

動診の結果、今、左右を比較して、右側に倒しやすかったとします。右側に両膝を倒してゆくのですが、操法は、動診チェックと同じ基本姿勢となってすること。動診チェック①と②では足もとが異なりますよ。①と②で両方に差があったときは、その左右差の大きい方を優先して操法をするとよいでしょう。右側が倒しやすいからといって、目一杯まで動かすと窮屈です。やりすぎず、ゆっくり、フワァーと息を吐きながら動かします。術者は患者の動きを邪魔しないように！　快適ポイントで止めてタメをつくるときだけお手伝いをするのです。

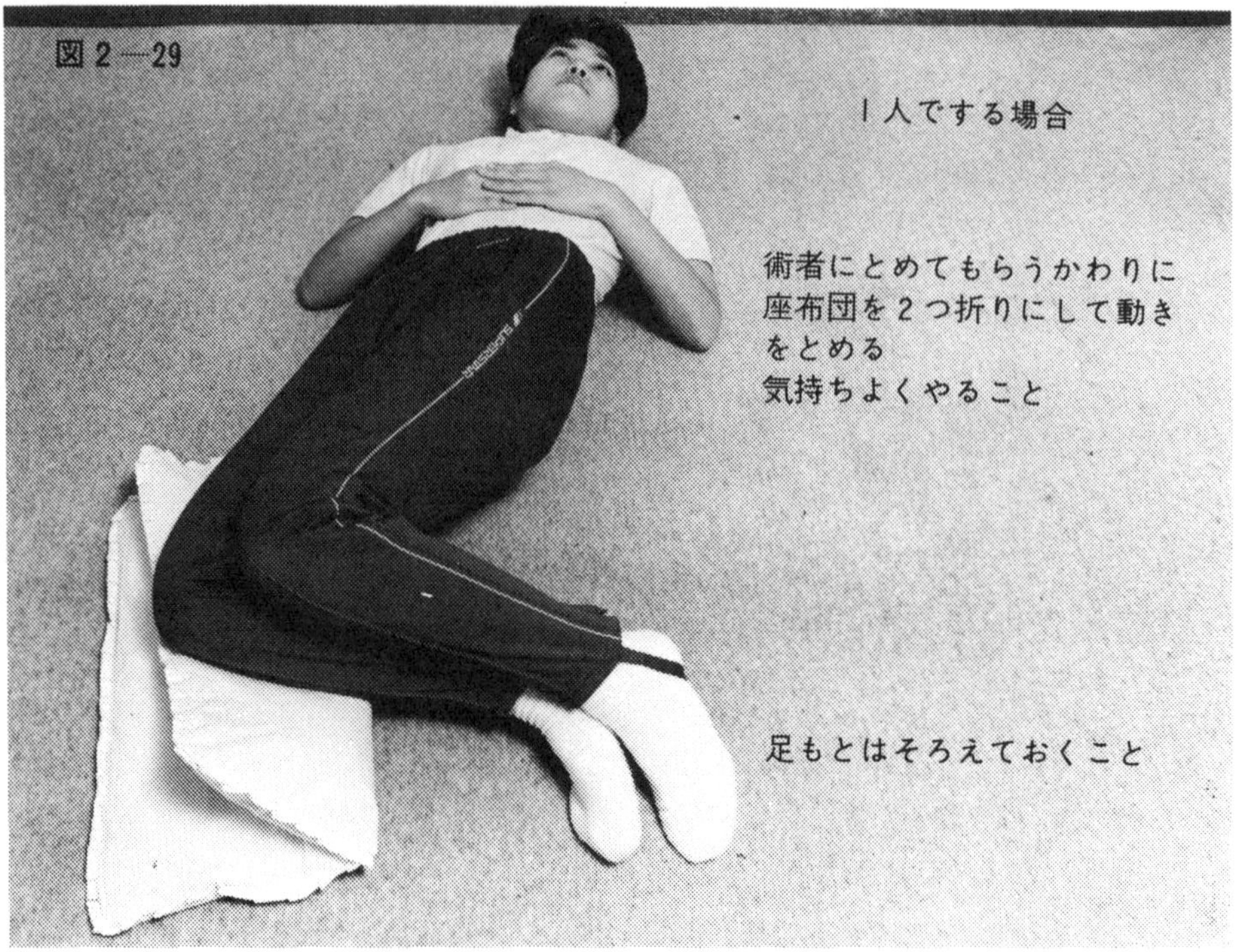
図2―29
1人でする場合
術者にとめてもらうかわりに
座布団を2つ折りにして動き
をとめる
気持ちよくやること
足もとはそろえておくこと

初めから気持ちのいい位置のわかる人は少ないのです。わからない人は適当に止めてやればよろしい。慣れてくると自然にわかるようになります。もっと慣れてくると、一回目と二回目では快適ポイントが変化してくるのまでわかるようになります。心配には及びません。誰でもわかるようになってきます。ただ気持ちよく動かすように心がけること。

最初の両膝を立てた出発点をゼロとし、床まで倒した位置を一〇とすると、ゼロからどの数字ポイントでもよろしい。人によると、四がいいという人、八がいいという人さまざまです。個人差があります。快適ポイントがわかるとそこで術者は動きを止めてあげます。

患者はもう少し動かそうとしている気持ちで、数秒ほどタメておきます。ジッとして、一気に脱力します。

一人でするときは、床と膝の間にすきまができるので、ここに枕か座布団でも入れて壁をつくって止めてやるとよいでしょう。数回くり返します。

再動診してみると動きは左右スムーズになってきます。腰痛も軽快してきます。

さらにコメント

初めて操法をするときは「腰痛を治してやろう」といき込んでやる人が多いのです。こんな場合、かえってりきんでしまって、うまくいかないものです。ゴルフでボールをより遠くへ飛ばしてやろうとりきむと、余計ボールがうまく飛ばなくなるのと同じです。

からだの感覚に従って、気持ちよくフワァーと動かすこと。とくに、腰の痛みのあるところに気持ちをおいて、動きを味わうようにするとりきみは消えてうまくいきます。腰痛が治るわけです。

C　かかと伸ばし

まずあお向けに寝ます。両手は胸の上に軽く添えておきます。全身リラックスすること。これでかかとをのばしてみましょう。まず右足を足方にのばして押してみましょう。右半身をのばすような気持ちでのばしてみます。いいですか。こののばした感じを覚えておいてくださいい。次はもどしてきて反対の足を同じ要領でのばしてみましょう。どうでしたか？　どちらかのばしやすいほうがありますか。同じでしょうか？　のばしやすいほうがあると、息を吸って吐きながらゆっくりそちらの足を押してくださいい。

足をのばすときはかかとで押してゆくこと。つま先で押すと連動がうまくゆきません。気持ちよくフワァーという感じで、しなやかに動かします。このようにして動かしてゆくと、気持ちがよいのです。この気持ちの一番いいところで止めます。

初めから気持ちのよさの感覚がわからない人もいます。わからない人は窮屈にならないところまで押してください。少しタメをつくって、伸ばしている半身全部がちょうど背のびをしているような感じで味わいます。息は止めています。数秒（三〜五秒）でよろしい。この後、息を吐いて一気に脱力します。

全身ですること。腰から力を抜くとうまくできます。ストンという感じでするのです。ジワァーとダラダラするのはよくありません。だんだんうまくなってきます。あせらないこと。一五〜二〇秒休憩して呼吸がととのってから再び試みます。三〜五回反覆します。後に、最初にしたように、左右交互に試してみてください。どうですか、異和感、痛みは消失したでしょうか？

一回には、このていどでやめておくこと。一時間ほどしたら、また試してからする。さきほどとは、のばしやすいのが逆になっているかもしれません。その時点でのばしやすいほうをすればよろしい。歪みは必ず修復されてゆきますよ。やって損なし。これは、寝る前や朝起きる前でもできますが、タタミの上やジュータンの上のように堅いところですること。マットレスや、ベッドの上では自分の体重のため連動はうまく伝わりません。効果は半減しますよ。

この操法は、一人で腰痛を治す操法としては非常に便利な操法です。

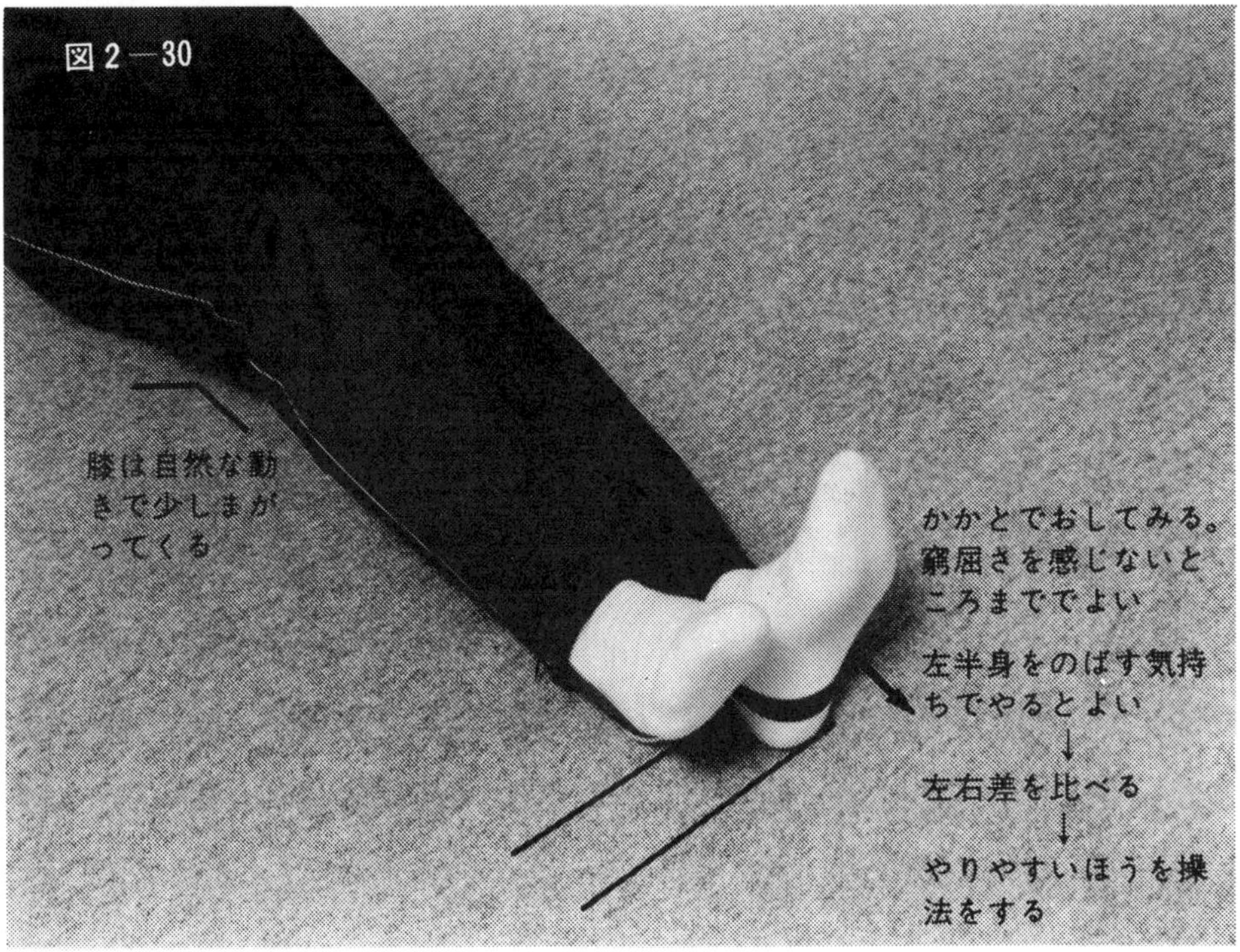
膝は自然な動きで少しまがってくる
かかとでおしてみる。窮屈さを感じないところまででよい
左半身をのばす気持ちでやるとよい
↓
左右差を比べる
↓
やりやすいほうを操法をする
図2—30

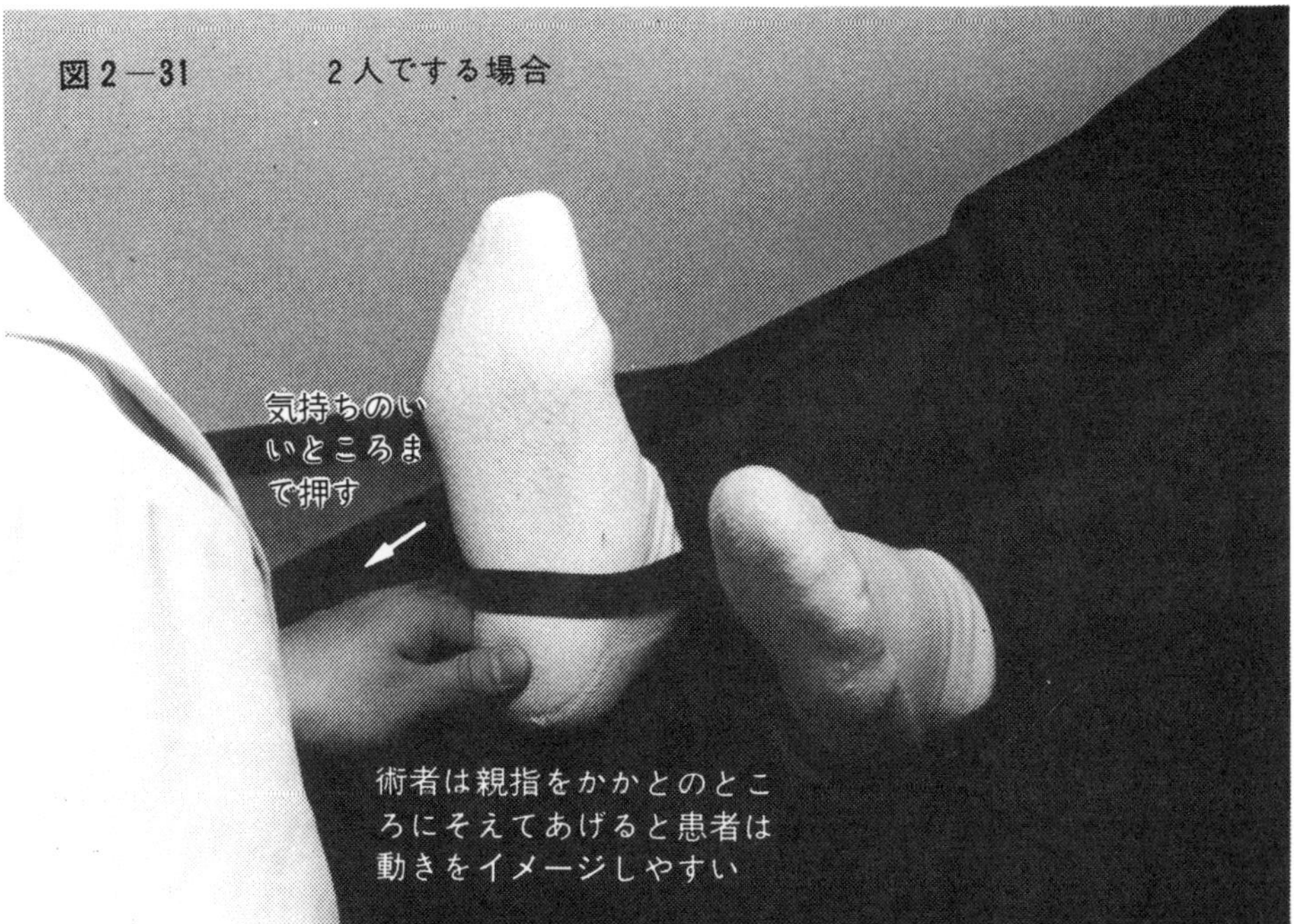
気持ちのいいところまで押す
術者は親指をかかとのところにそえてあげると患者は動きをイメージしやすい
図2—31　2人でする場合

D　お尻ストン

操法の基本姿勢

あお向けに寝ます。両手は胸の上に軽くのせます。からだは力を抜いてリラックス。両膝を立て、膝は直角ていどにまげます。

動診チェック

立って基本運動の前・後屈を試してください。後屈がとくに困難な人によいでしょう。

コメント

腰が丸くなって痛くなる腰痛が圧倒的に多いことは、すでに述べました。じゃあ、腰がそるようにするといいんだというとそうはいきません。腰がまがっている人がのばそうとすればとても窮屈で、そんなに腰がそるようには長時間していられません。それは、写真のように、斜線部周辺の筋肉がちぢんで硬くなってしまっているからです。無理にのばそうとすると、かえってちぢんだ筋肉の負担を軽くするため腰が丸くなるのです。腰部の筋肉に炎症をおこし、ひどいのになると肉ばなれをおこしてしまいます。

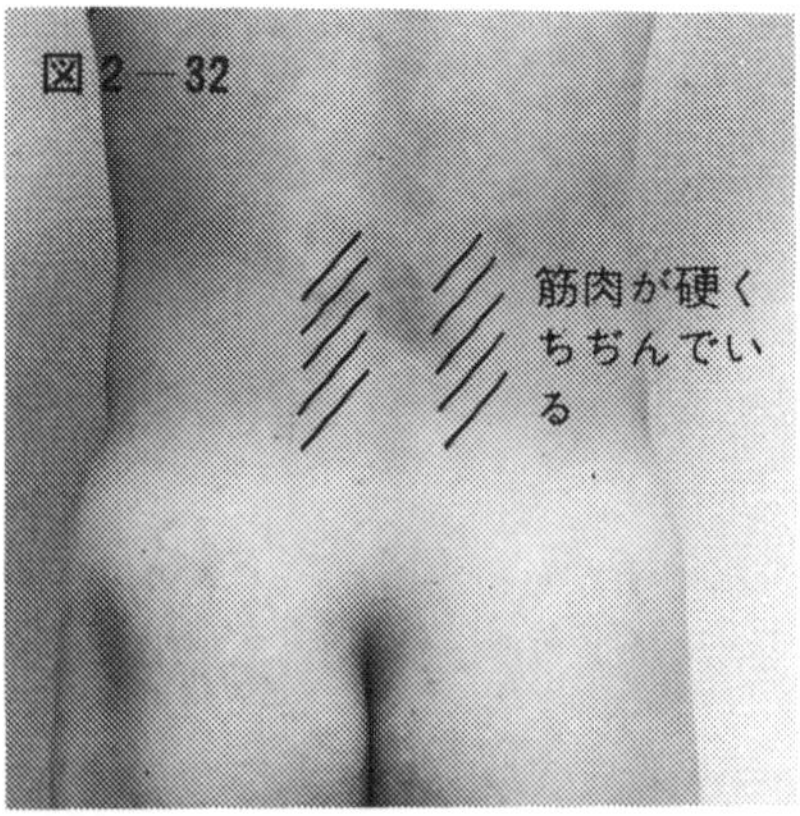

図2―32

操体では腰がのびないのなら、まず、反対にちぢめてあげるのです。腰を丸くするといいのです。そうすると腰部の筋肉も緩んでくるのです。人のからだはそんなしくみになっているのです。筋肉のちぢみに対して急激な場合はのばす。たとえばフクラハギがひきつったときは足

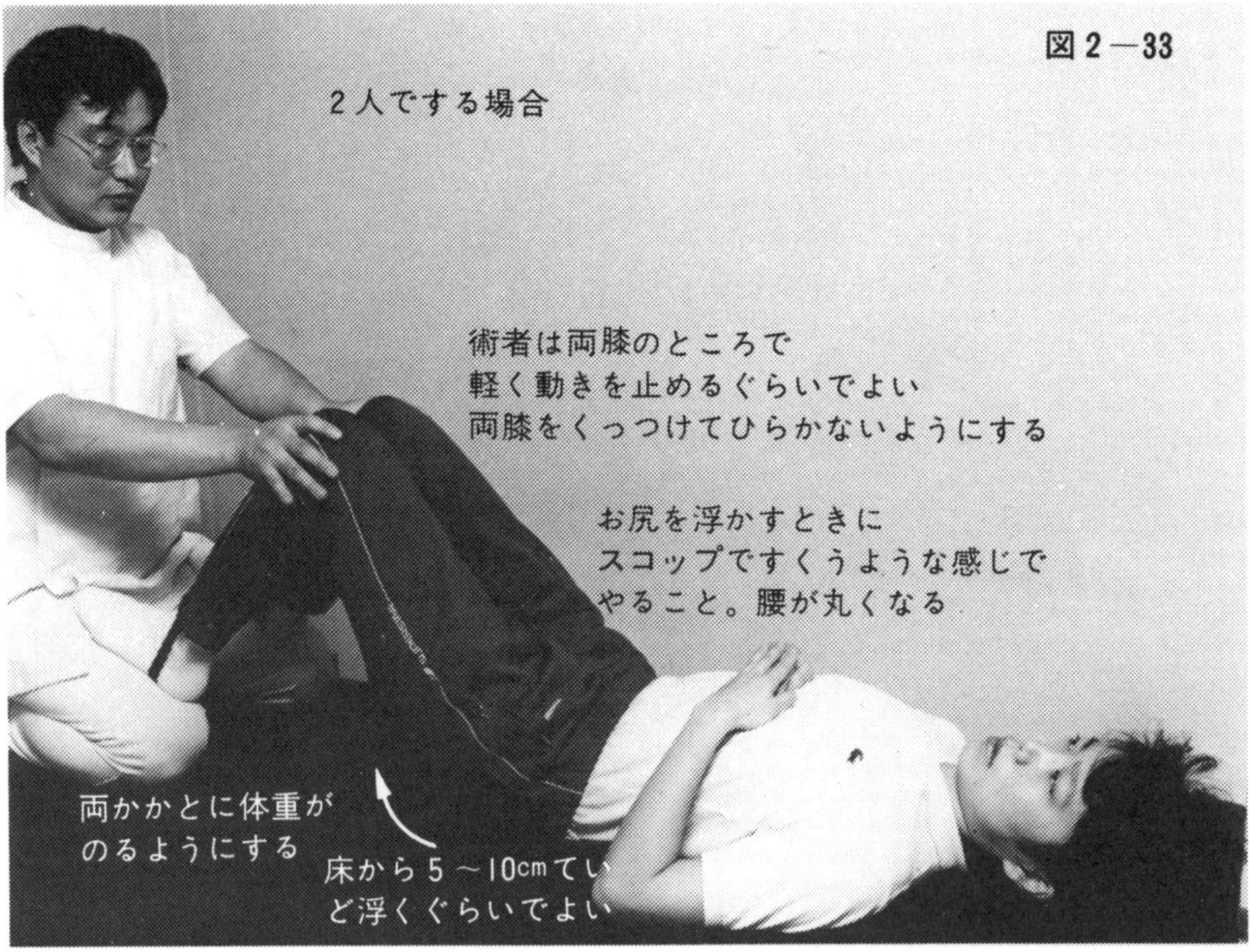
図2—33
2人でする場合
術者は両膝のところで
軽く動きを止めるぐらいでよい
両膝をくっつけてひらかないようにする
お尻を浮かすときに
スコップですくうような感じで
やること。腰が丸くなる
両かかとに体重が
のるようにする
床から5～10cmてい
ど浮くぐらいでよい

首をそらします。慢性的な場合は、ちぢんでいるものはさらにちぢめる、のびているものはさらにのばす、その後に本来のバランスがそろうようにする、というルールがあるのです。これがよくわかっていない人が多いのですが、無茶してもダメ。ルール通りにやると無理しなくてもチャンと元にもどるようになっているのです。分離症や変形性脊椎症の人によいでしょう。

操　法

二人でする場合

操法の基本姿勢になります。そして術者の両膝の上に両足をのせます。少しずつ、お尻を床から浮かしてゆきます。ゆっくり息を吐きながらします。尾底骨のほうから、下から順にお尻を浮かしてゆきます。ちょうどスコップで土をすくうような動きです。こうすると腰が丸くなってきます。お尻はしまってきます。そのま

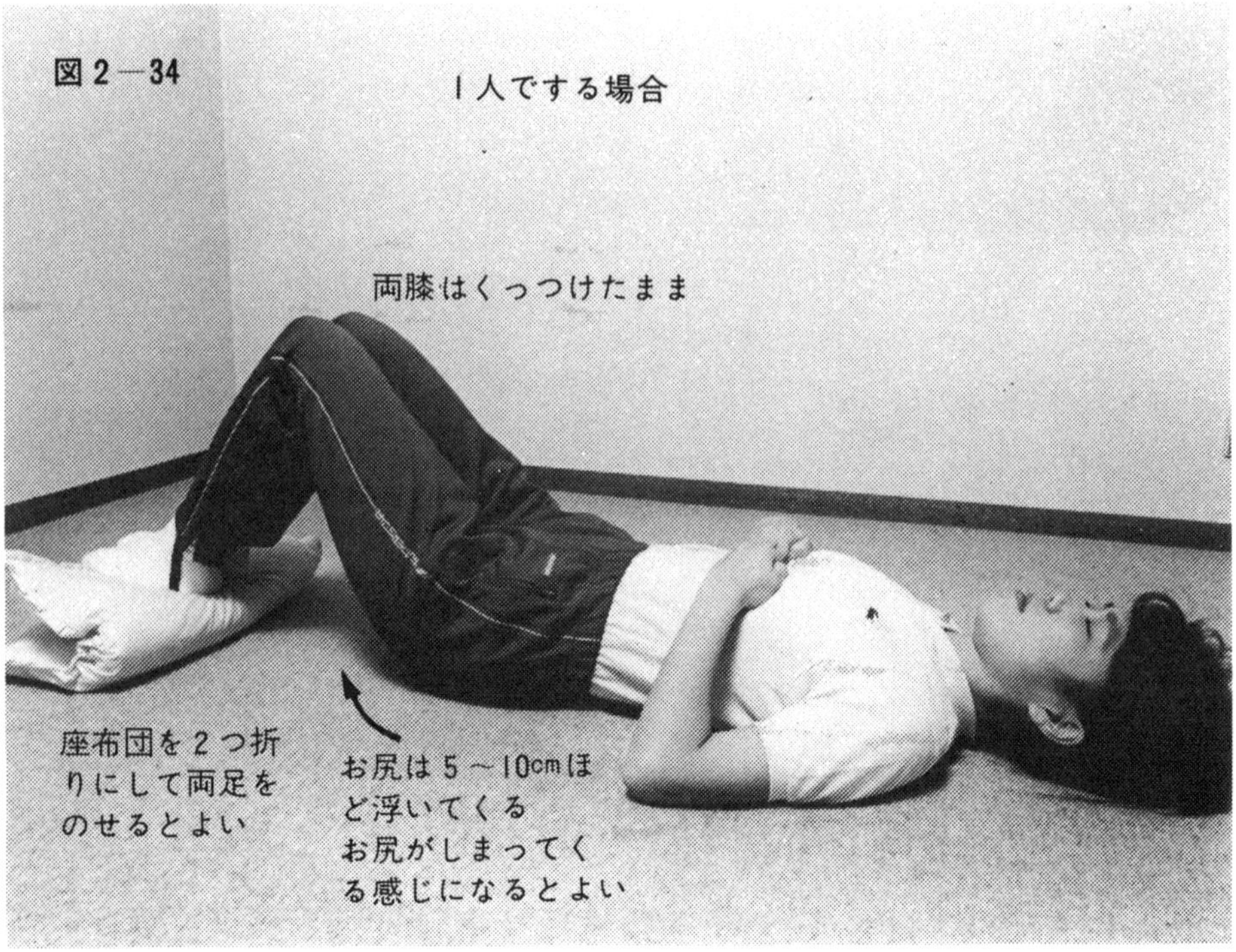
1人でする場合
両膝はくっつけたまま
座布団を2つ折りにして両足をのせるとよい
お尻は5～10㎝ほど浮いてくる
お尻がしまってくる感じになるとよい

図2—34

ま、お尻も腰も同時にまっすぐ浮かしたのでは効果はありません。筋肉は緩みません。写真中の矢印の動きを参考にするとよいでしょう。

術者は患者のお尻が床から数センチほど浮いて、気持ちのいいというところで、とめてる両手を膝頭のところにおいて、支えてください。しばらくタメをつくって、後、お尻が床に落ちるように、ストンと腰の力を抜くとよいのです。

一人でする場合

一人でする場合は、座布団を二つ折りにして高さをつくって同じ要領でします。

さらにコメント

この操法で、腰部の筋肉が緩んできます。腰枕をすると楽にできるようになってきます。併用するとよいでしょう。

E 足ペタペタ

操法の基本姿勢

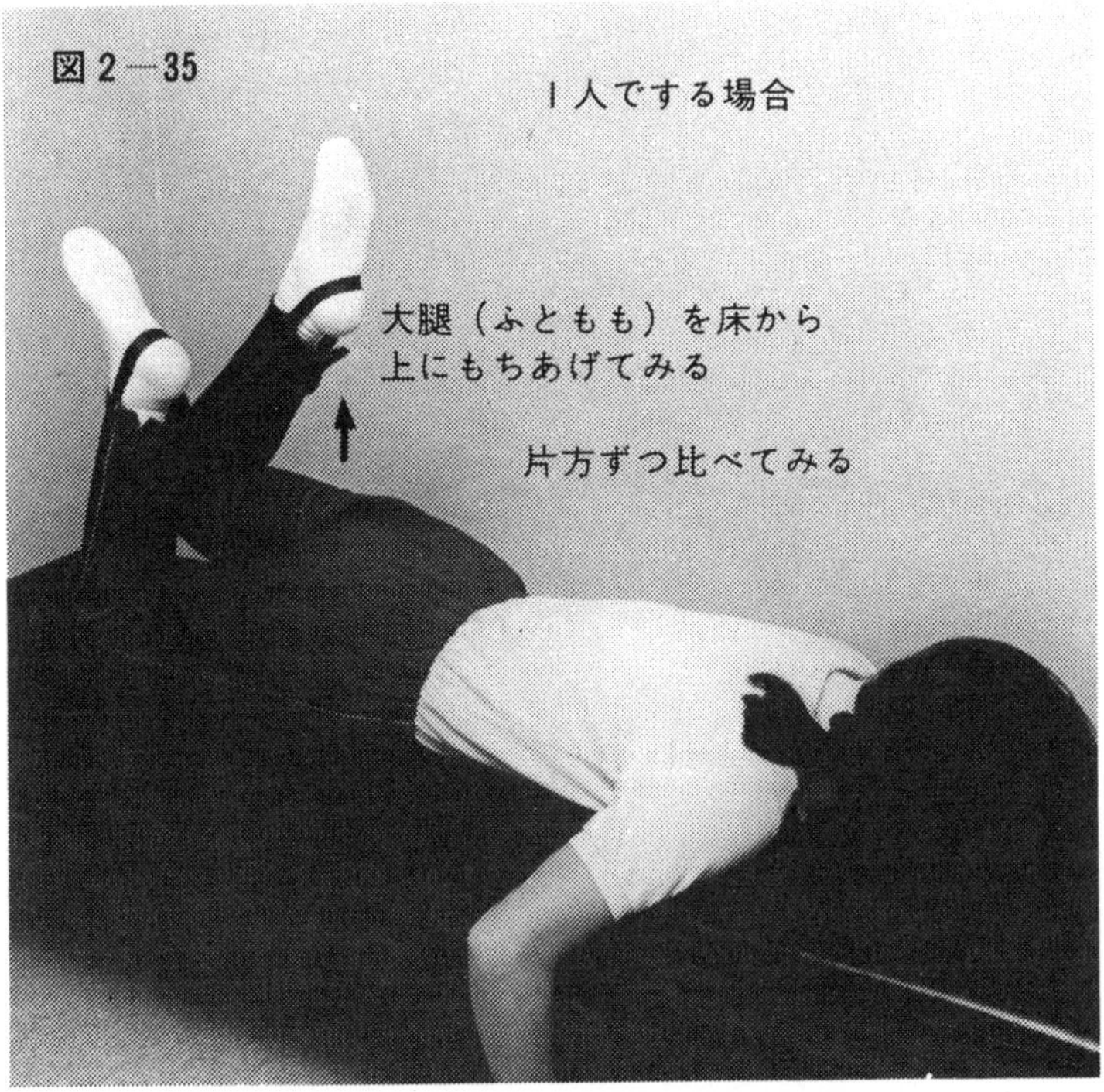
1人でする場合
大腿（ふともも）を床から
上にもちあげてみる
片方ずつ比べてみる

図２—35

うつぶせに寝ます。顔は向けやすいほうに向けます。両腕はダラリと力を抜き、全身リラックスします。両膝は近づけておきましょう。

動診チェック

一人でする場合

大腿を床から持ちあげてみましょう。力を抜いて、軽くしてください。どちらの大腿があげやすいか、左右比べてみます。

二人でする場合

術者は患者の足首を持ち、膝をまげるようにして、かかとがお尻につくように押してみます。押してみるとき、かかとを外側にまげるようにしたとき、内側にまげるようにしたとき、まっすぐまげるようにしたときでは、どこが一番窮屈か比べてみてください。これを左右試してみます。窮屈さや痛みは、膝、大腿、腰といろいろなところに生じます。腰に痛みがひびく人もいるでしょう。個人差があります。

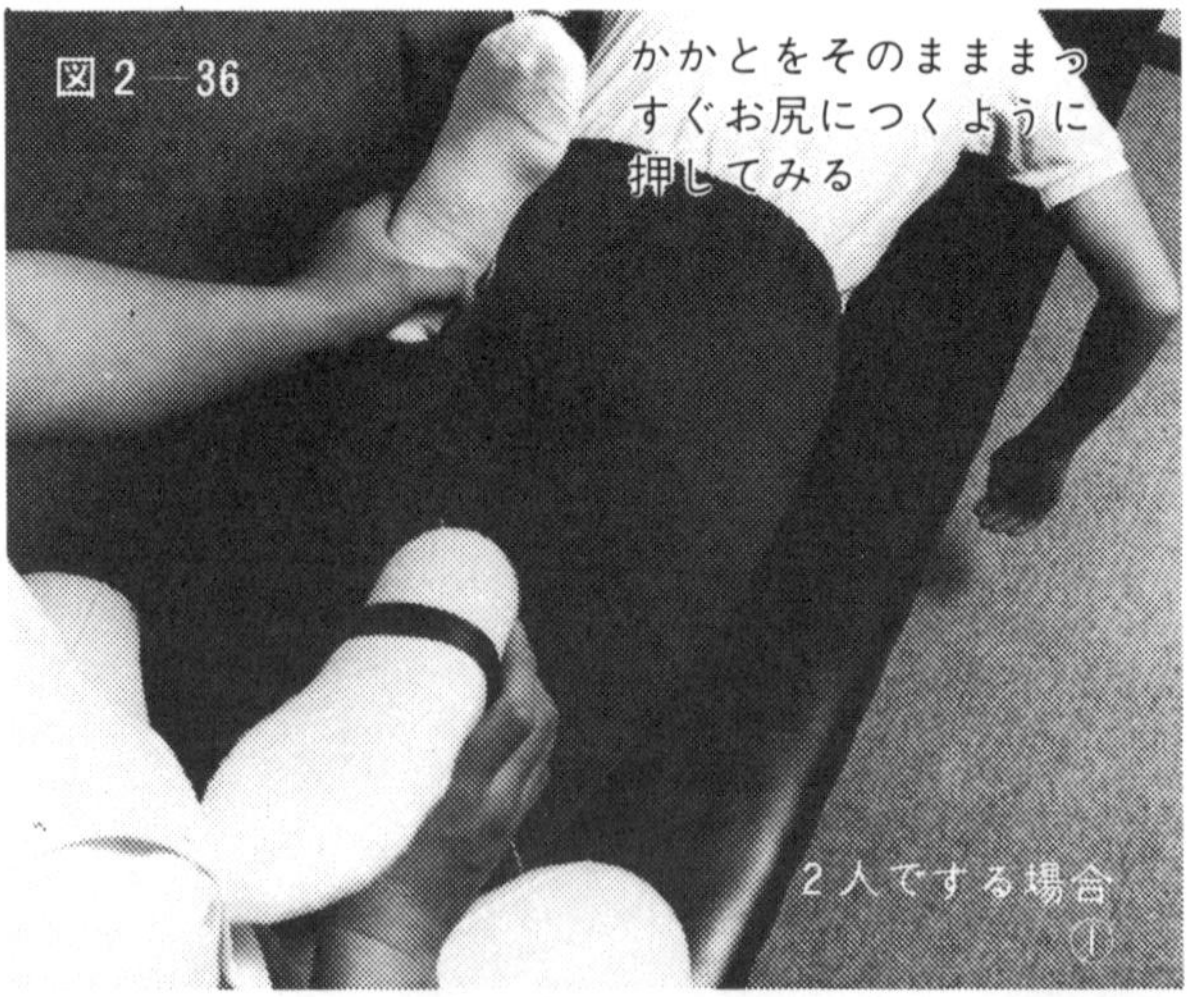
図2—36
かかとをそのまままっすぐお尻につくように押してみる
2人でする場合
①

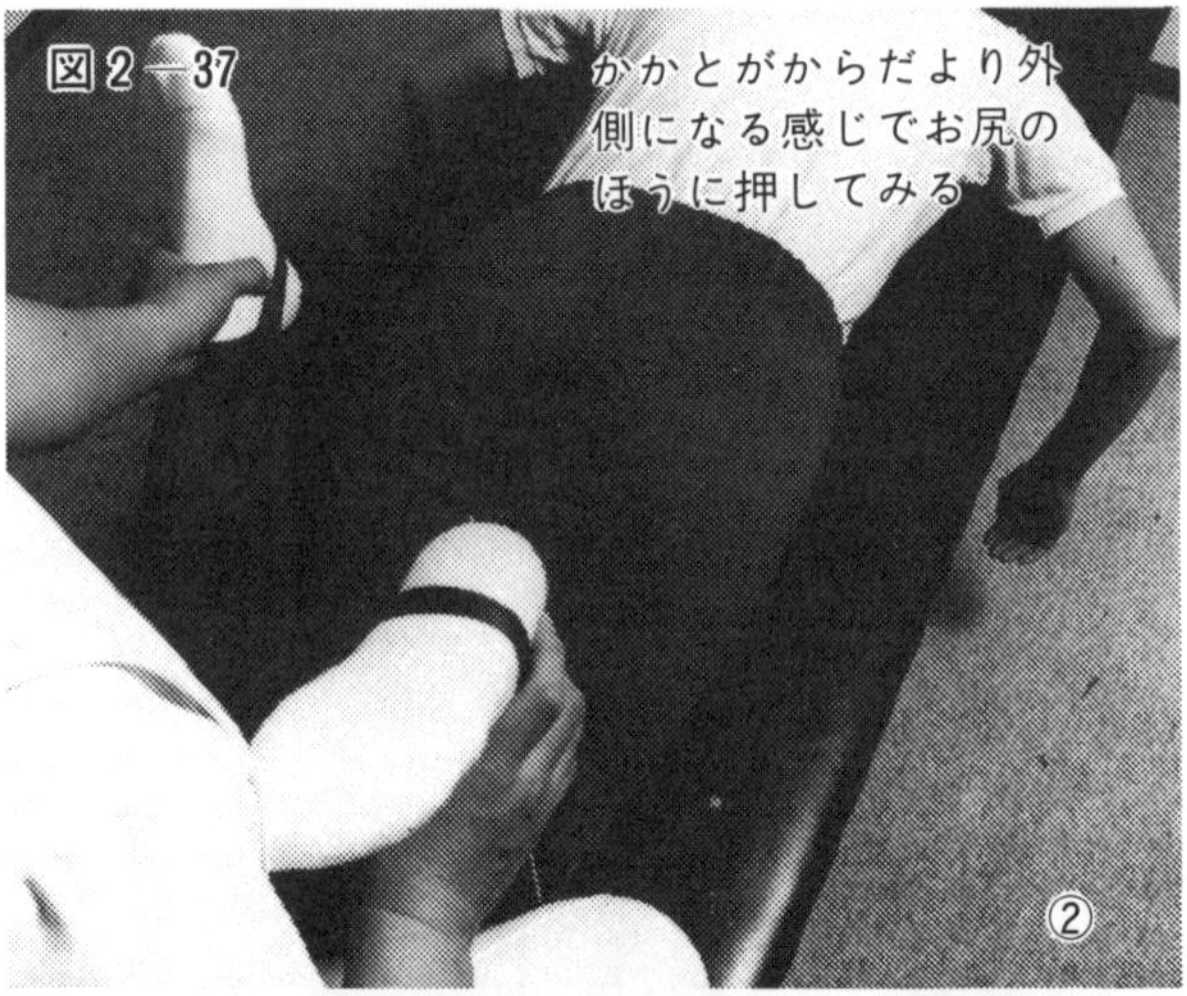
図2—37
かかとがからだより外側になる感じでお尻のほうに押してみる
②

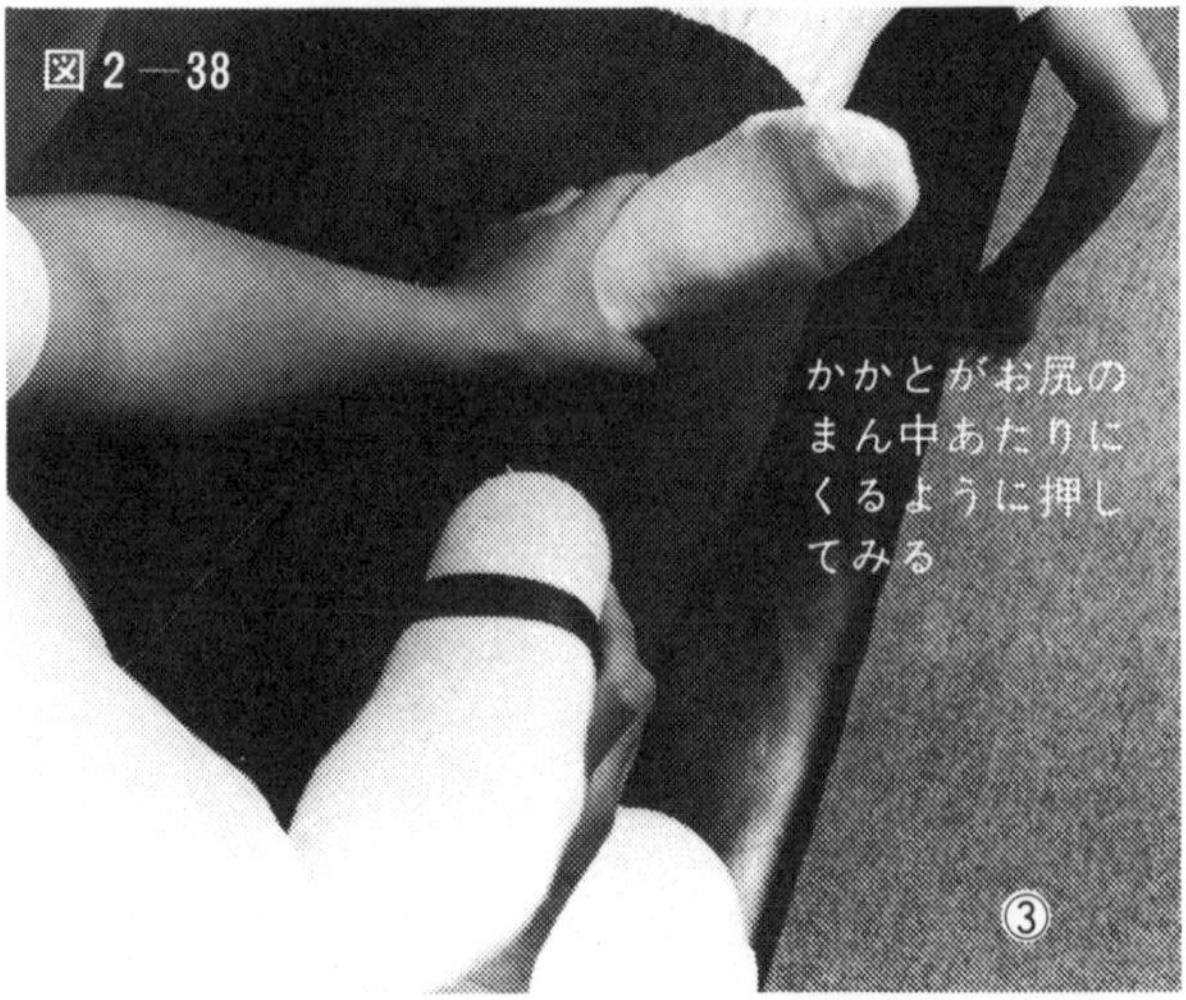
図2—38
かかとがお尻のまん中あたりにくるように押してみる
③

コメント

この操法は「ギックリ腰」に多発する歪みを修復する動きの一つです。主に骨盤の後方のズレを修復します。坐骨神経痛や患側の仙腸関節周辺部の痛みによく効きます。

操　法（一人でする場合、二人でする場合も同様）

動診の結果、今、左右を比較して、左側のかかとがお尻につきにくかったとします。（一人動診ではあがりやすかったほうをあげます。）

操体は、最も不快なところから最も楽な方向に動かすとよいのですから、動診でかかとが最も窮屈であったところ（人によってはまっすぐ・外側・内側と違いがあります）から患者は左膝をのばしてゆきます。床から膝頭が少し浮いてきます。もう少しのばしてゆくと、腰の痛かったところに響いてきます。気持ちよく感じるとよろしい。ゆっくりフワァーと動かさないとわかりにくいのです。足をのばす方向を真っすぐのばしたときと、やや外側にのばしてみたときでは腰の響く感じが違ってきます。

外側にのばしたほうがより腰の中心部へと響いてきます。この気持ちのいいところが、歪みを修復するシャッターチャンスです。ここで数

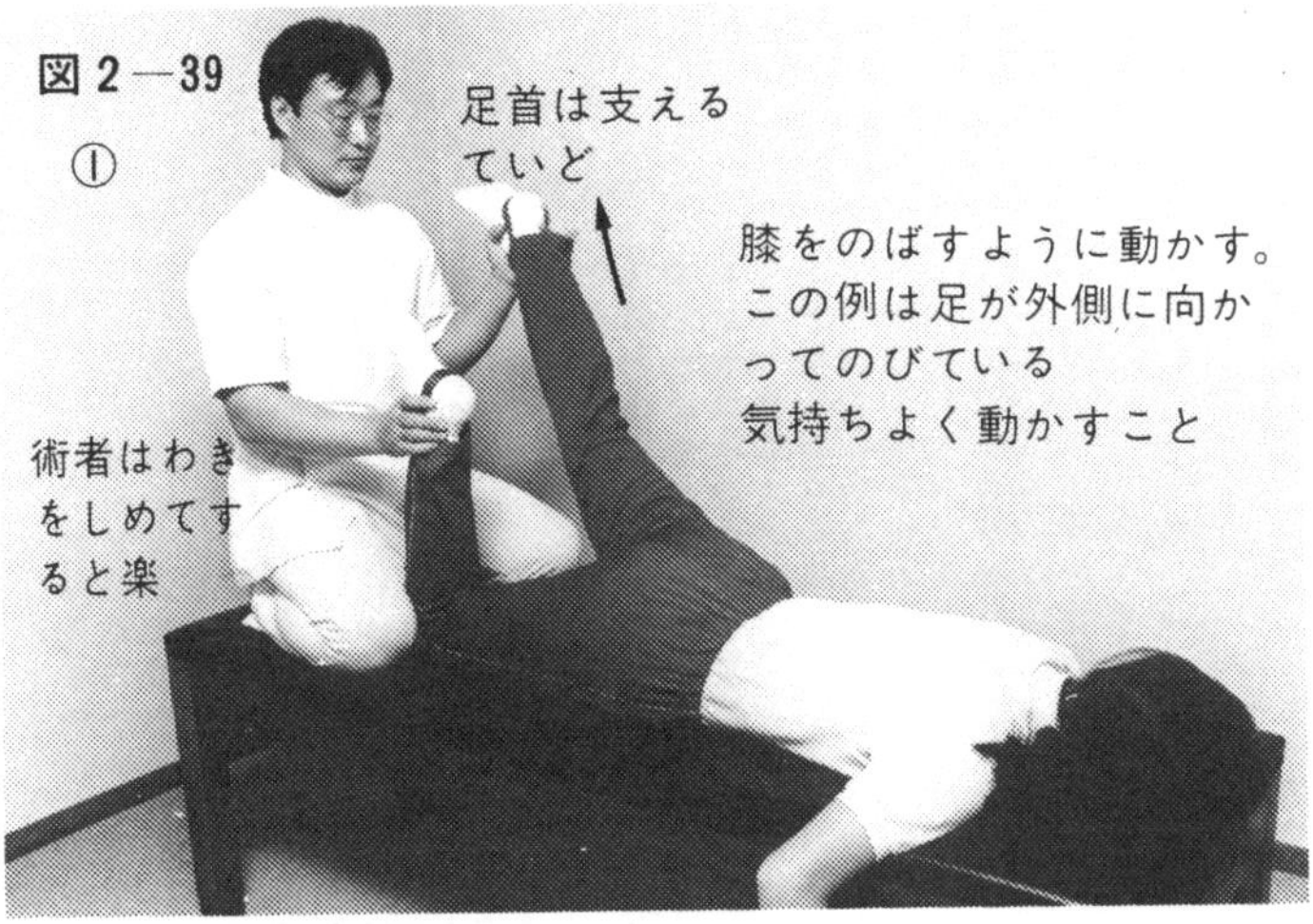

①
足首は支える
ていど
膝をのばすように動かす。
この例は足が外側に向か
ってのびている
気持ちよく動かすこと
術者はわき
をしめてす
ると楽

図2―39

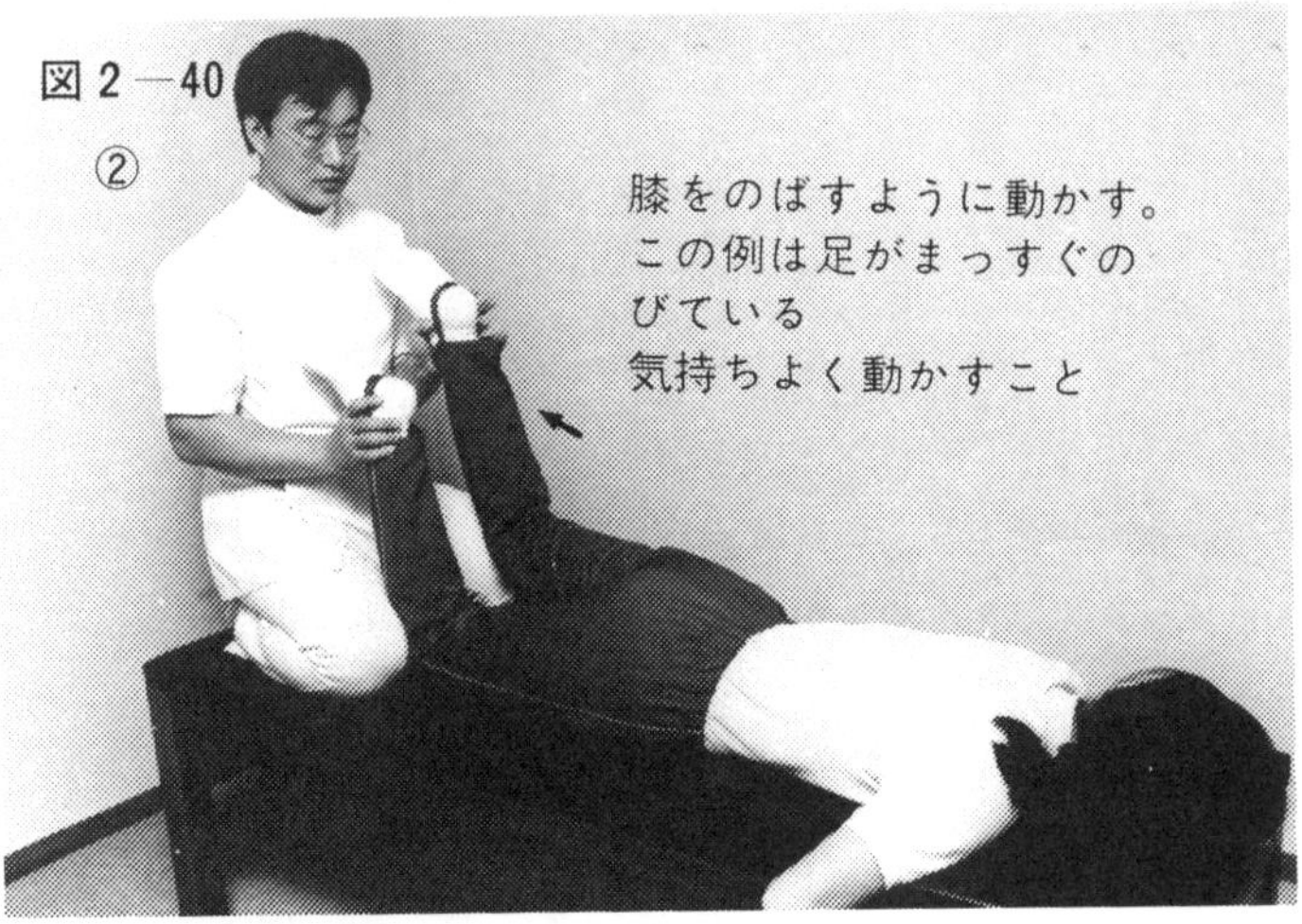

②
膝をのばすように動かす。
この例は足がまっすぐの
びている
気持ちよく動かすこと

図2―40

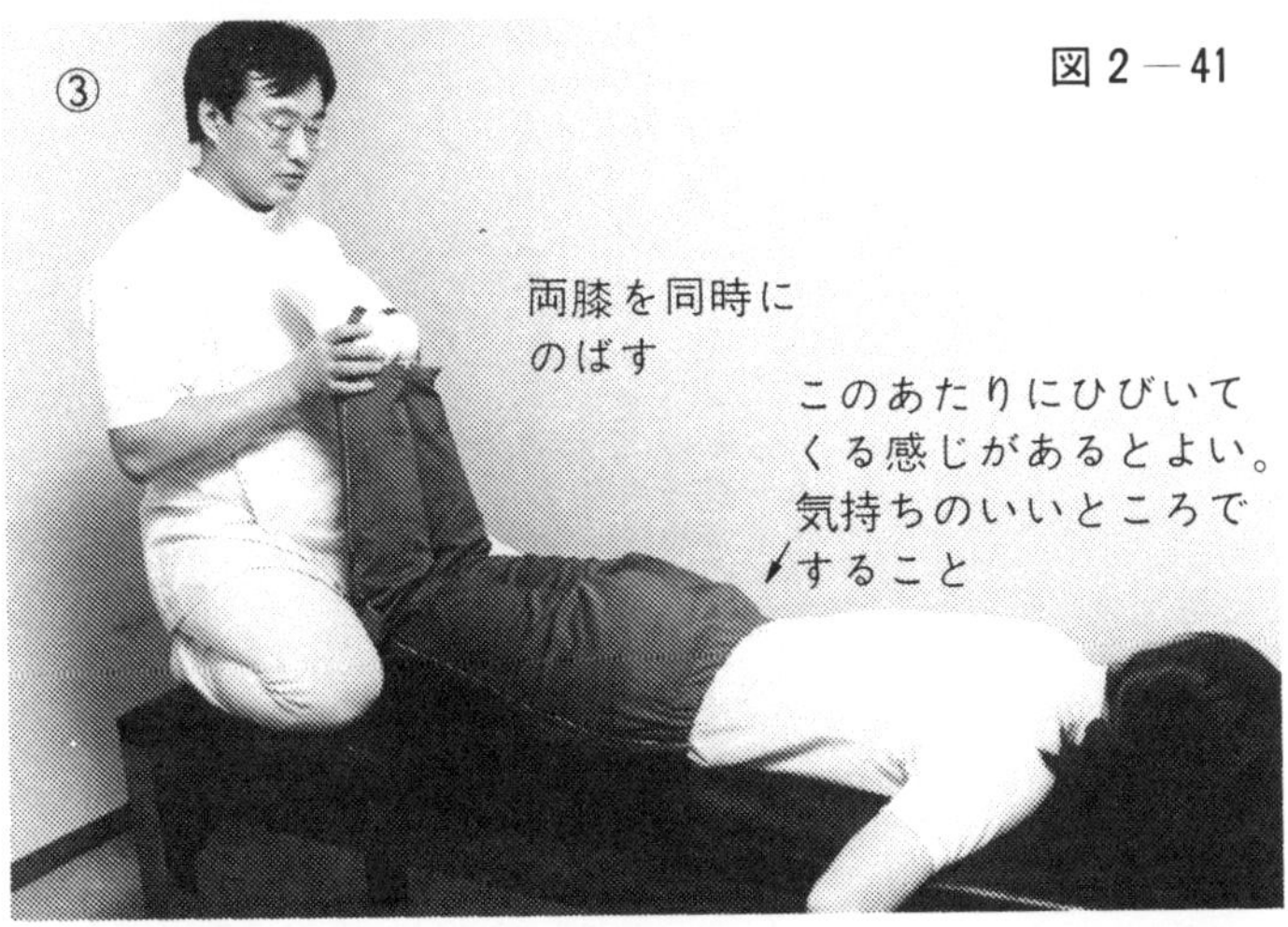

③
両膝を同時に
のばす
このあたりにひびいて
くる感じがあるとよい。
気持ちのいいところで
すること

図2―41

秒タメをつくります。術者はこの動きを押しかえさずに壁のような感じで止めてください。患者は動きはストップしているけれども、伸ばそうとしているのです。後、一気に脱力します。膝を軽くまげると、床にストンと落ちます。この操法でよく間違える動きは、患者が膝をのばしてゆくときに、床から膝を浮かそうと自分で足全体を上に持ちあげようとする人が多いことです。これはダメ。膝を少しずつのばしてゆき、その結果として膝頭が床から自然に浮くのです。

持ち上げることは、自分で力を入れているから楽な動きではありません。術者は、患者の足の重さを支えることになります。身体の大きな人ではたいへんです。持つときはひじが脇につくようにすること。この持ち方が負担が少なく持ちやすいのです。

人によっては同程度に、かかとがお尻につきにくい人もいらっしゃいます。こんな時は両方同時に両膝をのばすように操法を試みるとよいでしょう。数回試してください。かかとは操法前と比べると楽につくようになります。腰痛も軽減します。また硬い人は歪みが大きいので、時間をかけて根気よく続けるとよいでしょう。数時間あけると、一日何回してもよいのです。

かかとが極端に両方ともつきにくい人は、肉食過多です。こんな人が腰痛になるとシッカリ治さないと慢性化しやすいもの。要注意！

図 2—42

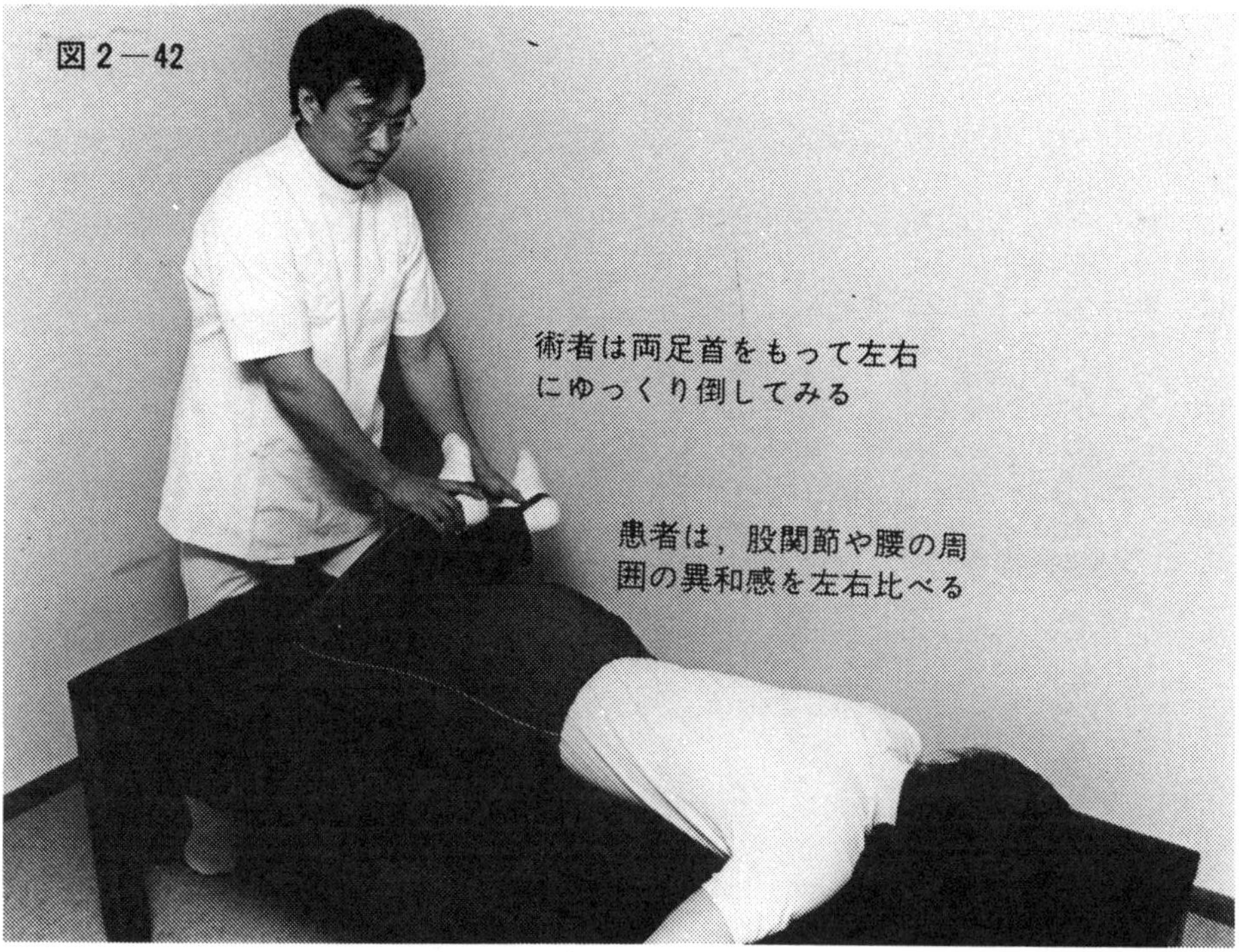
術者は両足首をもって左右
にゆっくり倒してみる
患者は，股関節や腰の周
囲の異和感を左右比べる

F　うつぶせ膝上げ

操法の基本姿勢

うつぶせに寝ます。両手は、膝上げの動きの邪魔にならないように、頭のほうにあげておきます。顔はどちらでも向きやすいほうに向けて、頬が床につくように頭をおろしておきます。

動診チェック①

術者は患者の後方で、両手で足首をもちます。両足首をもったままで左右に倒してみます。ゆっくり動かして比べてみましょう。

患者はからだの力を抜いてリラックスして、左右に倒されたときの差をみてください。

腰に痛みがでるか、股関節や骨盤あたりにツッパリはないか、動きはスムーズかなどいろいろな変化の左右差をみます。

動診の結果、右に倒したときに楽だとする

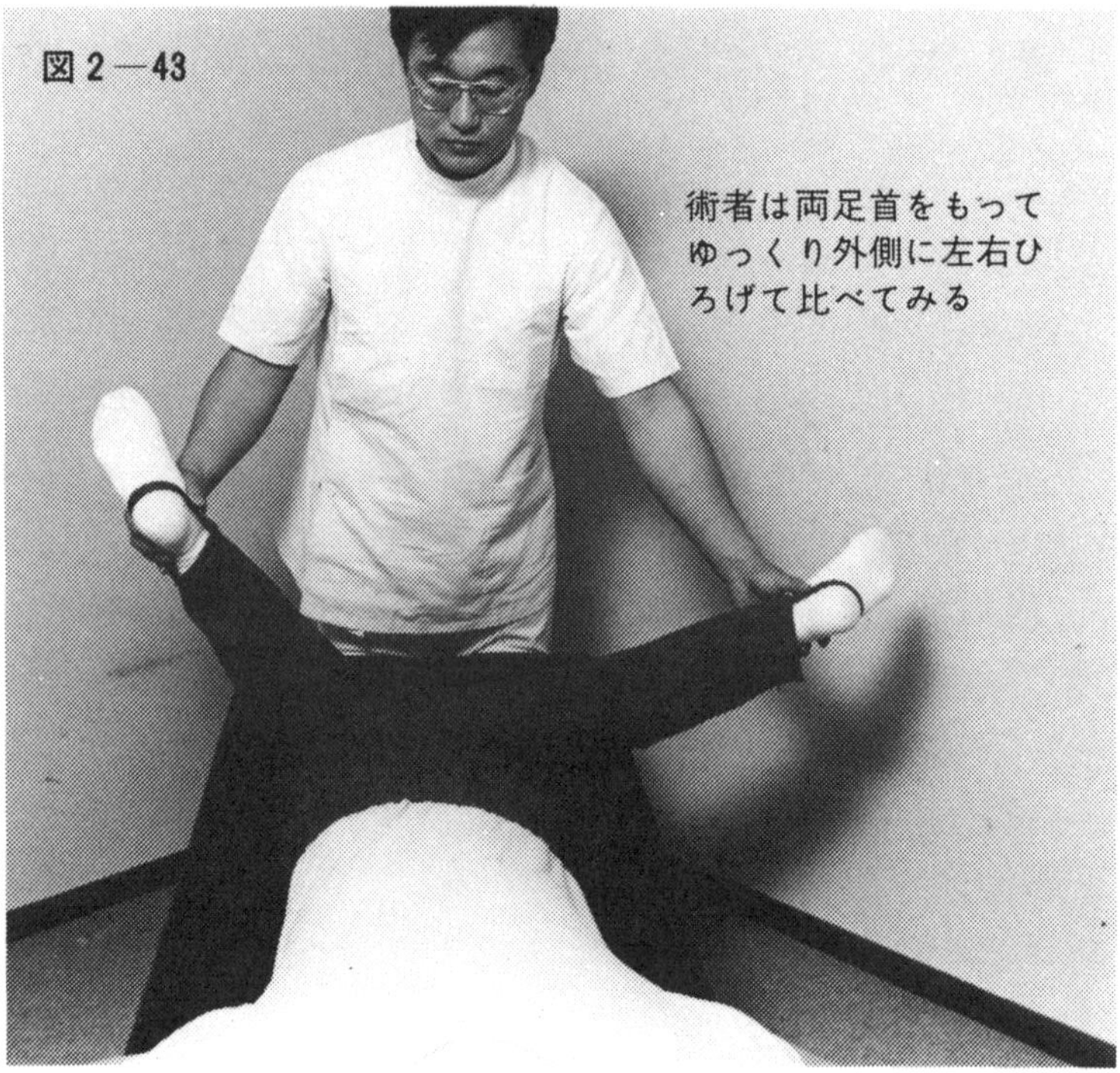
術者は両足首をもって
ゆっくり外側に左右ひ
ろげて比べてみる
図2—43

と、倒した上になるほうの脚（この場合では左）をうつぶせ膝上げの操法をします。

動診チェック②

術者は①と同じく患者の両足首をもちます。片方ずつ外に足をひらいてみます。どちらがひらきやすいか左右差をみます。変化は①と同じ要領です。

動診の結果、ひらきやすいほうの脚をうつぶせ膝上げの操法をします。または、ひらきにくいほうの脚の足ペタペタの操法をします。

動診チェック③

患者は、自分でうつぶせ膝上げを実際に左右どちらがあげやすいか比べてみます。ゆっくりあげること、早くやると左右差がわかりにくくなります。

膝上げは膝頭をわきに近づけるような気持ちであげること。あるていどまで膝をあげると、もう少しあげようとして、つま先で床を押して膝をあげようとする人がいます。これはダメ。あがるところまででよいのです。自然にあがるところで比べてください。

あげやすいほうの脚のうつぶせ膝上げの操法

図2—44

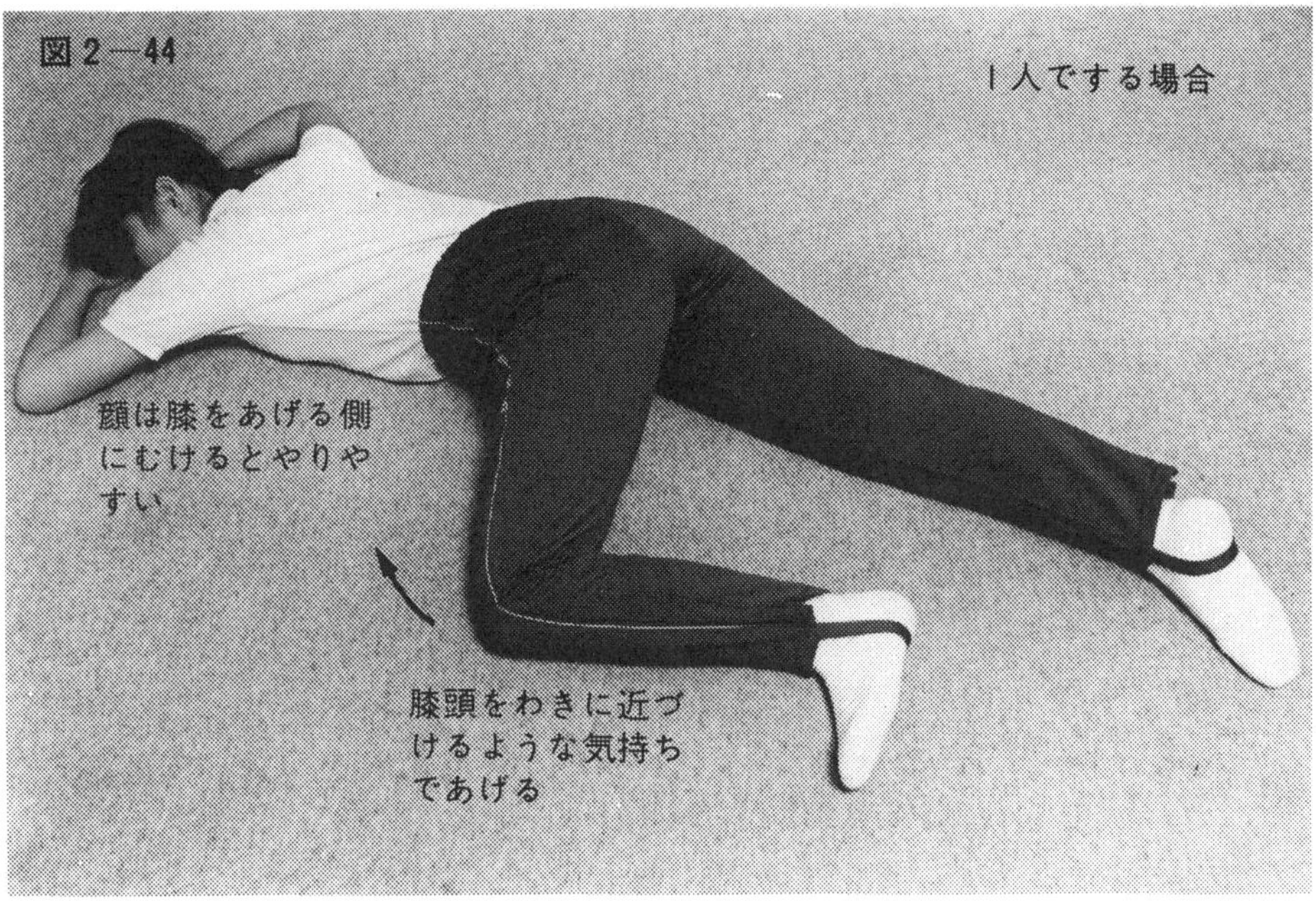
1人でする場合
顔は膝をあげる側にむけるとやりやすい
膝頭をわきに近づけるような気持ちであげる

をしましょう。

コメント

この操法で動診チェックは、一般的には③でよくやるようですが、膝をあげて動かすときに脚の動きが床に邪魔されてわかりにくいときがあるので①と②を加えました。①〜③のうちどれか一つのチェックで歪みを調べて操法を試してもよろしい。この操法は主に骨盤のネジレと傾きを修復します。

動診チェック①では、そのままあお向けの膝倒しと同じ要領で、操法として倒しやすいほうにしてもよろしい。

操　法

今、動診の結果、左右を比較して左側の膝上げをすることになったとします。

患者は、操法の基本姿勢になります。左膝をわきに近づけてあげてゆきます。膝をあげているお尻が少し床から浮いてきます。腰に連動が

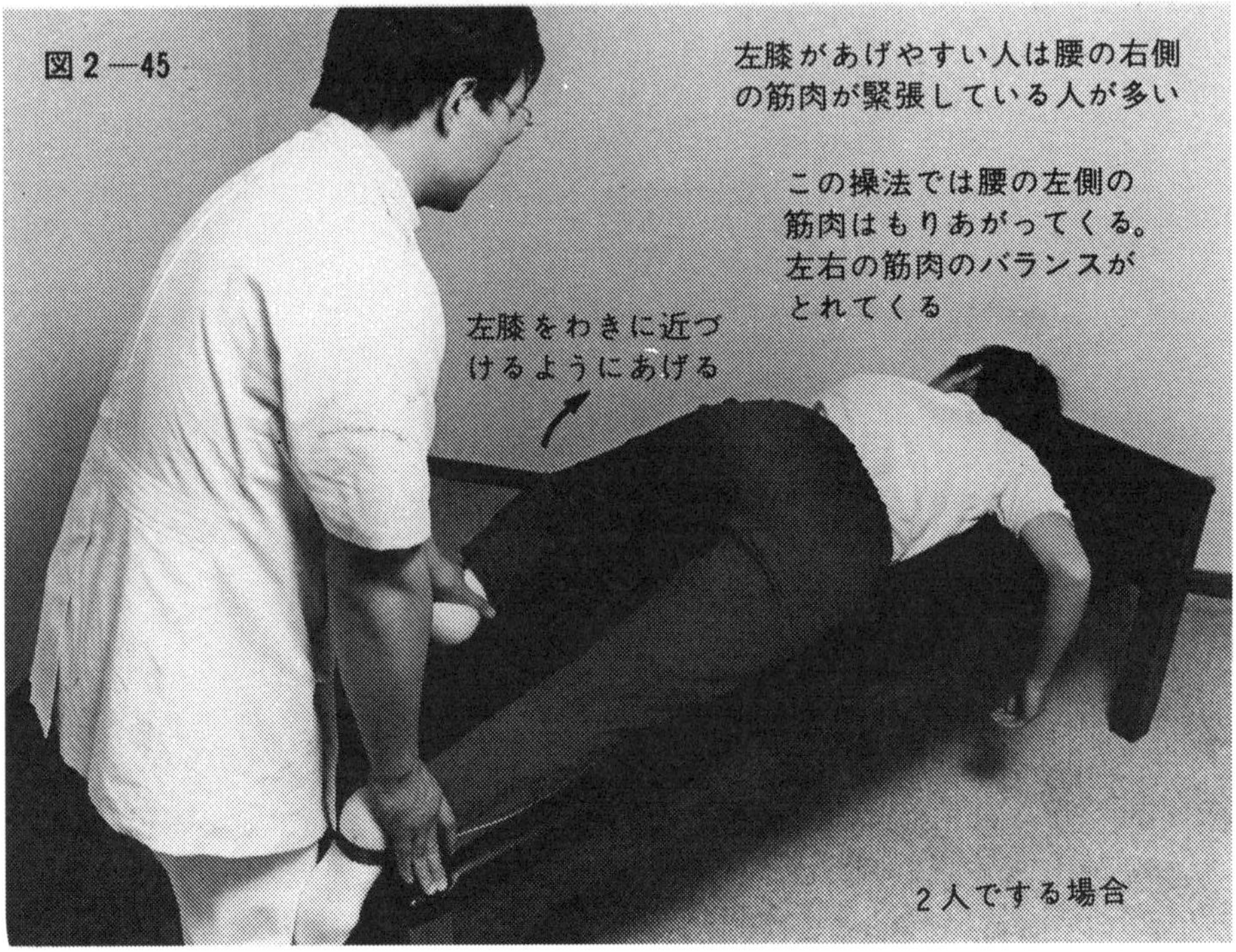

図2―45
左膝があげやすい人は腰の右側の筋肉が緊張している人が多い
この操法では腰の左側の筋肉はもりあがってくる。左右の筋肉のバランスがとれてくる
左膝をわきに近づけるようにあげる
2人でする場合

きています。息を吐きながら、楽にあがるところまででよいのです。たいてい、高くあげると窮屈です。無理しないこと。床はタタミの上やジュータンの上がよいでしょう。

フカフカの布団のような柔らかいところはダメ、効果は半減します。あがるところまでくるとタメをつくります。あげようとはするけれども、動きはストップしたままです。術者はとめなくとも、床のまさつで充分です。一人でできます。一気に「ポトン」「グニャ」という感じで脱力。腰から力を抜くよう心がけます。数十秒、呼吸をととのえて、筋肉を休息させて、もう一度。三〜五回反覆します。

人によっては二回ていどでもうしたくない人もいます。歪みがそろったためです。この人は、それでもうOKです。

G　両足首ひねり

操法の基本姿勢

うつぶせに寝ます。顔は向けやすい方向に向けて、両腕はダラリとしておきます。全身リラックスしてください。両膝を直角にまげ、床に垂直とします。両足首も直角にまげます。足底線は床に平行となります。

動診チェック

術者は片方の手でかかとを支えて、もう片方の手で両つま先を左右にまわします。両足首をくっつけて一つのものとして動かすのがコツ。左右の動きを比べてみましょう。どちらがやりやすいかを患者にたずねます。

動診の結果は

○両足首が単に左右どちらかにまわりが悪い。→動かしやすいほうへ操法をします。

○左右どちらかまわしたとき、腰部周辺に痛みが出る。→痛みのないほうへ操法をします。

○両足首の動きに伴って動く腰の動きが片側だけ、極端に悪い。→動かしやすいほうへ操法をします。

コメント

この操法は両足首を一つとして取り扱って動かし、主に骨盤のネジレや傾きの歪みをチェックしているのです。両つま先を動かすと骨盤がねじれたり、横に動くのが自然な動きとしてあれば、たいへんよいのです。

そうでない人は、足首と腰に力が入りすぎて、連動が働かないのです。もっと力を抜いてリラックスするとよいでしょう。もちろん、操法でも両つま先を動かした結果として骨盤にうまく連動が出るようにすること。これがコツですよ。

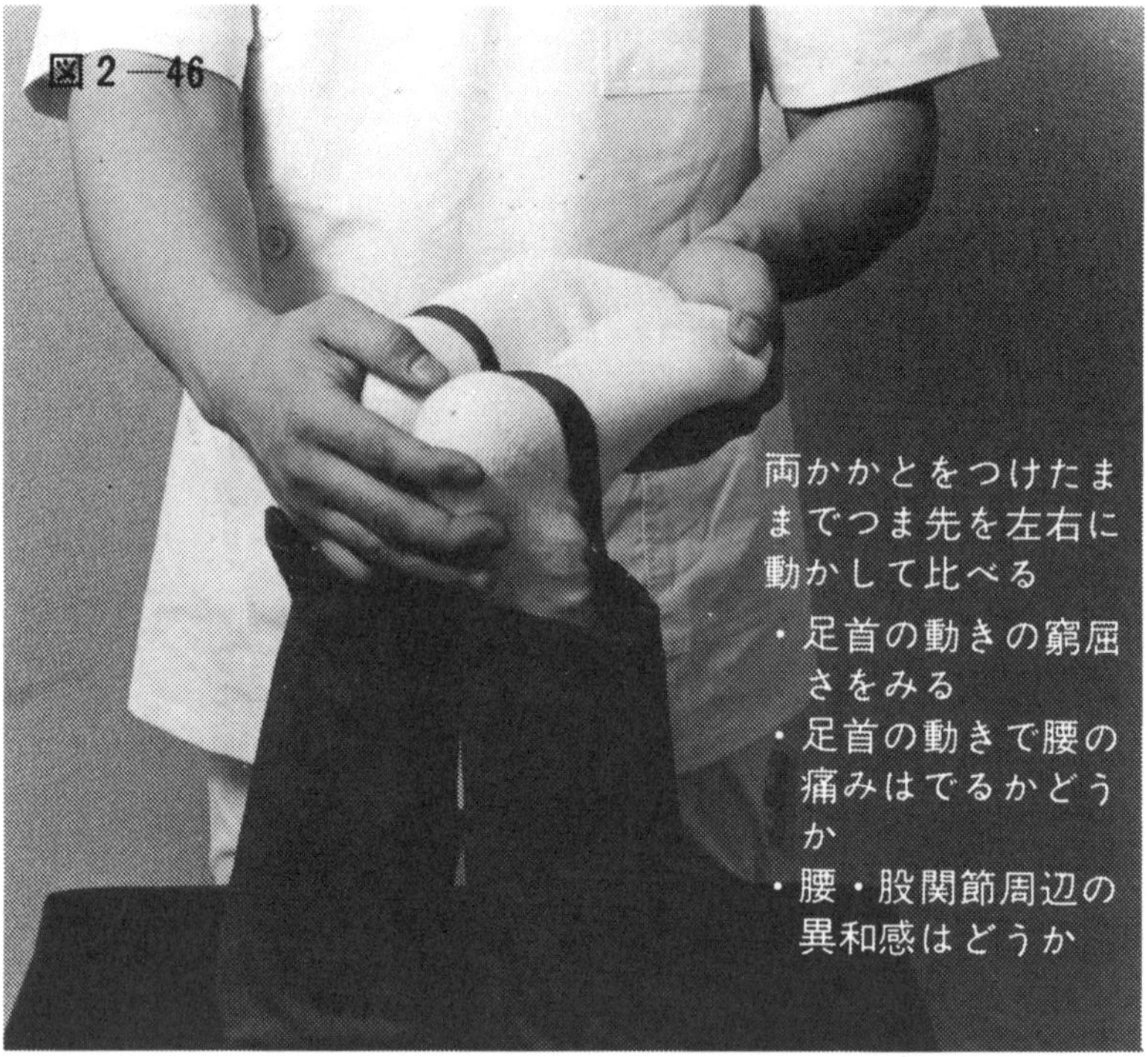
両かかとをつけたまままでつま先を左右に動かして比べる
・足首の動きの窮屈さをみる
・足首の動きで腰の痛みはでるかどうか
・腰・股関節周辺の異和感はどうか
図2—46

操　法

動診の結果、今、左右を比較して、左側が動きやすかったとします。

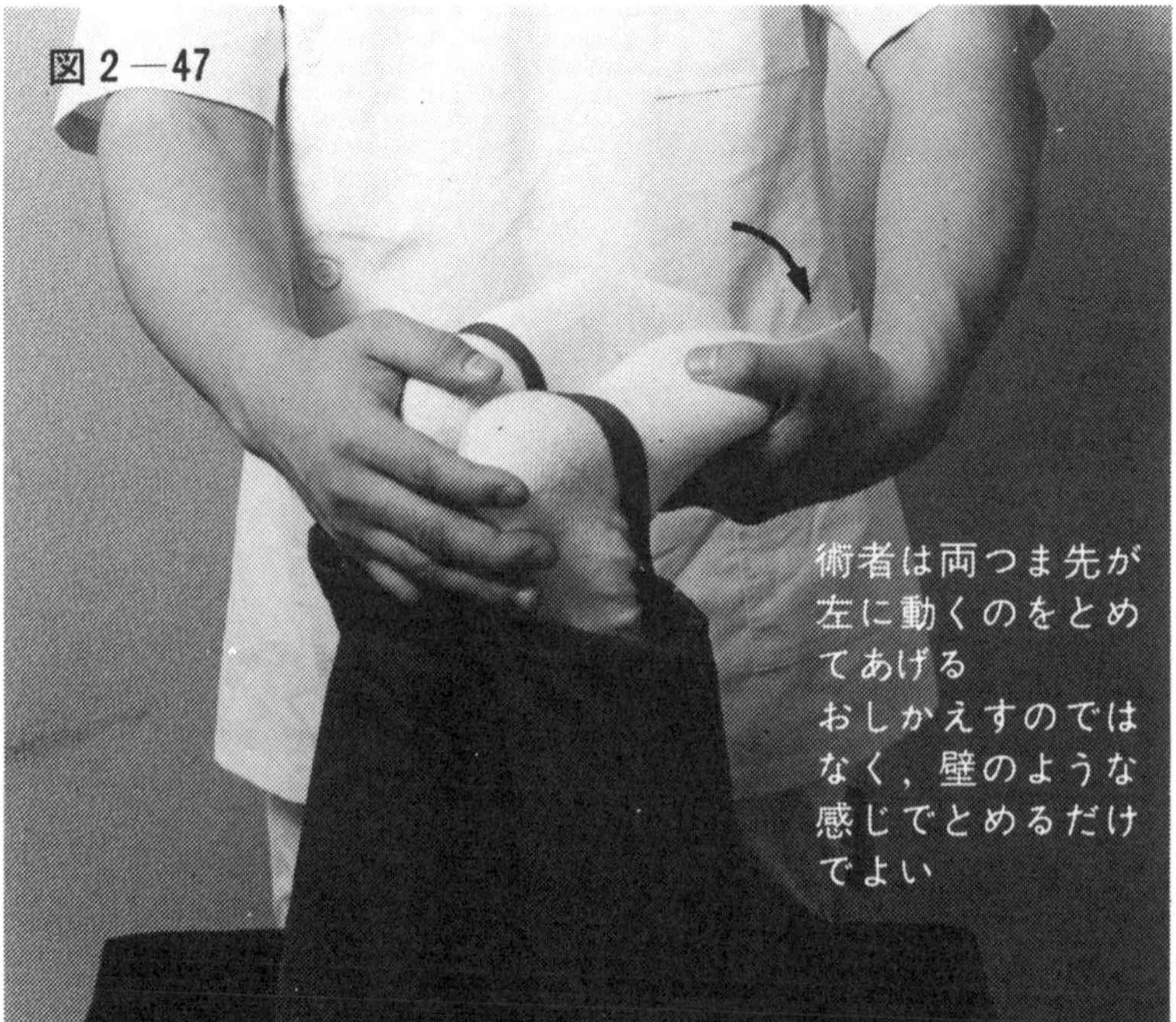
術者は両つま先が左に動くのをとめてあげる
おしかえすのではなく，壁のような感じでとめるだけでよい
図2—47

患者は、両足首をくるぶしがくっつくようにして、足底が床に水平になるようにしながら、左に両つま先をまわしてゆきます。力を抜いて

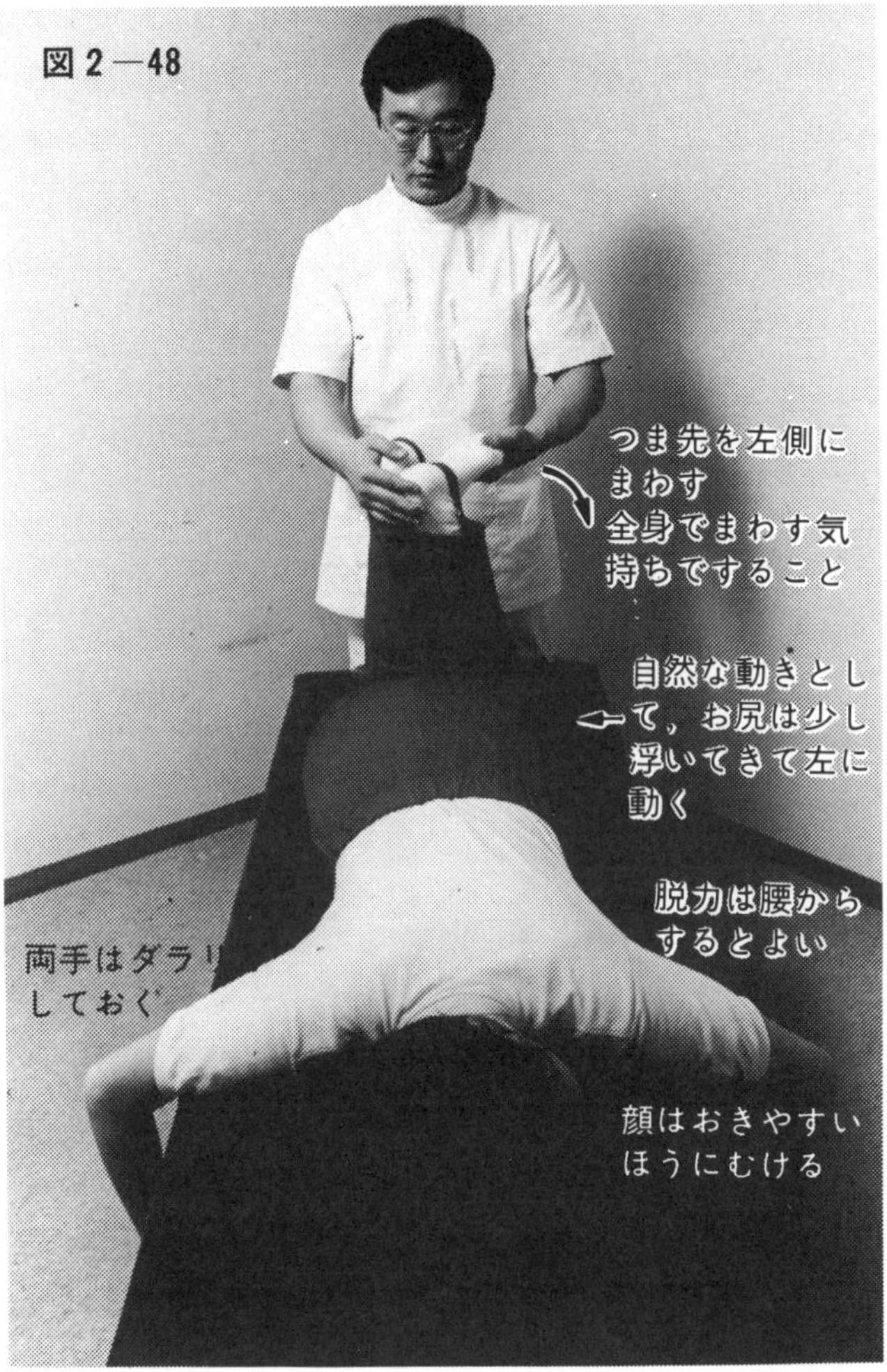
つま先を左側に
まわす
全身でまわす気
持ちですること
自然な動きとし
て，お尻は少し
浮いてきて左に
動く
脱力は腰から
するとよい
両手はダラリ
しておく
顔はおきやすい
ほうにむける
図2—48

リラックスすると、自然に骨盤から腰まで動きだして、うまく連動しています。これでよいのです。いくら左側にまわしやすいといっても、目一杯まで動かすとからだのあちこちが窮屈です。少し手前ぐらいで窮屈さを感じないところまで動かしてください。

術者はその動きを少し邪魔して止めてあげてください。押しもどさないこと。術者も患者も力比べではないので力を入れすぎないこと。患者は、ゆっくり動かして自分の動きを味わってください。小きざみにからだがふるえるのは気張りすぎですよ。もっと力を抜いて動かすこと。

初めのうちはどうしても治してやろうと力が入りすぎるようです。でも力で治るのではありません。タイミング・気持ちよさで治ってゆくのです。数秒タメをつくって、一気に腰から力を抜くようにして脱力。全身の力が抜けます。ポトン・グニャという感じ。数回くり返します。操法前と比べてください。もし、まだ左右差があれば、また少し時間（二時間ほど）おいてからすればよいでしょう。一度で治そうとあせらないこと。あせるのと、腰痛の治るスピードは別ですよ。目的地に向かう電車の中で走っているようなもの。ムダです。気持ちもリラックスするのが操体法ですからね。

H　膝の上げ下げ

まずは**基本姿勢**と注意点について。

①座位では必ず足首が宙に浮く高さのところ（一般家庭では、この高さで座れるところは、ほとんどありません）を必ず工夫して用意してください。

②ふくらはぎの筋肉が、ベッドのふちにふれるくらいに深く腰かけます。

③腰部は、ピンと伸ばして丸くならないようにします。正常な腰では生理的前湾をもっています。できない人はできるだけこの姿勢に近づけること。

④手は大腿部のつけ根あたりで、手のひらを上に向けてそえるていどにおきます。肩の力が抜けていること。

※手のひらを上に向けると、背すじは、自

然にのびてわきがしまります。逆では、ひじがはって腰が丸くなりやすいのです。

⑤あごを少しひきます。頭は風船のイメージでフワフワ浮かせている感じです。

動診チェック

座位の操法の基本姿勢になります。

次に、左膝と右膝を左右交互にあげてみます。腰がピンとのびたままの姿勢で大腿があがるところまででよいのです。高くあげすぎると腰部の後湾がおきます。腰が丸くなります。これでは正確な動診はできません。ゆっくりあげてみるとよいでしょう。早く動かして比較すると、どちらがあげやすいか変化がわかりにくいのです。水の中で波立たないだろうと思われるスピードで、力を抜いてかるくあげるとよいでしょう。

この動きは、静止状態での歩行動作と同じ動きになりますね。ですから膝のあがる高さが、その人の実際に歩くときの歩幅にあたります。片方が極端にあがりにくい人は、歩いていると、足が前に出にくい、つまずきやすい側であるし、疲れやすい足です。また腰痛のある側であると推測できます。

図2—49

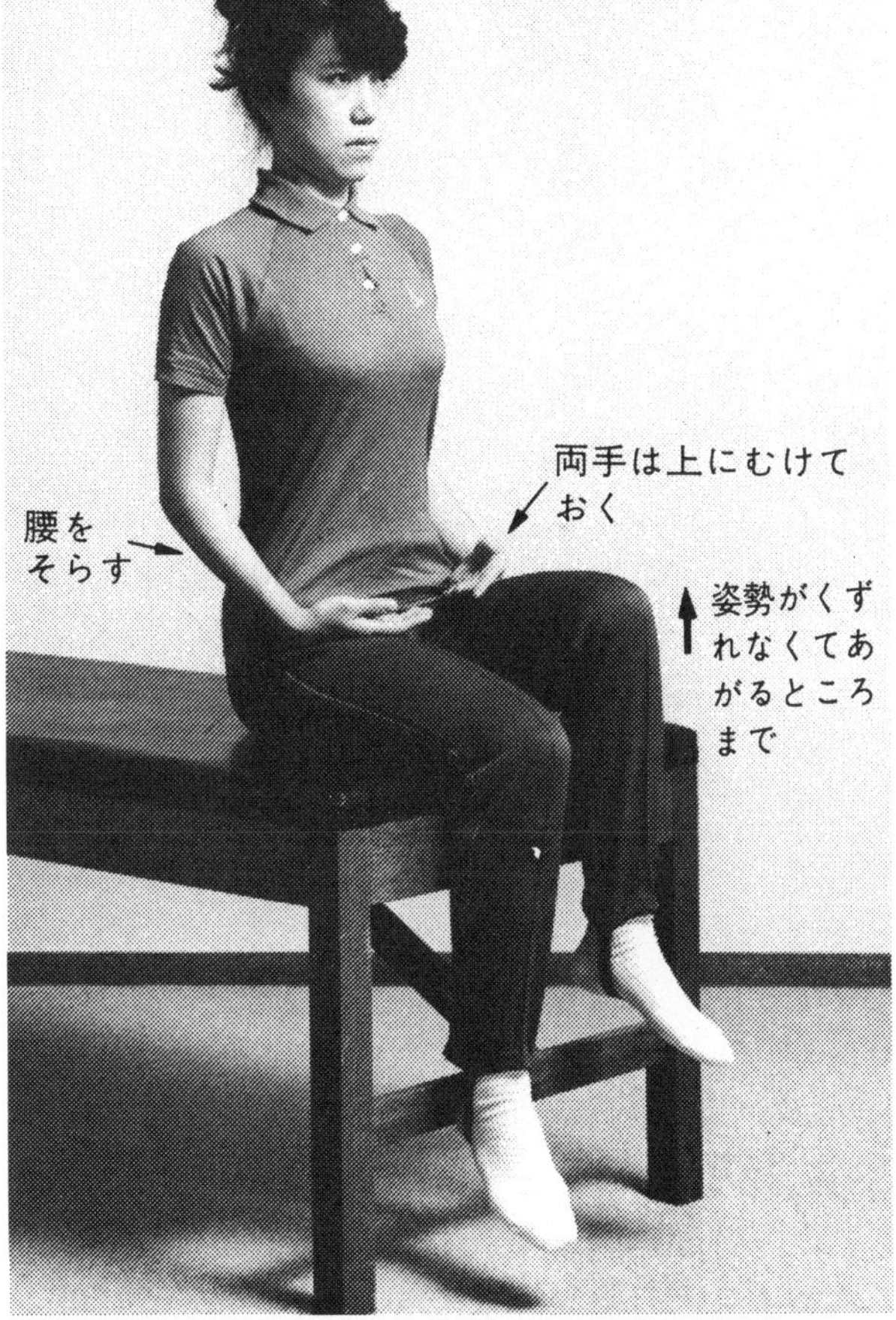
両手は上にむけておく
腰をそらす
姿勢がくずれなくてあがるところまで

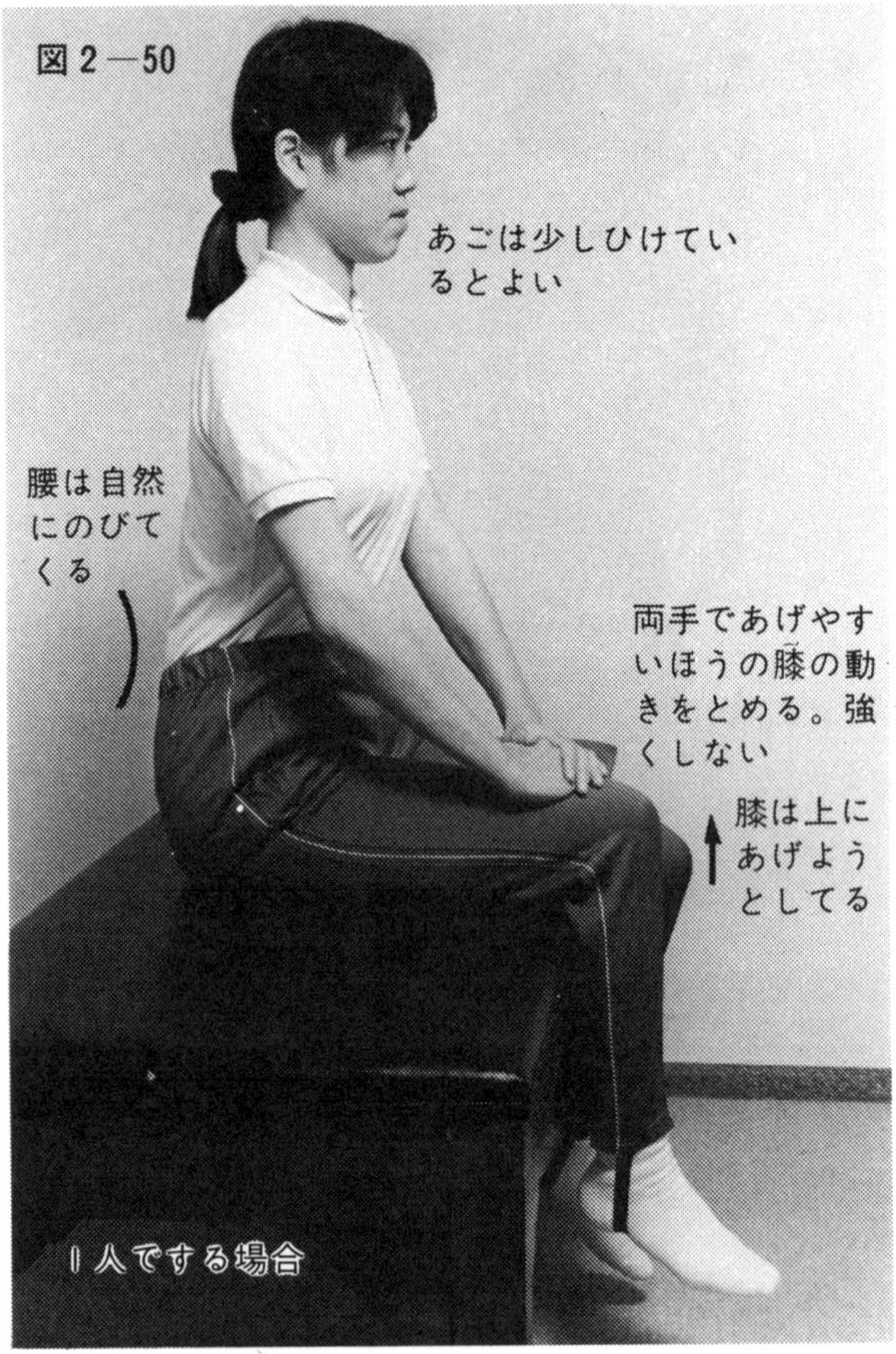
あごは少しひけているとよい
腰は自然にのびてくる
両手であげやすいほうの膝の動きをとめる。強くしない
膝は上にあげようとしてる
1人でする場合
図2—50

逆にこの操法は、以上の症状にききます。歩行動作をととのえるのです。

操　法

動診後の結果、今左右を比較して、左側があがりにくかったとします。

一人でする場合

動かしやすい楽なほうを動かすのが操体の基本ですから、この場合、右膝をあげます。息をゆっくり吐きながらしてください。あげる高さは右大腿の下に手のひら一つが入るていど。数センチで充分です。そこで、右膝をあげつづけるようにする一方で、右膝の上に両手を軽くそえて、この動きを止めるようにします。強く押しもどそうとすると、力が入りすぎて気持ちよくありません。操体の基本「気持ちよく動かす」に反します。軽くでよいのです。このとき、左膝は自然な動きとしてベッドに押しつける感じになっています。

これでよろしい。この状態で三〜五秒ほど静止。このとき息は止まっていません。右膝はあげ

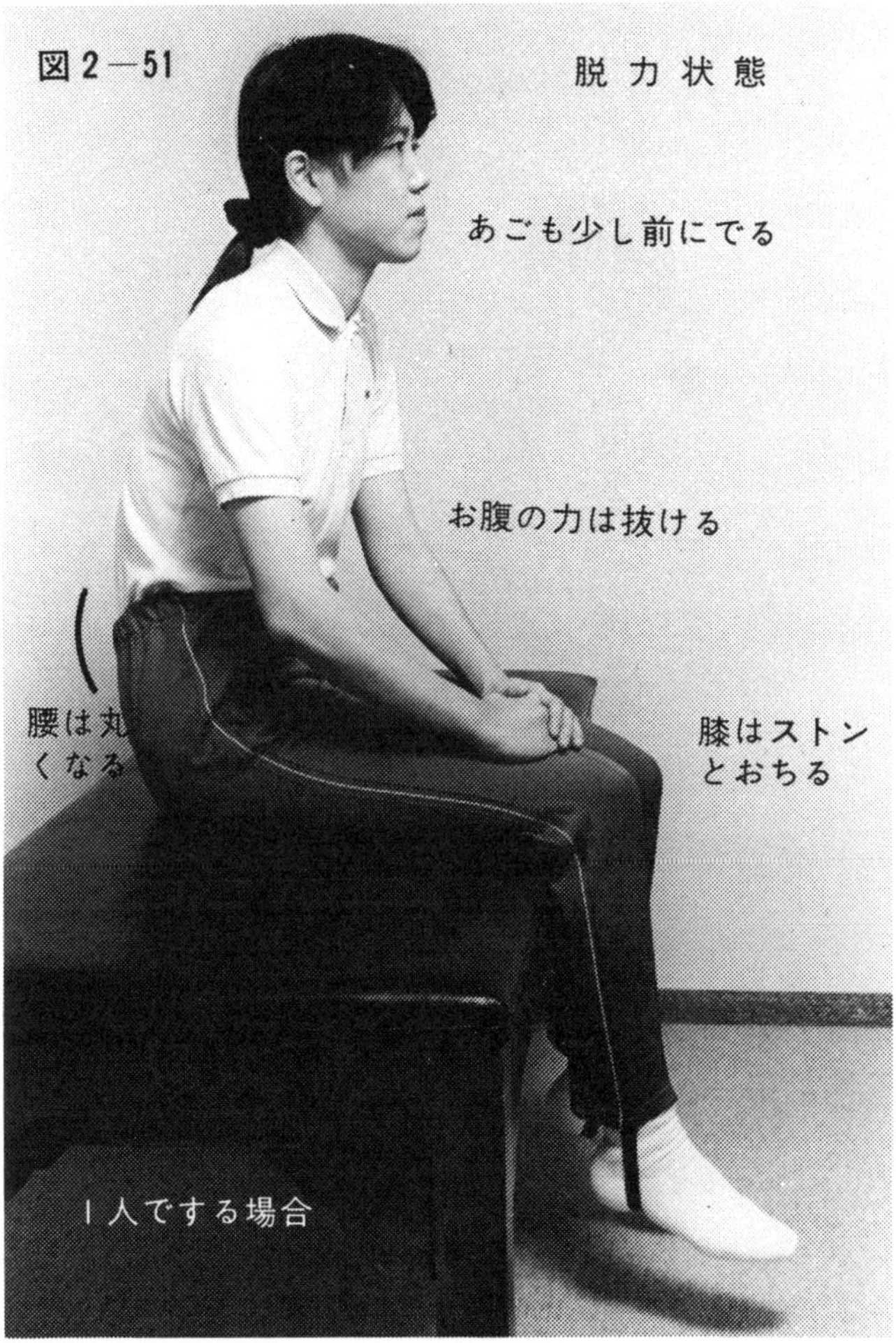
図2—51
脱力状態
あごも少し前にでる
お腹の力は抜ける
腰は丸くなる
膝はストンとおちる
1人でする場合

つづけているのに、両手でさえぎられて止まっている状態です。からだが震えているようでは力が入りすぎですよ。ダメ。要注意！

そして、息を一気にフッ！と吐いて、全身で脱力します。腰は丸くなり、あごは少し前に出ます。これでよい。ジワァーと力を抜かないこと。ストンという感じ。脱力がうまくなれば効果も増大します。

膝をあげるときに、あげにくい側（左側）が正面からみると、膝が外上方にあがる人がいます。こんなときには、あげやすい方（右側）を、あげるときに少し外上方にあげるとよろしい。気持ちがよいでしょう。この場合では、右膝をやや外側にあげるようにします。あとの要領は前述同様です。

二人でする場合

これも一人でする操法と同じですが、膝をあげる動きを術者にとめてもらうとよいでしょう。患者は一人二役でないので、動きに集中できます。効果も高くなります。

こんな簡単なことで本当に腰痛が治るのかしら？　と疑問をもつ人が多くいらっしゃいます。頭で考えていても腰痛は治りませんよ。ウソかホントかは自分で試してみてください。人のからだはね、もともと治るように設計されているのですから！　このことは毎日の臨床の中でますます確信を深めていることなのです。人は「神の子」であり「仏性がある」ことの証明だなと思う毎日です。

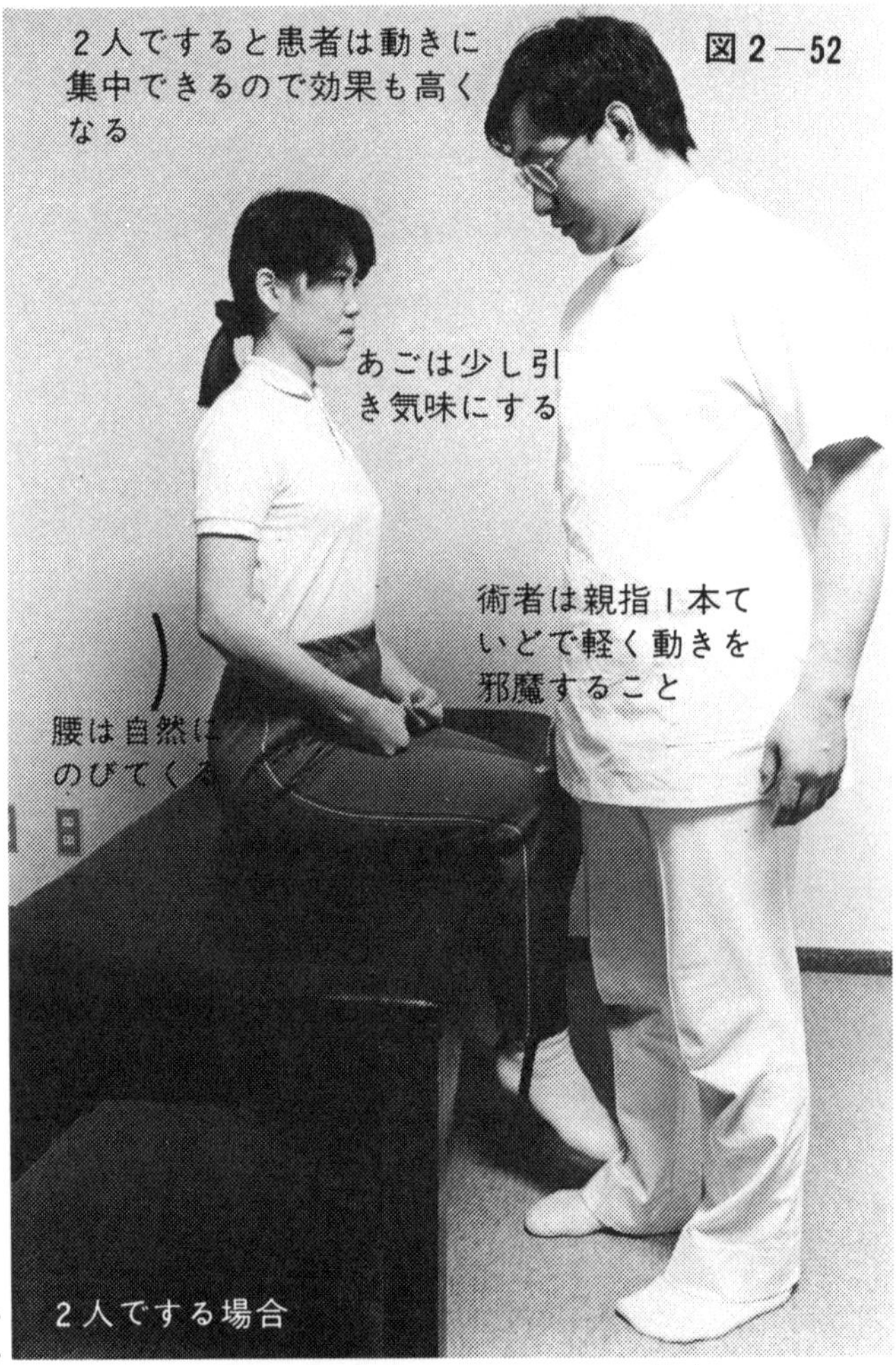
図２—52
２人ですると患者は動きに集中できるので効果も高くなる
あごは少し引き気味にする
術者は親指１本ていどで軽く動きを邪魔すること
腰は自然にのびてくる
２人でする場合

注．この写真は見やすいように，術者の足さばきが逆になっています。

I　上体のねじり

操法の基本姿勢

座位の操法の基本姿勢になります。

患者は頭のうしろで両手を組みます。術者は患者のうしろに立って、両手で胴体を支えます。

動診チェック

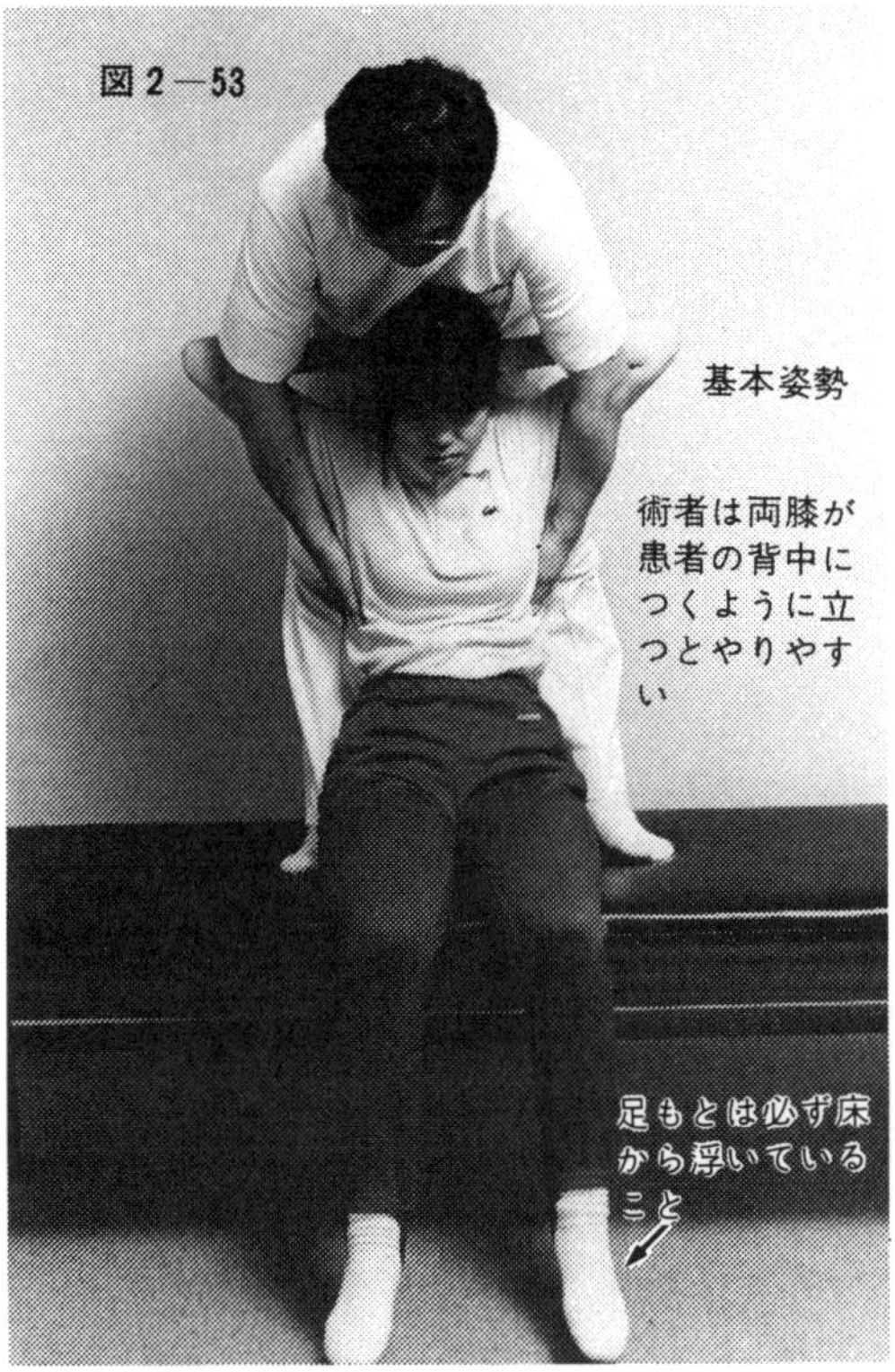
基本姿勢
術者は両膝が患者の背中につくように立つとやりやすい
足もとは必ず床から浮いていること

図2—53

上体を左右にねじってみましょう。左にねじるとして説明します。

まず、**ねじるときの基本は「ねじる側に重心をのせる」というルールがあります。**患者は上体をねじるには、まず左側のお尻に体重をのせるようにして、上体を左にねじること。術者は、患者の後方で身体を近づけて立ちます。この左にねじるとき、術者は右膝で患者の腰のねじりの動きを少し助長してあげてください。

上体といっても、胴体は長いですから、正確なねじりの動きが出ない場合もよくありますので、術者がお手伝いしているわけです(術者はこのとき、患者と同じく身体をねじっていますので、もちろん自分もねじるほうの足に重心をのせているのですよ。いいですね！)。

これで無理なく、動かせるところまでゆきます。動きは個人差があります。もどしてき

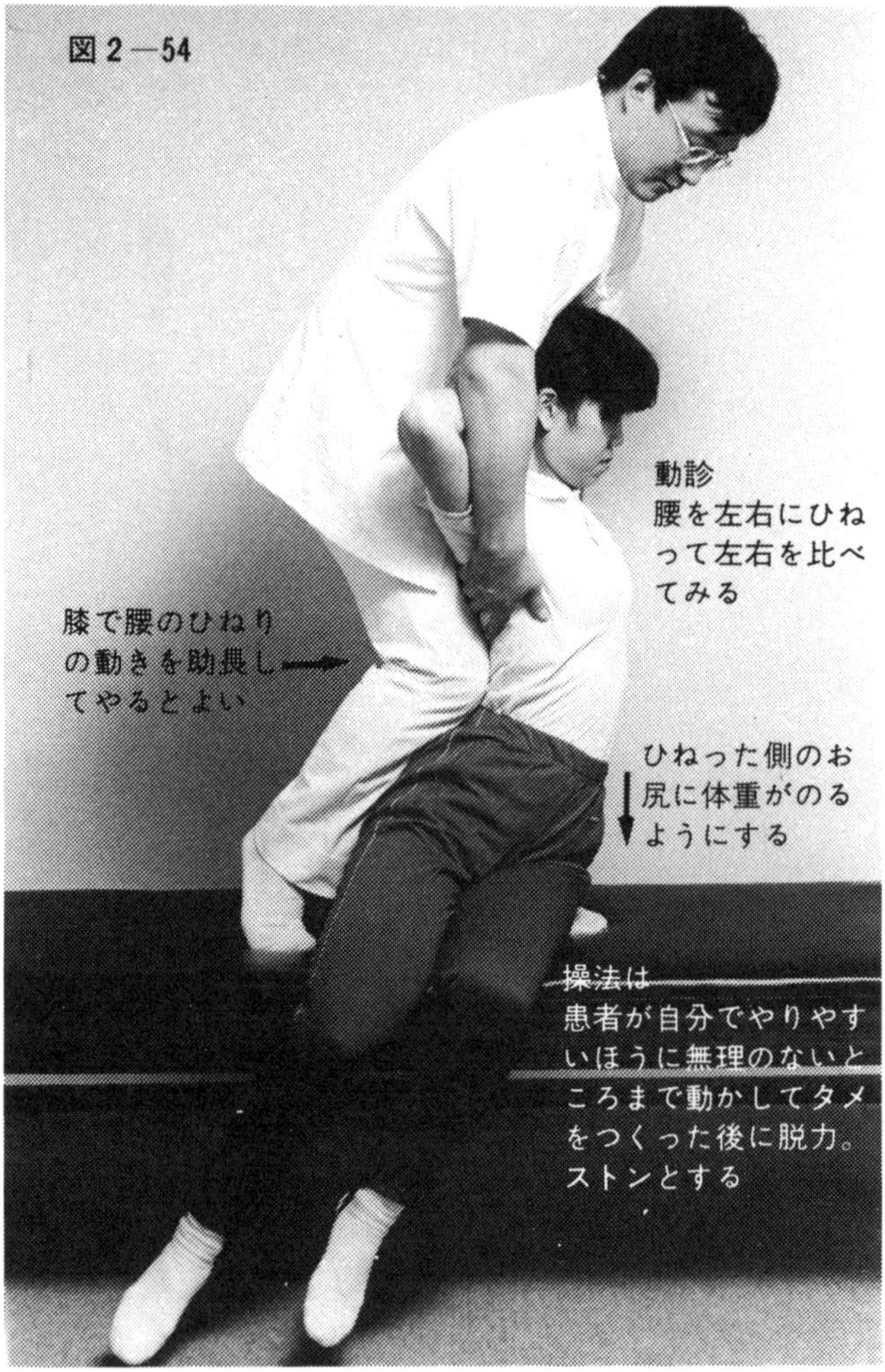
図2—54
動診
腰を左右にひねって左右を比べてみる
膝で腰のひねりの動きを助長してやるとよい
ひねった側のお尻に体重がのるようにする
操法は
患者が自分でやりやすいほうに無理のないところまで動かしてタメをつくった後に脱力。ストンとする

て、正面で一度ストップ。

今度は反対のねじりです。

前述と同様にします。右のお尻に体重をのせてから、上体をねじること。これで左右どちらが動かしやすかったか、痛くなかったか比べてください。

コメント

腰のネジレの歪みをチェックできます。

腰部周囲の筋肉のアンバランスがよくわかります。

操　法（一人でする場合、二人でする場合も同様）

動診の結果、今、左右を比較して左側が動きやすかったとします。

この場合では、操法は左にねじる動きをします。患者はまず、体重を左のお尻にのせて、上体をねじってゆきます。このとき、腰をねじる気持ちで動かすとよろしい。ゆっくり息を吐きながらします。いけるところまででよいです。無理はしないこと。

術者はその動きを止めてあげるとよいでしょう。軽く止める程度でよいのです。患者はタメをつくって、数秒ジッとしています。息は止めておきます。後は一気に脱力。ストンとかポトンという感じでやりましょう。三〜五回反復します。やりにくいほうは痛みも消えて楽に動くようになってきます。

J　上体の水平移動

操法の基本姿勢

座位の操法の基本姿勢になります。患者は頭のうしろで両手を組みます。術者は患者のうしろに立って両手で胴体を支えます。

動診チェック

患者は、力を抜いてリラックスすること。術者は患者の胴体を両手で支えたまま、上体を左

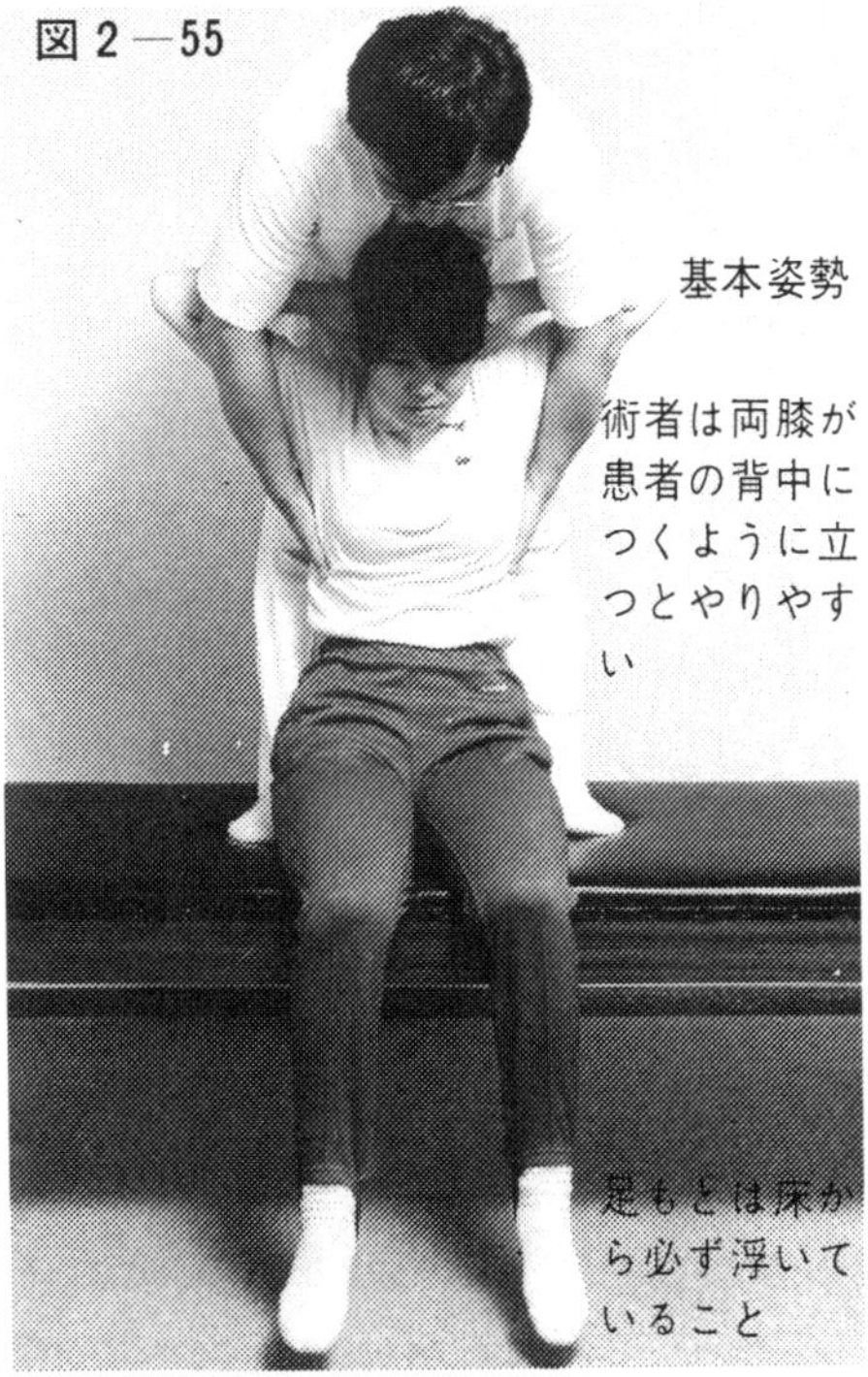

基本姿勢
術者は両膝が患者の背中につくように立つとやりやすい
足もとは床から必ず浮いていること

図2—55

右交互に水平移動してみましょう。このとき、術者は膝を軽くまげて、患者の体側壁に押しつけて動きを助長してください。いけるところまででよいのです。こうすると、腰部の異和感がよくでます。術者も患者も左右動かした感じの変化を比べてください。腰に痛みが出たり、背中がツッパったり、動きがスムーズか悪いかなどの変化をみるのです。

図2―56

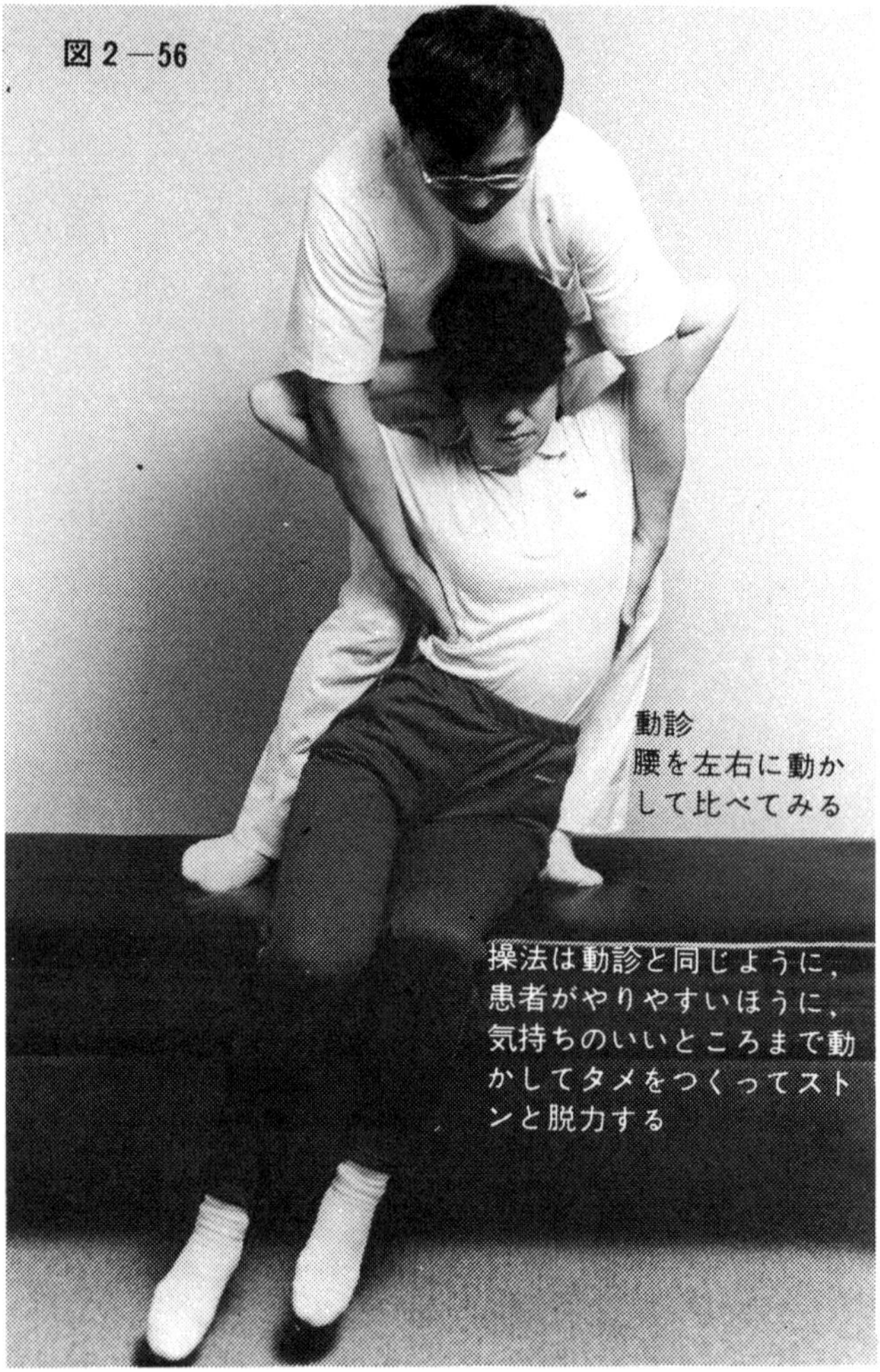
動診
腰を左右に動かして比べてみる
操法は動診と同じように、患者がやりやすいほうに、気持ちのいいところまで動かしてタメをつくってストンと脱力する

コメント

この操法では腰椎の側方移動の動きがよくでます。腰部周囲の筋肉のアンバランスがよくわかります。

操　法

動診後の結果、今、左右を比較して、左側が動きやすかったとします。

やりやすいほう、楽なほうですから、この場合は患者は左に上体を移動します。もちろんこのときは腰が横によく動くようにすること、ゆっくり息を吐きながら動きを味わいながらやるとよいでしょう。気持ちのよい、無理のないところで数秒タメをつくります。上体を左に動かそうとするけれども、術者が止めているので、動きません。術者と患者は力比べにならないようにします。後は一気に息を吐きながら、脱力します。お腹はへこみ、腰は少し丸くなるようにすると、全身脱力できます。数回くり返します。

K　つま先、内・外開き

基 本 姿 勢

患者は椅子に深く腰かけます。両膝の上に両手をのせます（両手は、つま先を左右に動かすときに膝が動いてブレるのを防ぎます）。足は腰幅にひろげ、つま先を足首の内側線で平行になるようにします。

動診チェック

患者はかかとを床につけたままで、左右両足のつま先を外に開いてみます。開いた角度の差を比べます。図2－58では左のつま先がよく開いています。左右差がよくわかるように五センチ×五センチの方眼紙を下にしいてみました。皆さんも用意して同じように試してみてください。実際にやってみると自分の歪みをより具体的に発見できます。

今度は、同じくかかとを床につけたままで、左右両足のつま先を内にとじてみます。とじた角度の差を比べてください。図2－59では右足の動きが悪いですね。

コメント

実際に歩いている人のつま先をよく観察していると、どちらか片方が極端に外向いている人、両方ともかなり外向きの人、また反対に内向いている人と実にさまざまです。そうすることによって、歪みを最小限にとどめてバランスをとろうとしている人もいらっしゃるし、逆に歪みが固定化してしまって、そんな歩き方にな

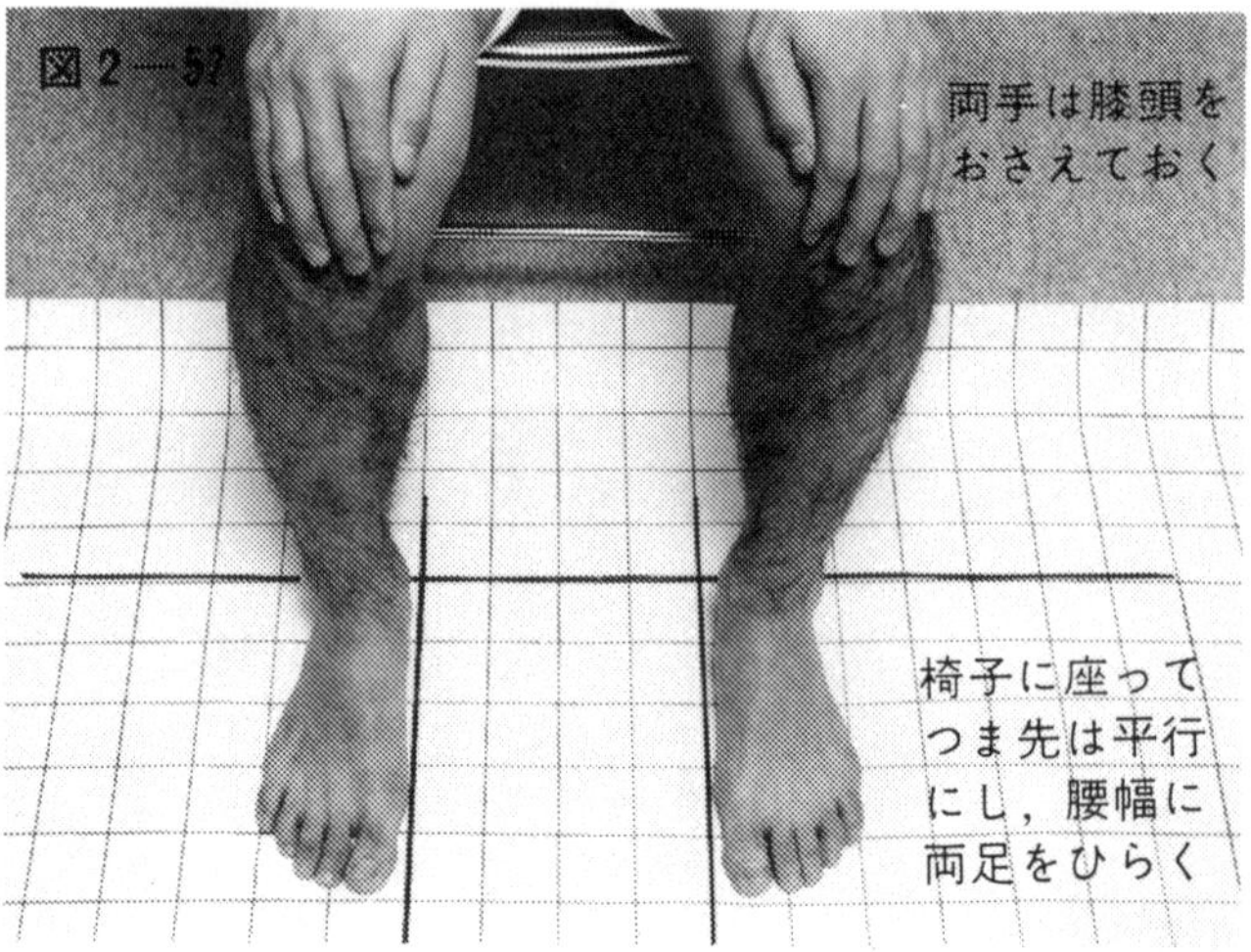
両手は膝頭をおさえておく
椅子に座ってつま先は平行にし，腰幅に両足をひらく
図2―57

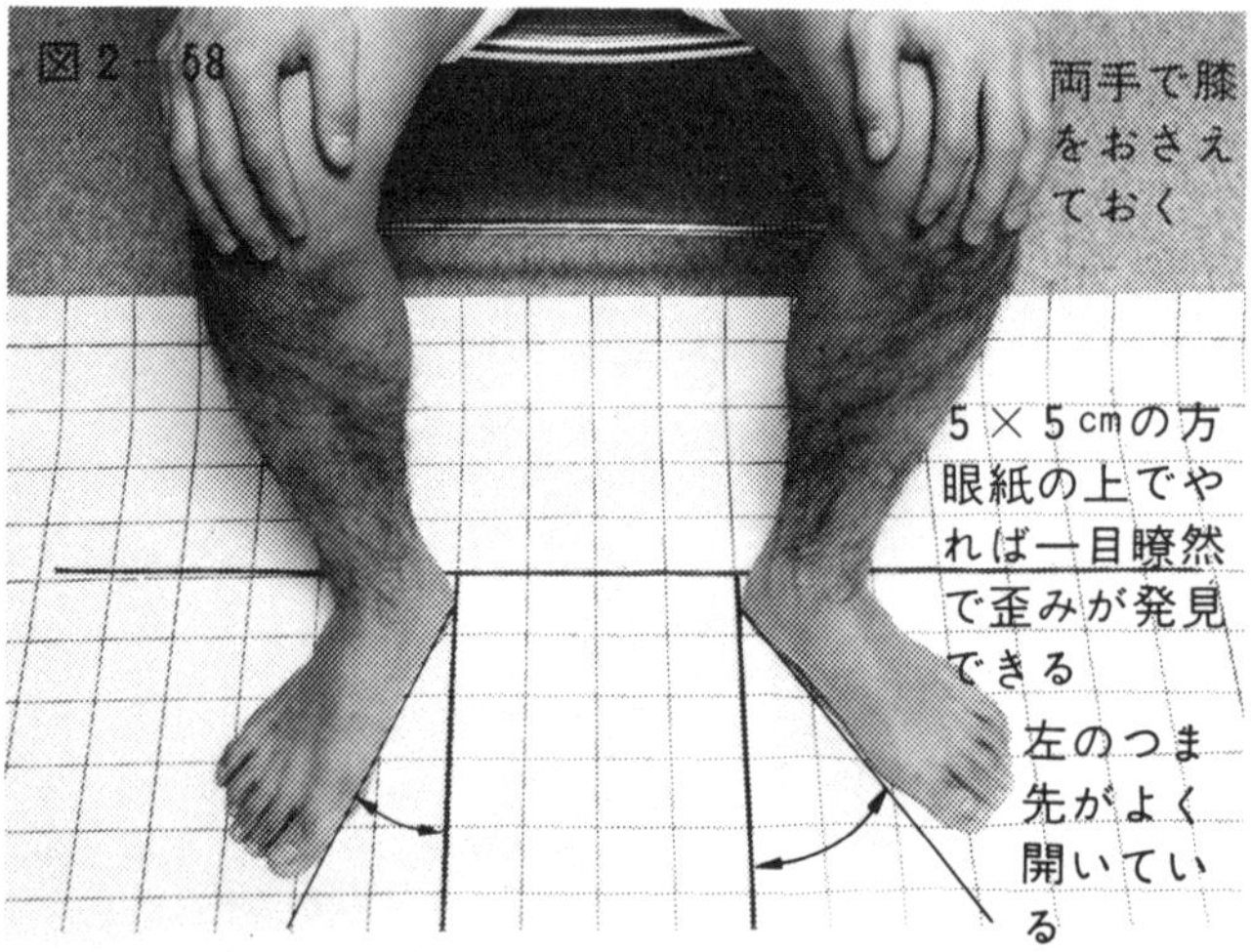
両手で膝をおさえておく
5×5㎝の方眼紙の上でやれば一目瞭然で歪みが発見できる
左のつま先がよく開いている
図2―58

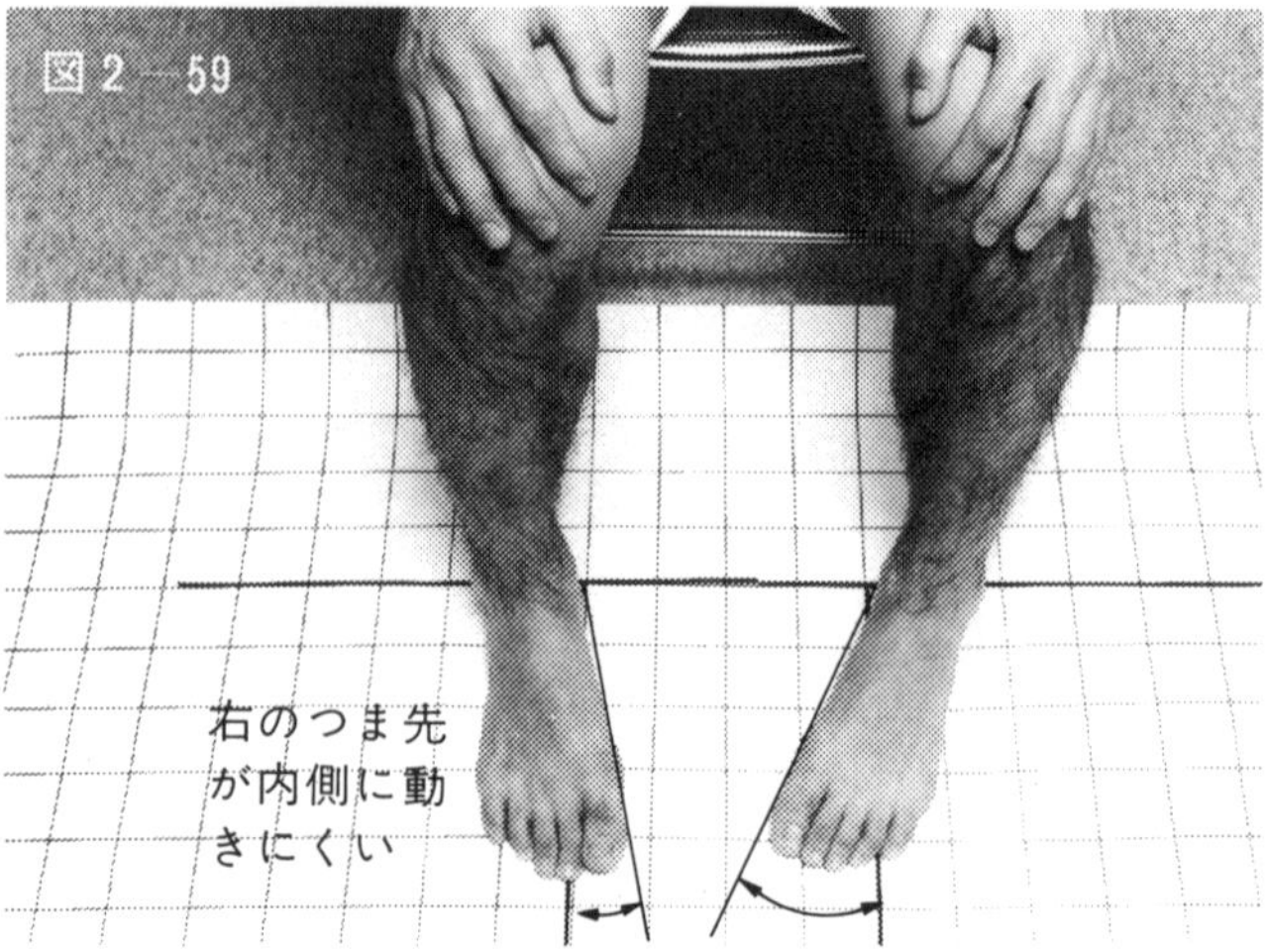
右のつま先が内側に動きにくい
図2―59

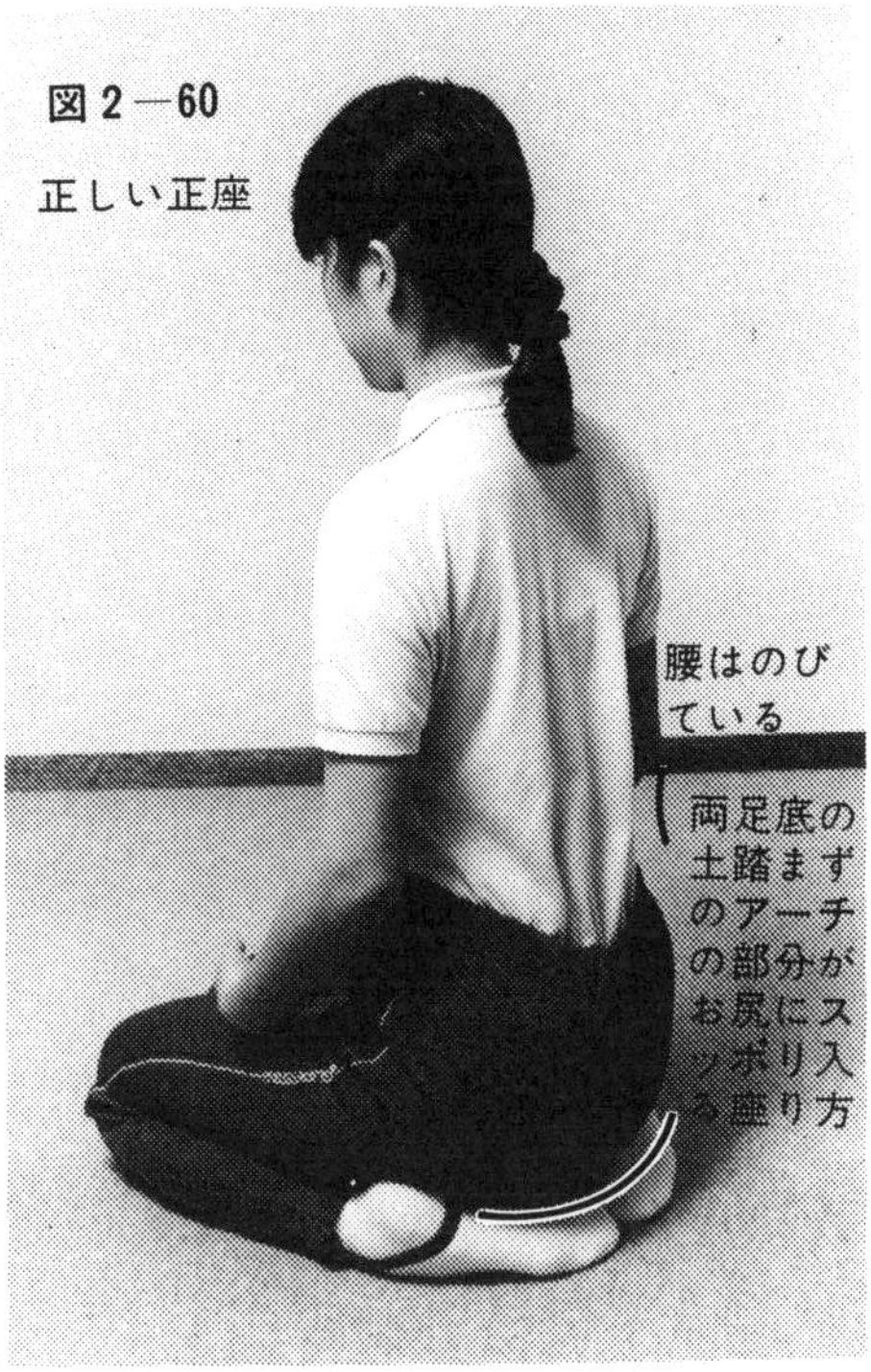
正しい正座
腰はのびている
両足底の土踏まずのアーチ部分がお尻にスッポリ入る座り方
図2—60

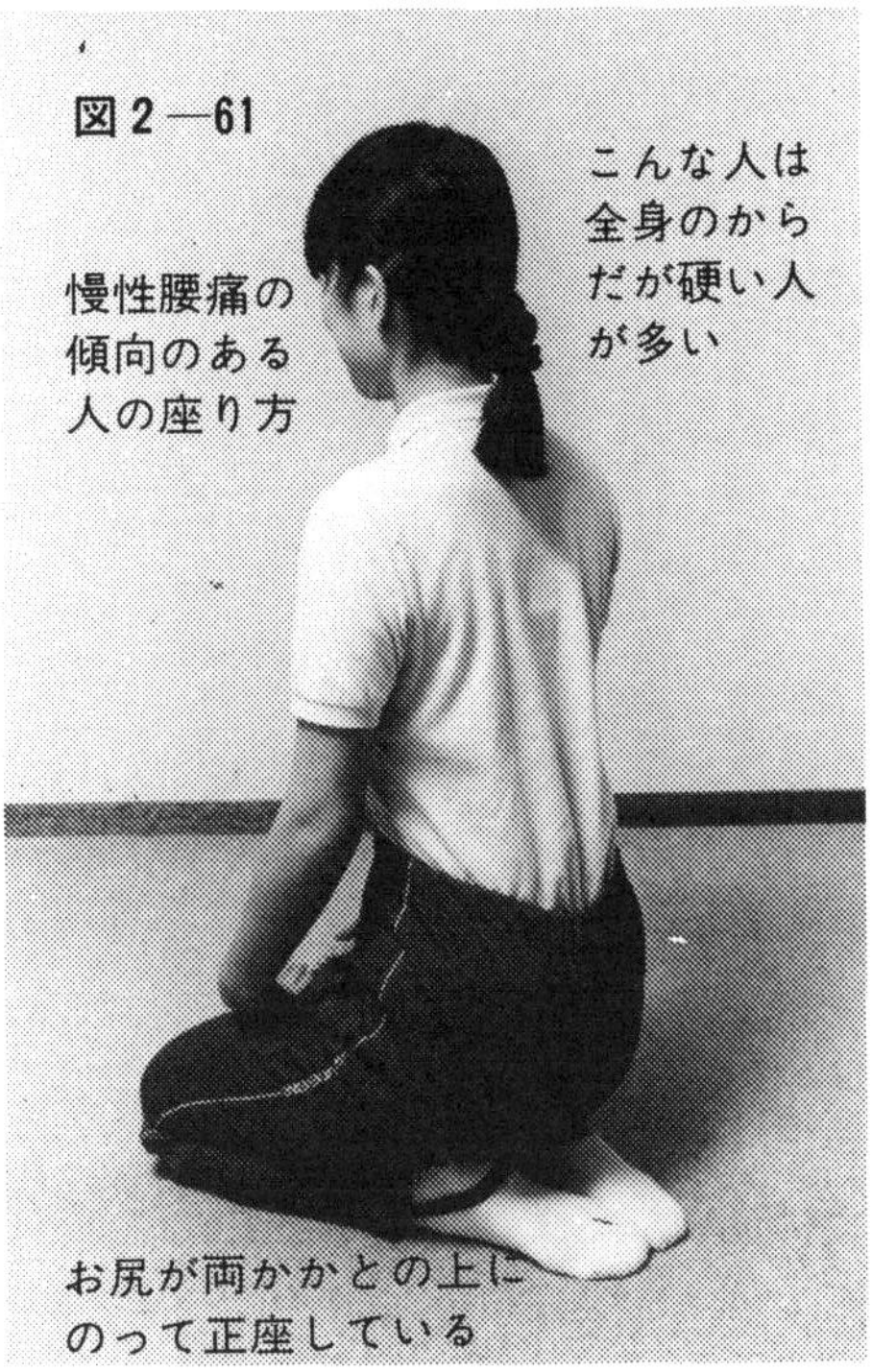
慢性腰痛の傾向のある人の座り方
こんな人は全身のからだが硬い人が多い
お尻が両かかとの上にのって正座している
図2—61

っている人もいらっしゃる。歩き方で極端な人は動診して調べるとよいのです。よく足首を捻挫して痛みをかばって歩いていると、腰が痛くなる人がいます。足首と腰との関連をからだが示してくれています。ですから、操体法で足首の歪みをととのえて腰痛を治すこともできるわけです。一般常識の裏から治すのです。

両足首が硬くなっている人は、正しい正座(図2-60)ができず、図2-61のような座り方になります。こんな人はからだ全体が硬い人が

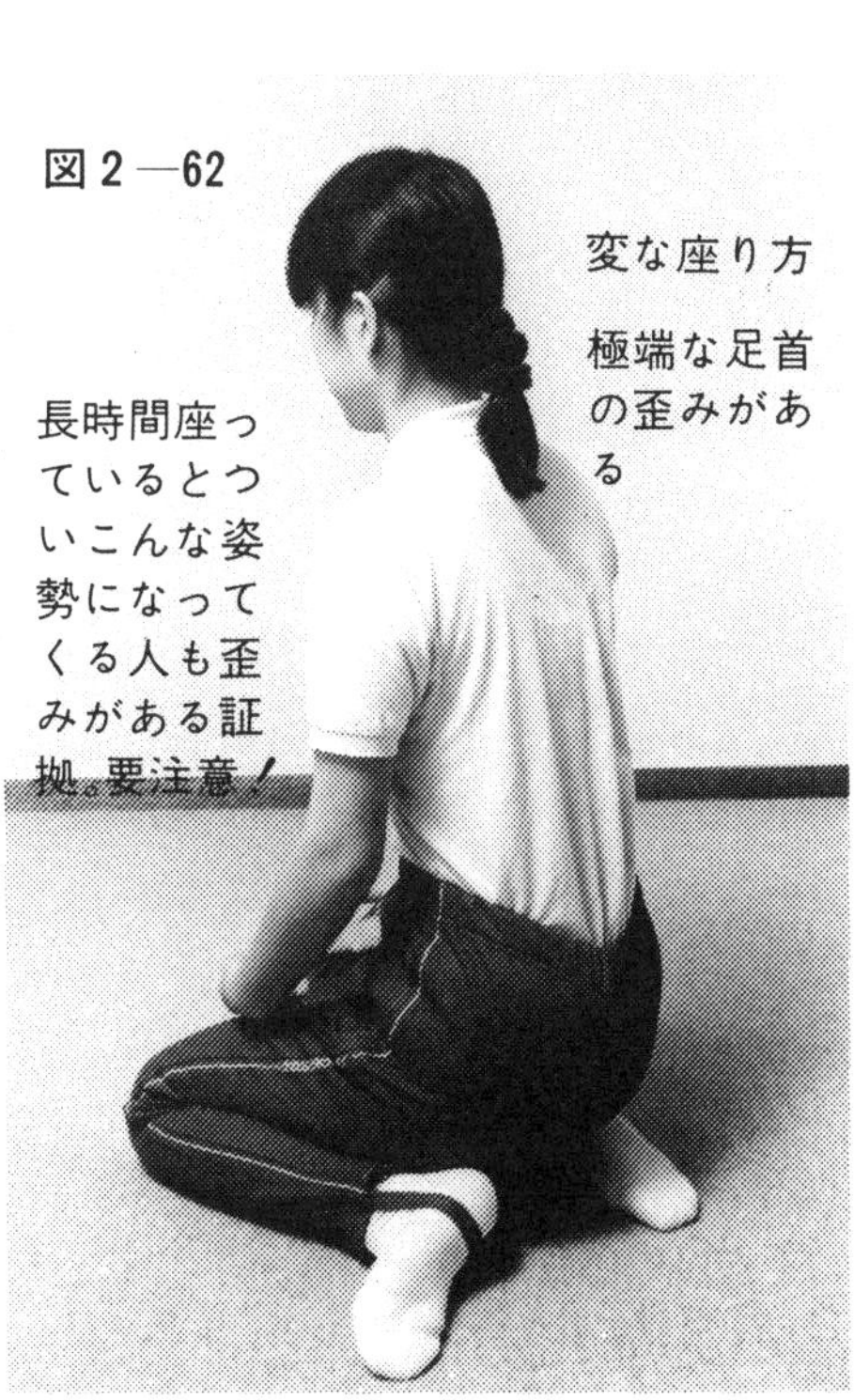
変な座り方
極端な足首の歪みがある
長時間座っているとついこんな姿勢になってくる人も歪みがある証拠。要注意！
図2—62

多いのです。腰痛があると、慢性傾向を示します。しっかり、根気よく治すこと、また図2－62のように片足だけ外にそっぽをむくように座る人も足首の歪みを示します。こんな座り方をする腰痛の人もこの操法がおすすめです。

動診の結果は左右差を比較して、動かしやすいほうに操法をします。片足の内と外の動きでそのうちどちらがやりやすいかを比べて、やりやすいほうにするのもよいでしょう。足首の動きは操法をすすめてゆくと、動きが反対のほうがやりやすくなってきたりします。そのときは、そのやりやすい、楽なほうに操法をすればよいのです。歪みは全く固定したものではありませんん。次第にバランスがとれてきます。からだの指示する楽なほうに従うこと。

操　法

動診の結果、今、右足のつま先の外びらきがやりやすかったとします。

患者は、座位の操法の基本姿勢になります。右足のつま先を外にゆっくりひらいてゆきます。もちろん、この操法も腰痛を治すべくやっているのですから、腰に連動がくるようにします。右足つま先を外に開いてゆくと、からだの自然な動き――連動――は上体が左にねじれていきます。これでよいのです。

術者はつま先の動きが窮屈でないところ（一番気持ちのよいところがわかれば最高です）で動きを止めて支えます。患者はタメをつくって、腰に連動している感じを味わってください。後は一気に脱力。この一連の動作の中で、もし、息が足りなくなればタメのとき動きはそのままで一呼吸してするとよいでしょう。

脱力では、腰から力を抜くこと。お腹はへこみ、腰が丸くなります。すると脱力がうまくできます。数回くり返します。後、再び動診チェックをします。まだ残っているときは、時間を

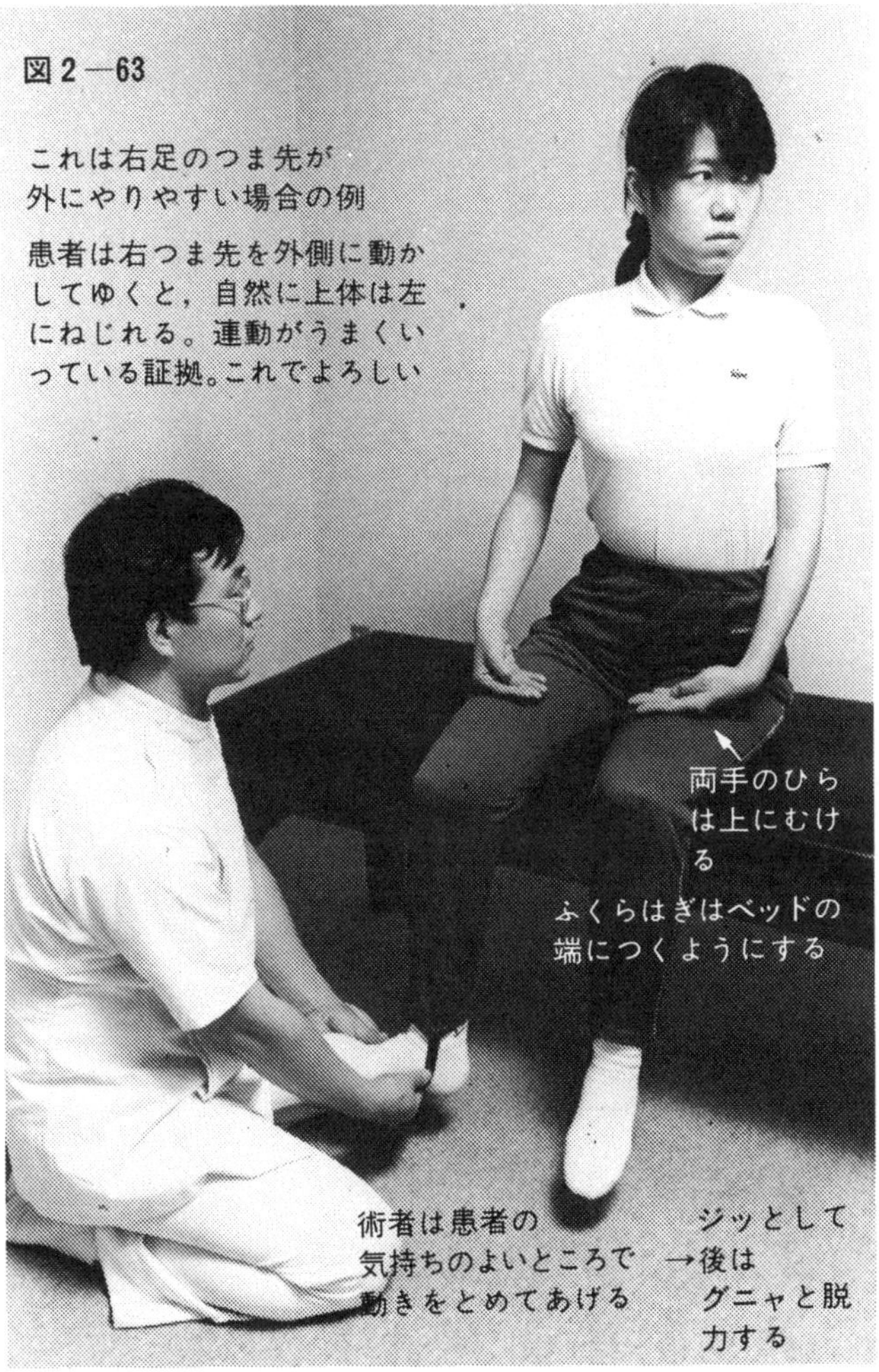
これは右足のつま先が
外にやりやすい場合の例
患者は右つま先を外側に動かしてゆくと，自然に上体は左にねじれる。連動がうまくいっている証拠。これでよろしい
両手のひらは上にむける
ふくらはぎはベッドの端につくようにする
術者は患者の気持ちのよいところで動きをとめてあげる
→ジッとして後はグニャと脱力する
図2—63

おいて、また操法をくり返します。歪みは必ず修復されてきます。

さらにコメント

足首の動きの硬い人は、臨床的にはまずほとんど慢性腰痛患者と一致しています。ときに腰痛でない人もいらっしゃいますが、こんな人が腰痛になると、必ずこじらせています。いずれにしても、足首はからだの土台になるところ、その歪みは万病のもとにもなります。歪みを修復して、しなやかな動きの足首になるように心がけてください。

Ｌ　つま先上げ下げ

基本姿勢はつま先、内・外開きに同じです。

動診チェック

患者、足底の内側（母趾《おやゆび》内側〜かかとの内側）が床から浮くようにあげてみます。このとき足底の外側はもちろん床についています。写真では左足の動きがよく、右足は動きが悪いのです。あがる角度の左右差を比べます。

今度は逆に足底の外側（小趾《こゆび》側〜かかとの外側）が床から浮くようにあげてみます。同じく左右差を比べてみます。足首の窮屈さや、痛みがあるかないかなど、写真では右足の足底外側が床から上にあげることができません。

コメント

歩く動作の中で足首の動きをクローズアップしますと、基本的な足底の体重移動は、①かかと、②足底外側から小趾つけ根、③小趾のつけ根から母趾のつけ根になります。図2－66を参照してください。

①→②→③の順に体重が移動するわけです。このとき①→②では足底の内側が浮きます。②→③では、足底の外側が浮いて動くのです。これが理想的な歩き方で「あおり足歩行」というのですが、腰痛患者では、うまくできていない人が多いのです。圧倒的に多いのは①→②の体重移動でストップしている人、この歩き方は俗にいう「ガニ股歩き」です。つま先は外を向いて歩いています。この歩き方は、腰は後湾しやすく、腰が丸くなってくる動きです。ですから、足首の歪みは前述の「つま先、内・外開き」とこの「つま先上げ下げ」の動きに発生しやすいのです。とくに慢性腰痛の人や他の操法で腰痛のとれにくい人は、この二つの操法もとり入れてやるとよいでしょう。

操　法

今、動診の結果、右足のつま先上げがやりやすかったとします。

患者は座位の操法の基本姿勢になります。右足の小趾を外上方にあげてゆきます。下腿の前外側の筋肉がひきつって痛くなるようでは強すぎますよ。この動きは案外やりにくいものです。同時に母趾を内下方に動かすようにするとやりやすいでしょう。この動きももちろん、腰痛を治すべく歪みを修復しているのですから、

図2—64

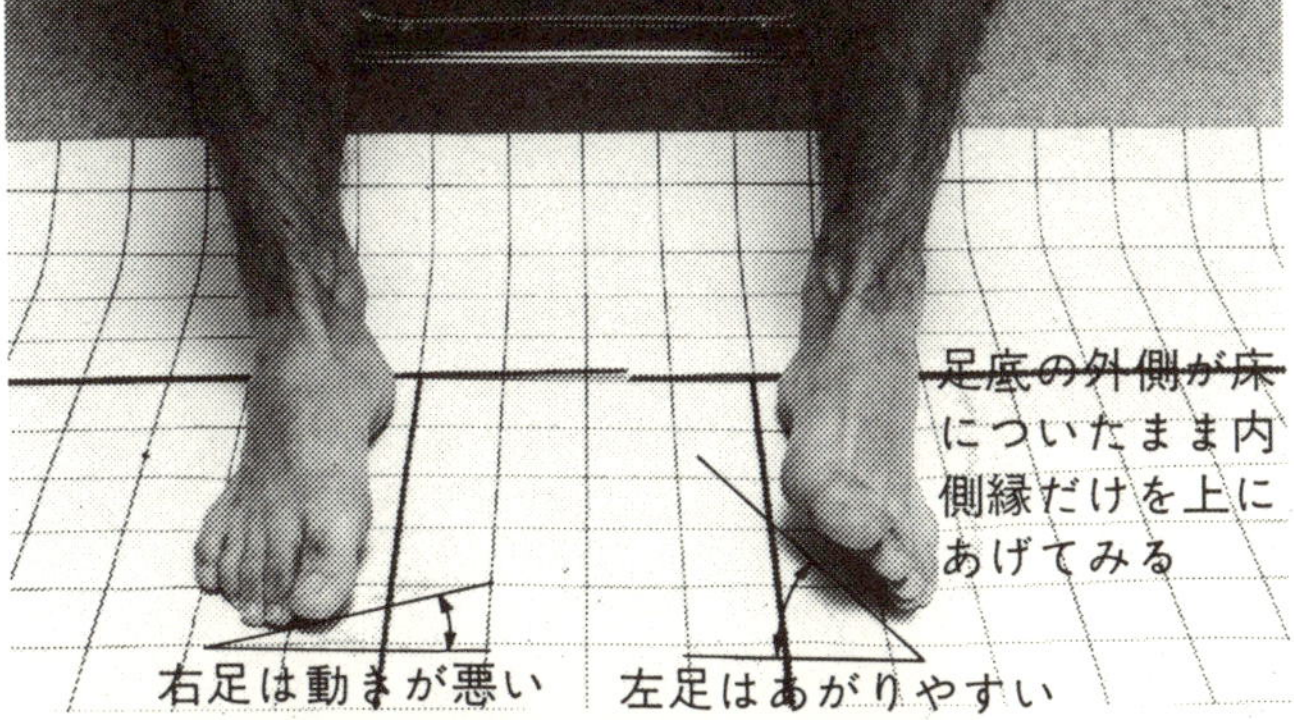
足底の外側が床についたまま内側縁だけを上にあげてみる
右足は動きが悪い
左足はあがりやすい

図2—65

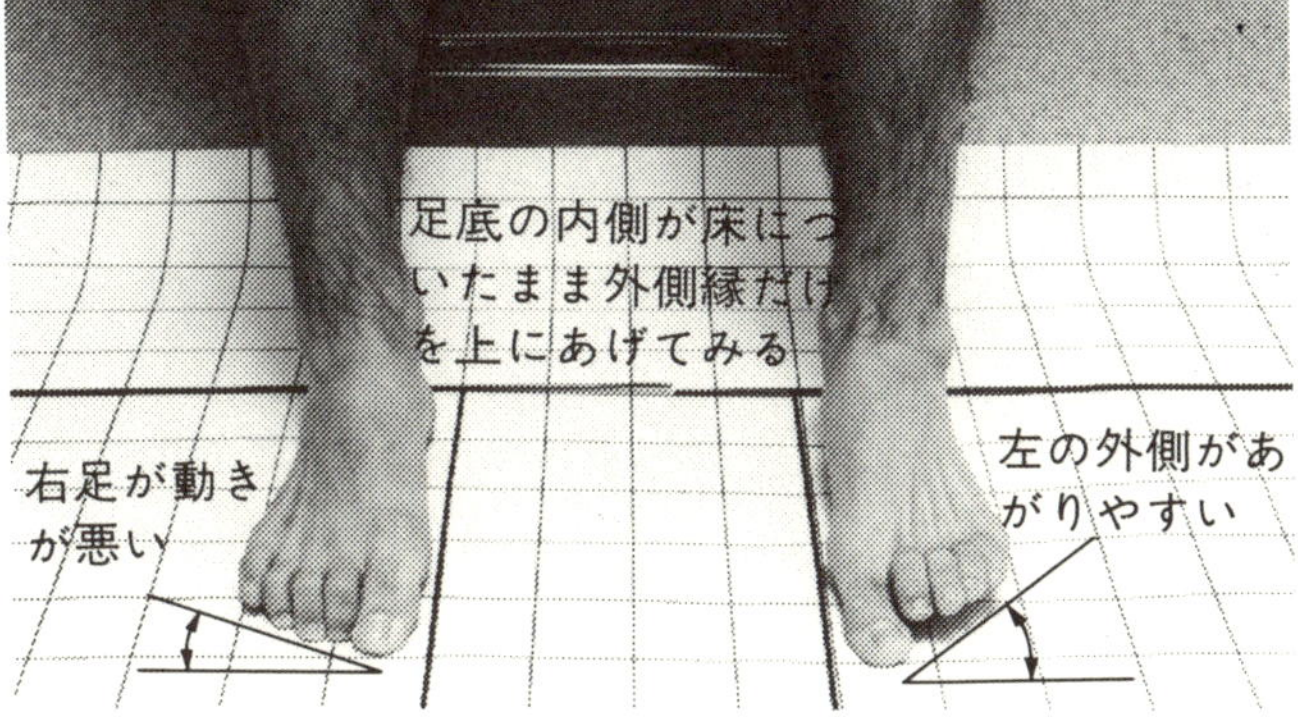
足底の内側が床につ
いたまま外側縁だけ
を上にあげてみる
右足が動き
が悪い
左の外側があ
がりやすい

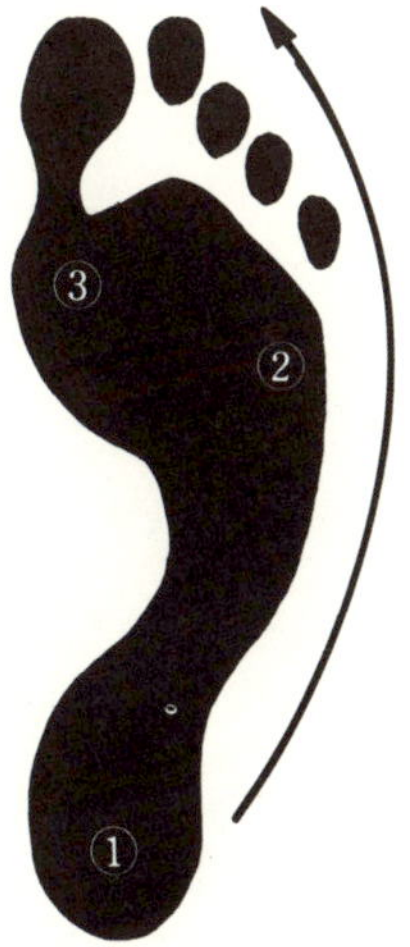
①
②
③

図2－66　理想的な足底の体重移動

連動が股関節～骨盤～腰あたりまでくるようになるとよいでしょう。自然な動きとしては体重は反対側のお尻にのって同側のお尻は少し浮くような感じになります。息をゆっくり吐きながら、動きを味わうようにゆっくりやるとよろしい。術者は窮屈のない楽なところで動きを止めて支えます。患者は動きを止められているけれども、そのまま動かそうとしています。タメをつくっているのです。数秒後、一気に腰からストンという感じに脱力、数回くり返します。

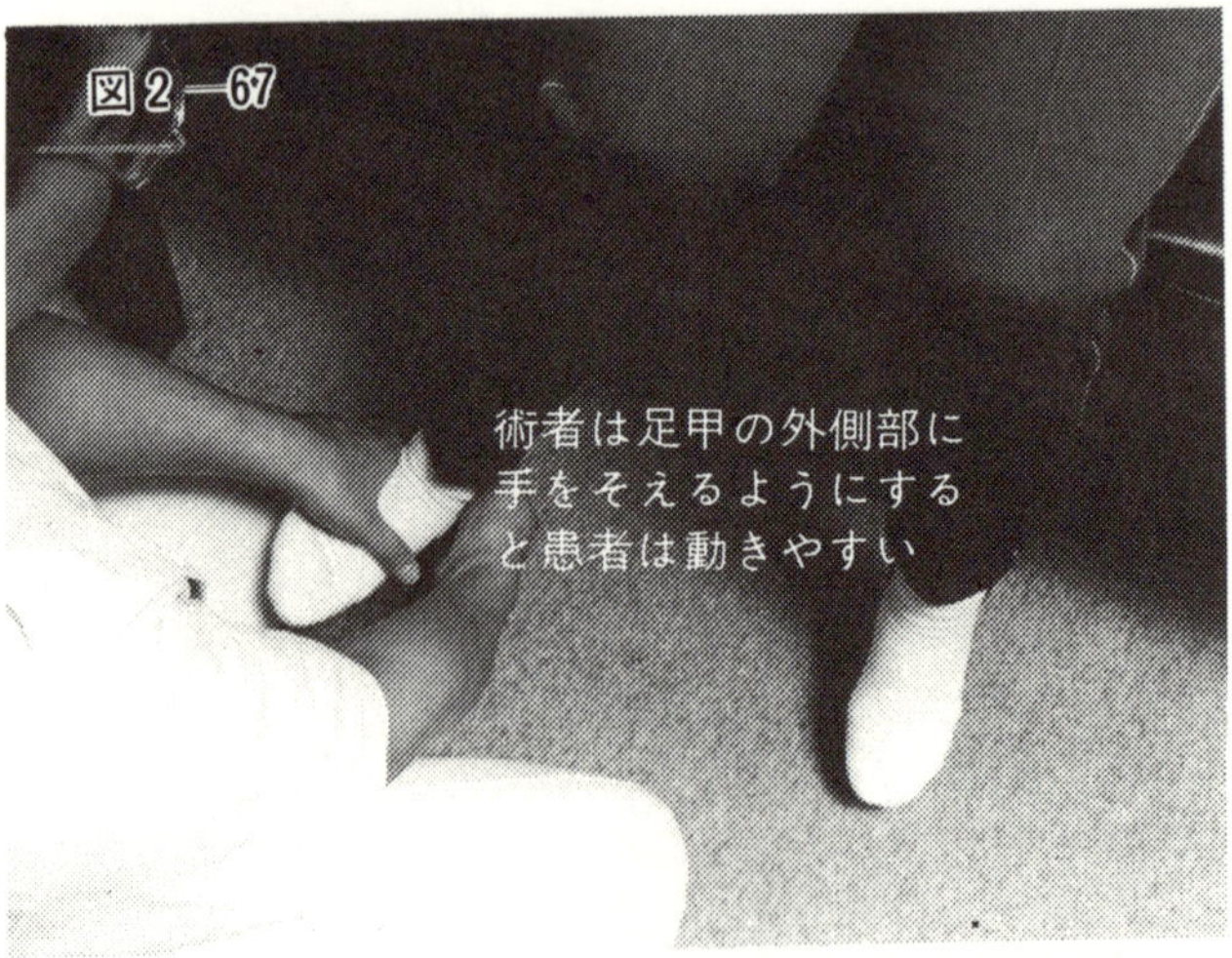
術者は足甲の外側部に
手をそえるようにする
と患者は動きやすい
図2—67

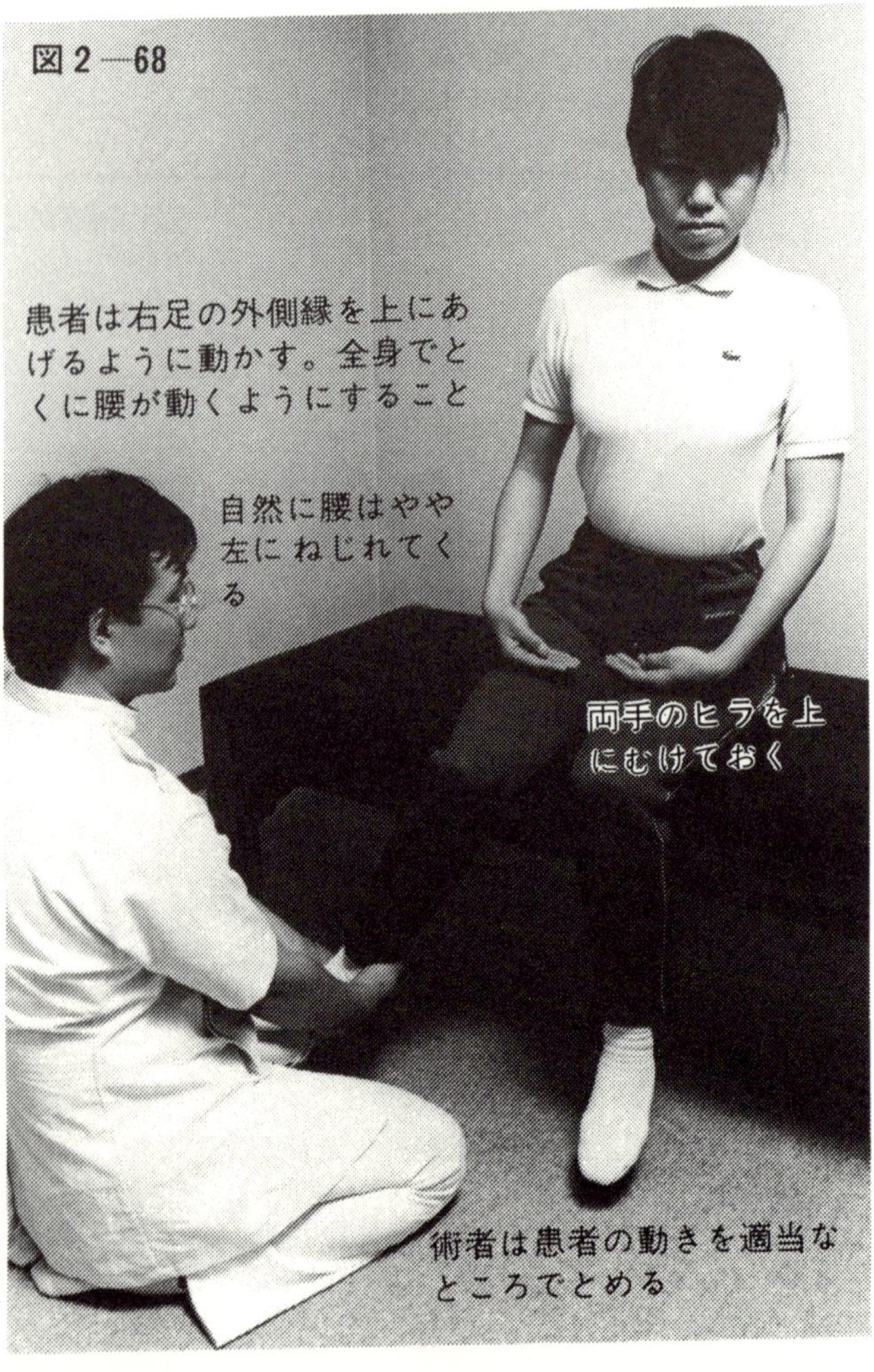
患者は右足の外側縁を上にあ
げるように動かす。全身でと
くに腰が動くようにすること
自然に腰はやや
左にねじれてく
る
両手のヒラを上
にむけておく
術者は患者の動きを適当な
ところでとめる
図2—68

予防・完治編

腰痛になりにくい体づくりのために

——腰痛を根本から治すために

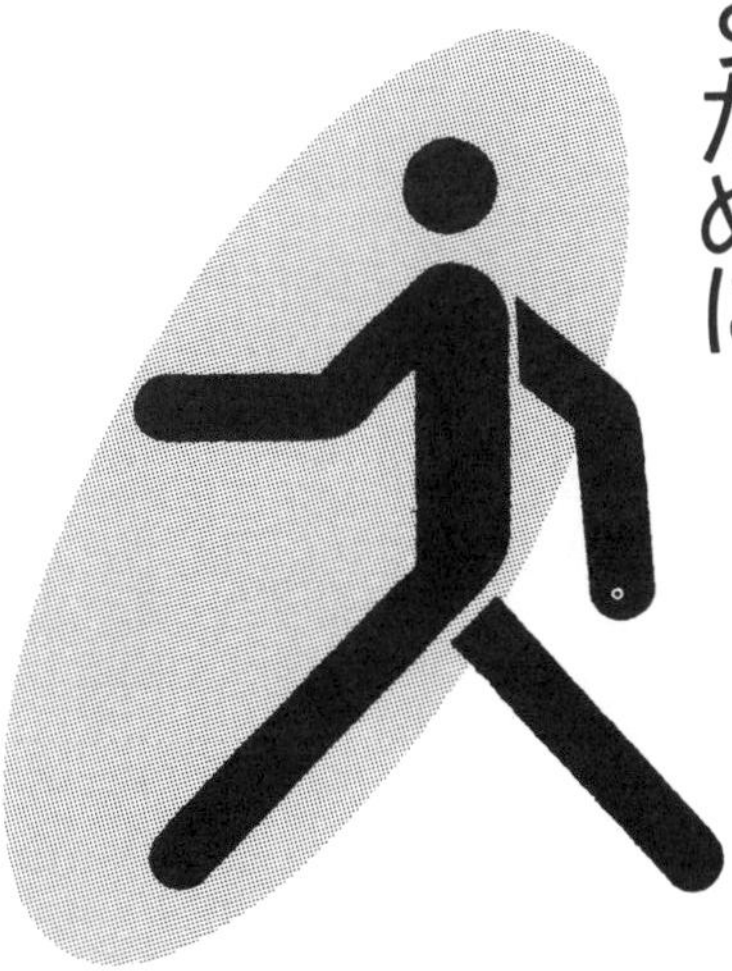

激しい腰痛になってしまったときでも、からだは、その時点、その時点で最も痛みの少ない、腰の負担の少なくなる姿勢をします。立っているときでも座っているときでも、腰痛から逃げて腰をまげたり、横にひねったり、とにかく腰にとって一番楽な姿勢をするのです。

外見上、人からみればあまりみられた格好ではありませんが、当人にしてみれば、これでいいのです。ところが、見た目でまがっているならのばしてやれ、真っすぐにしてやれと一般常識では思うのです。ここに大きな間違いがあるのです。偏見です。こんなとき、無理にのばそうとか、姿勢をよくしようとすると、現実には腰痛をかえってこじらせてしまいます。本来、身体は故障箇所があれば「治したい、治したい」といつも思っているのです。身体の指示に従うといいのです。もし「この格好が楽だ」というのがあれば、それがからだの教えてくれるサインです。動きづらい、やりにくいことはしないでほしい、悪くなるんだというサインです。このことがからだの大原則ですし、操体の大原理になるのです。よく理解してください。

では、前述の大原則にそった腰痛予防のための日常動作の注意についてお話しましょう。程度の軽いものは、この注意だけで腰の負担は軽くなって、よくなってしまいます。再発するのを防ぐのはもちろん、腰痛に「さよなら！」を告げることになります。ぜひマスターして毎日の実践にお役立てください。

1 一日の生活の中で

寝方・起き方・着衣の注意点

◎激痛のあるときの寝方

激しいギックリ腰になっている人は、よく観察していますと、必ず寝方が一定しています。からだの知恵ですね。図3－1のようにして腰の痛い側を下にして両膝をまげて腰を丸くして寝ます。またあお向けでは、両膝を立てて、その下の隙間に座布団を二つ折りにして枕をして寝ます（図3－2参照）。これがからだが指示する腰痛のときの一番楽な寝方です。実際に、この姿勢は非常な激痛におそわれたときにする格好です。一般的な腰痛では、ふつうに寝る格好をします。けれど腰痛があればこの寝方をしていると実際、一番楽ですから一度試してください。

◎腰の負担の少ない起き方

朝、起きる時に何の不安もなくスッと起きあがれるといいのですが、実際は、腰痛患者では、朝起きる動作そのものがつらい人が案外多いのです。腰の痛い人にとってはこの起きることが、もう一日の生活の第一関門になるのです。まず起きる前に、「かかと伸ばし」の操法を試してください（九五ページ参照）。ゆっくりリラックスした気分でするといいですね。「かかと伸ばし」の操法で左右のバランスがなかなかととのえられない人は、さらにもう一つ「足首つま先上げ」（八二ページ参照）の操法もするとよいでしょう。かかと伸ばしのやりにくい側の膝を立てて、つま先をあげて操法をするとよいのです。もしかかと伸ばしが同程度なら両膝を立てて、両つま先をあげるように操法をします。四〜五回程度まで。この二つは、朝起きる

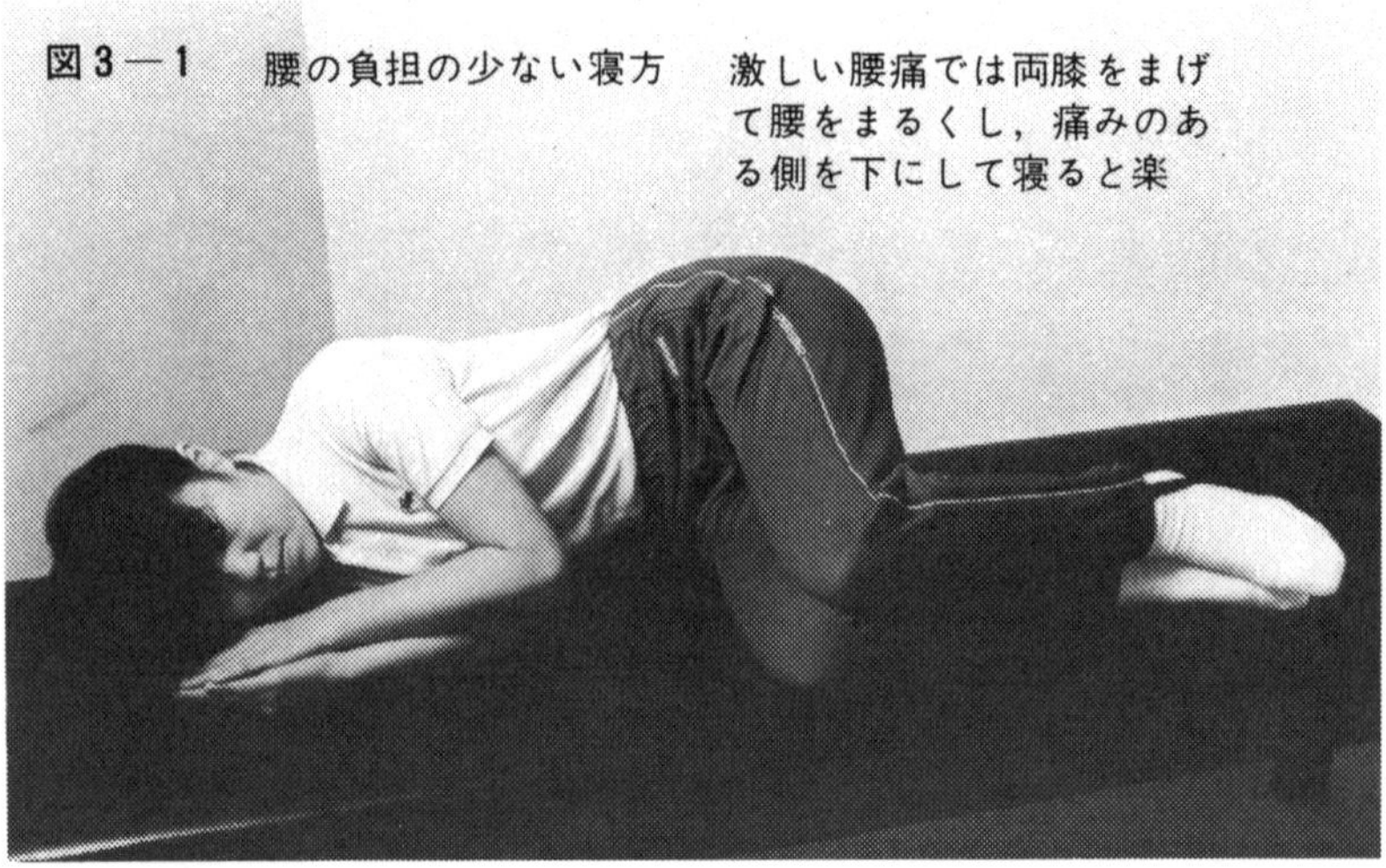

図３―１　腰の負担の少ない寝方　激しい腰痛では両膝をまげて腰をまるくし，痛みのある側を下にして寝ると楽

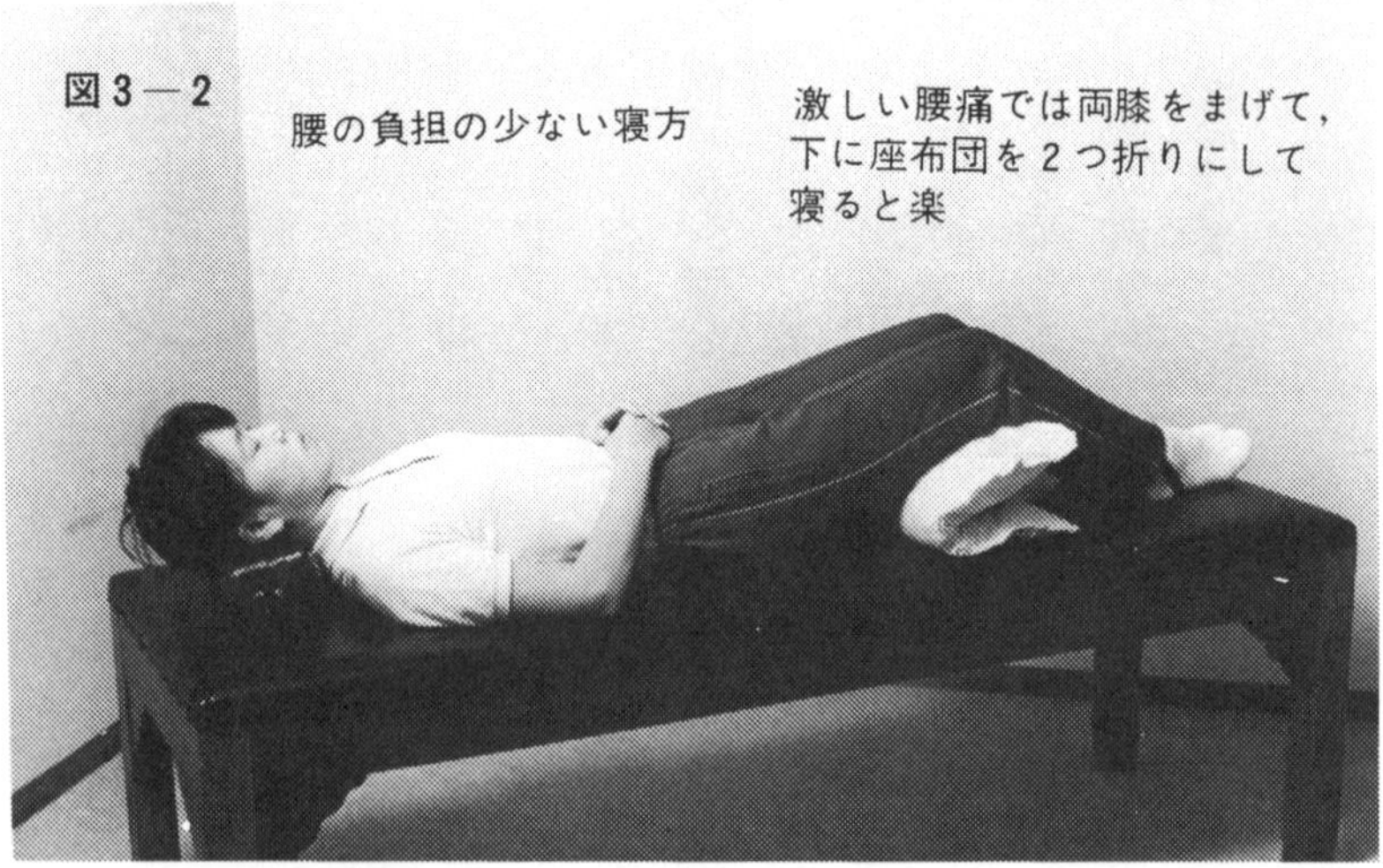

図３―２　腰の負担の少ない寝方　激しい腰痛では両膝をまげて，下に座布団を２つ折りにして寝ると楽

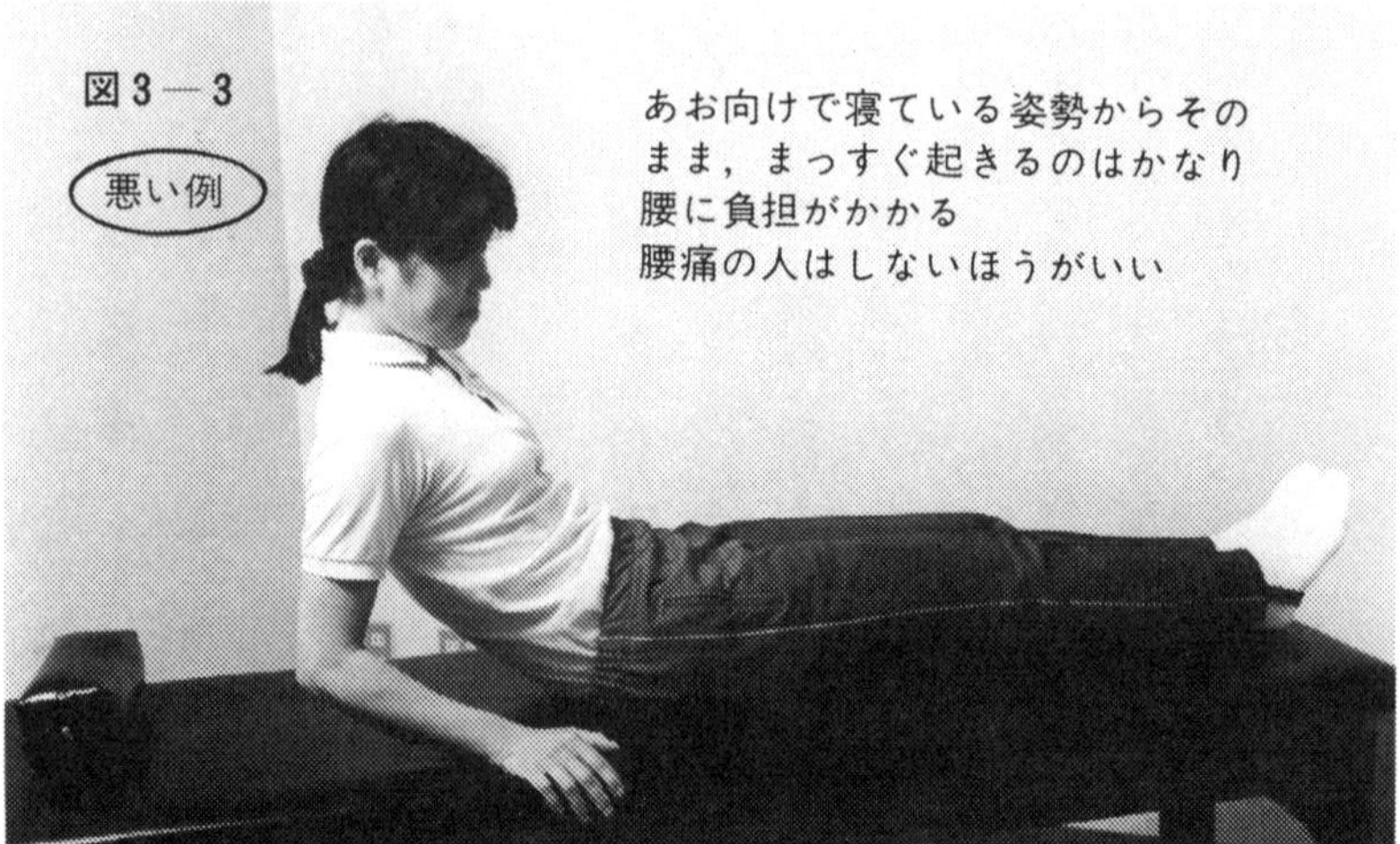

図３―３　悪い例　あお向けで寝ている姿勢からそのまま，まっすぐ起きるのはかなり腰に負担がかかる
腰痛の人はしないほうがいい

図3—4

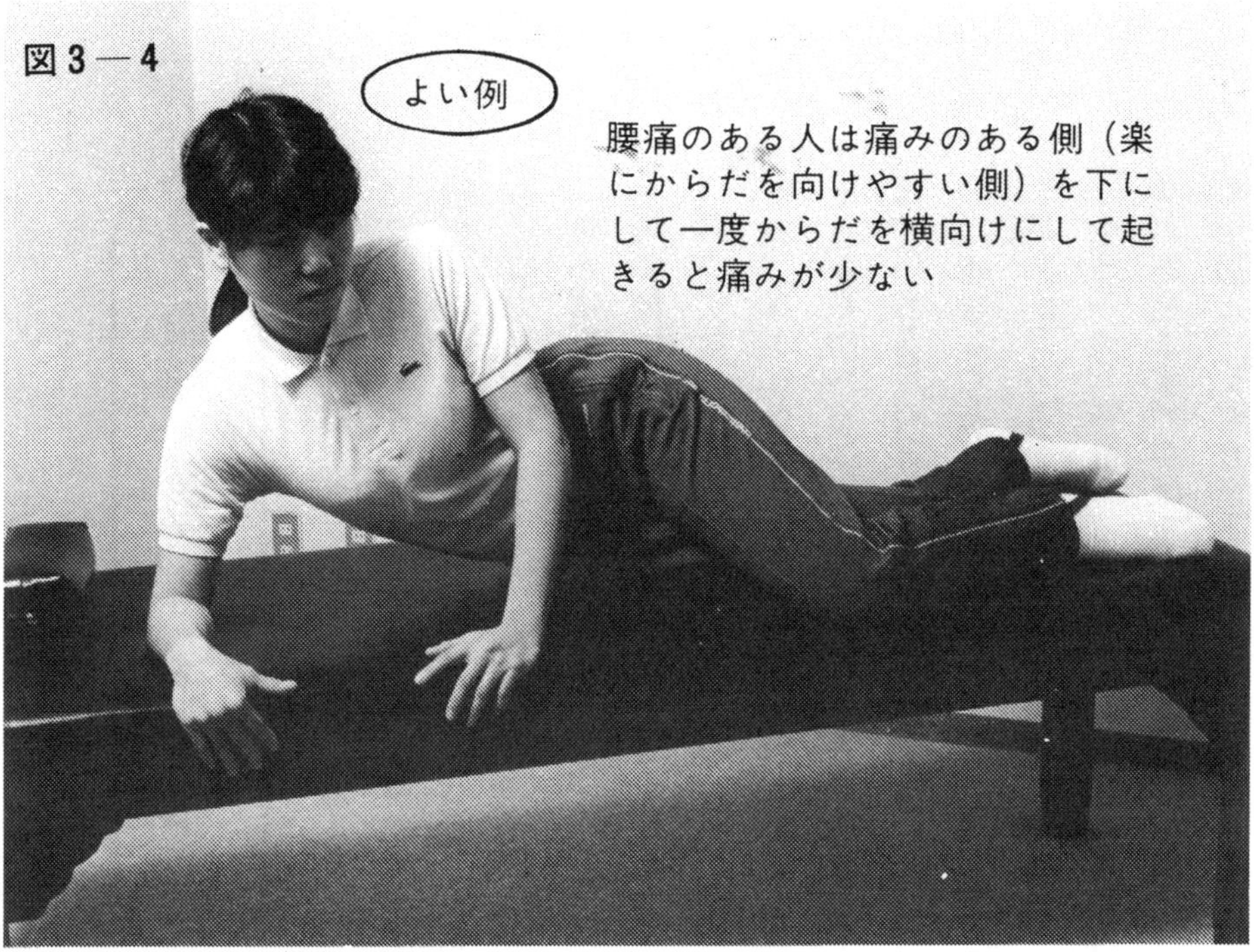

よい例

腰痛のある人は痛みのある側（楽にからだを向けやすい側）を下にして一度からだを横向けにして起きると痛みが少ない

ときと、夜寝る前にするように習慣になるといいですね。お布団の中で簡単にできますから！

さあ、では起きましょう、と図3－3のようにあわててはいけませんよ。これは腰にかなりの負担を生じます。せっかく操法で歪みをととのえたのですから、腰をやさしくいたわりましょう。腰の負担の少ない起き方は、図3－4のように痛みのある側を下にして、一度体を横向けにして（腰全体が痛い人は横に、向きやすいほうを向いて）、起きるようにするといいのです。腰の負担は最小限度にとどめられます。

●靴下は座ってはこう

ギックリ腰をおこす姿勢の中で、比較的多い姿勢は中腰になることです。ストッキングや靴下をはいたり、ズボンに片足を通そうとするときです。腰痛患者中、腰に不安のある人は、中腰の姿勢はできるだけ避けて、椅子に座って靴下をはいたりするといいですね。

通勤・通学時の注意点

準備ができました。さあ、でかけましょう。このとき、足もとは靴が気になります。腰の負担の少ない靴についてはQ＆Aの一八五ページをご覧ください。

◎かばんの上手な持ち方

持ち物は、重いと腰の負担が大きくなるのは当然ですね。できるだけ持たないのがいいのですが、なかなかそういうわけにはいきません。それなら持ち方に気をつけましょう。持ち方では、いつも左右どちらかに片よって持っているのは好ましくありません。バランスよく、交互に持ちかえること、これは当然のことですね。

もう一つ、持ち方で腰の負担の少なくなる方法があります。かばんを持つときは、手指のうち小指と、くすり指と中指と親指で握って持つようにして、**ひとさし指は軽くそえて、力を抜いて他の指と同じように強く握りこまないで、力を抜いて遊ばせること**。この指をまげて強く使うのはドロボウさんのサインですからね。この持ち方にすると、力はよく入るし、肩や腰の負担は少なくなります、ぜひ、覚えてください。

◎正しく歩こう

通勤や通学の途中、交通機関を使うにしても、誰もが必ず歩きます。歩くことは人が動くことの基本ですからね。腰の悪い人の歩き方は、圧倒的に多いのが図3－5のゴリラのような格好です。全腰痛患者の九五％以上は、腰が後湾化して丸くなってくる腰痛です。初めは腰の負担を少なくするための動作であったのが、腰痛が改善されてもこの格好が習慣になっている人が案外多いのです。痛みのある人や、腰がのびない人は無理に正しい歩き方をすると疲れてかえってよくありませんが、操法で歪みをと

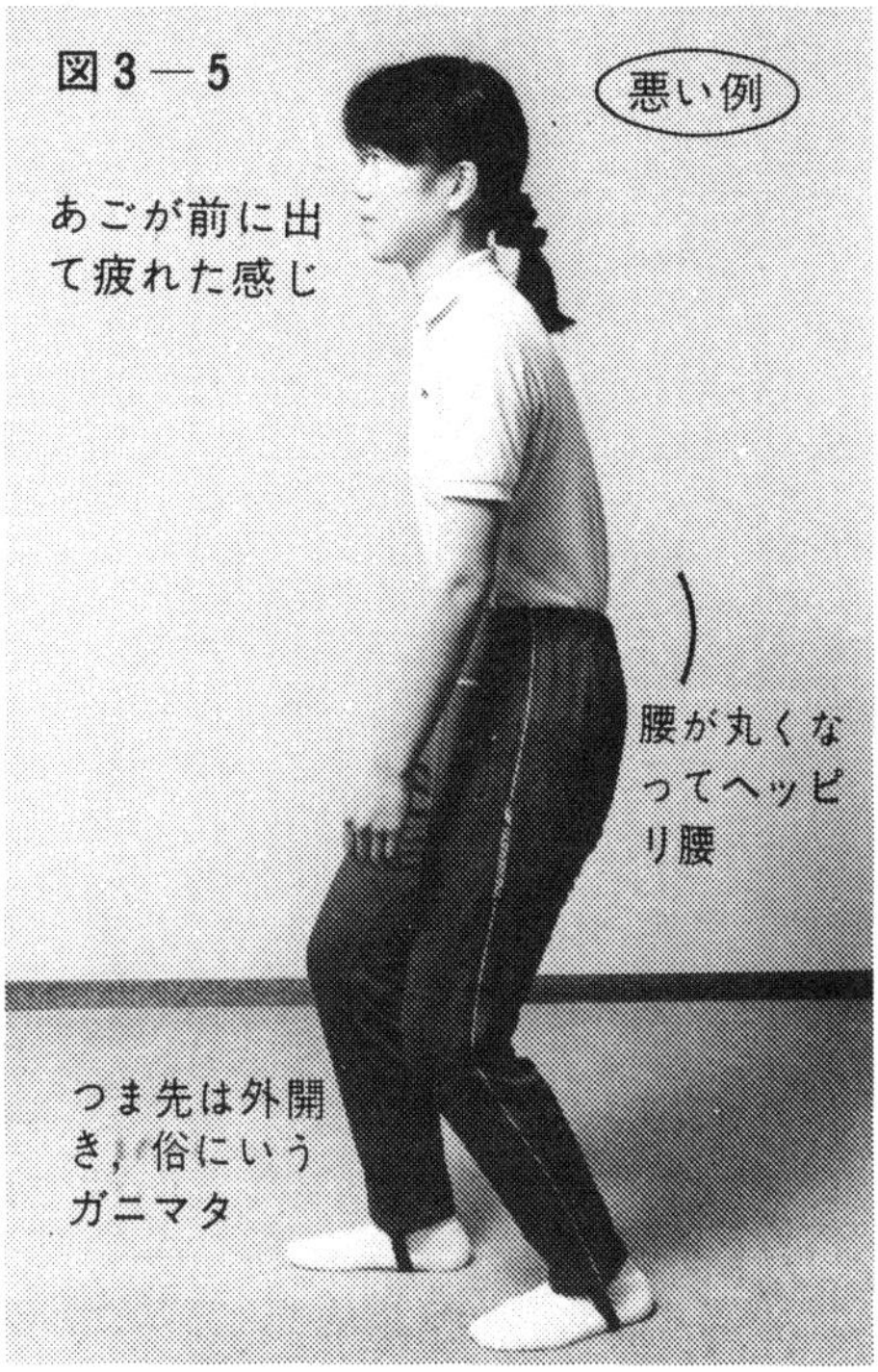
悪い例
あごが前に出
て疲れた感じ
腰が丸くな
ってヘッピ
リ腰
つま先は外開
き，俗にいう
ガニマタ
図3—5

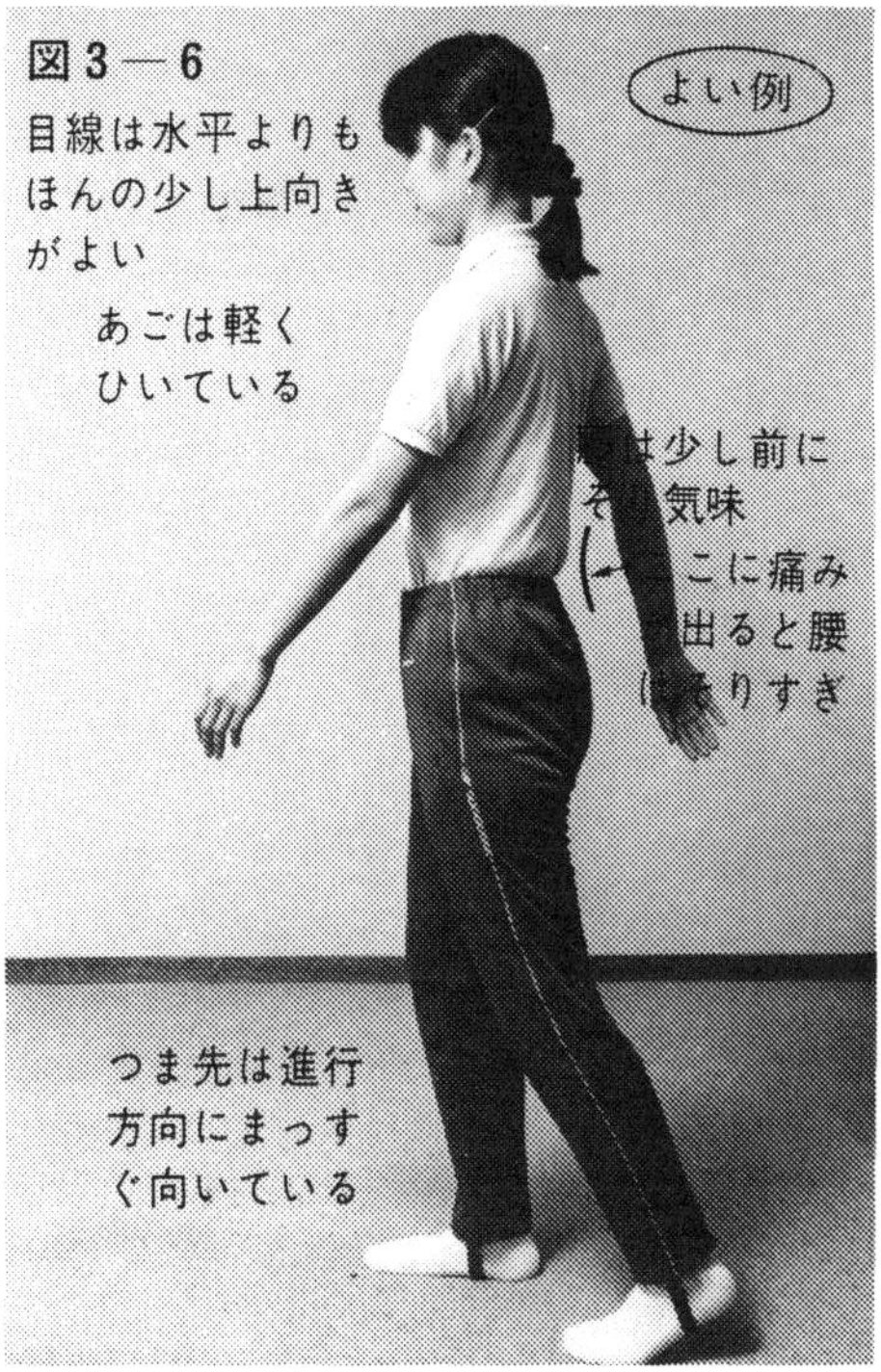
よい例
目線は水平よりも
ほんの少し上向き
がよい
あごは軽く
ひいている
は少し前に
気味
こに痛み
出ると腰
そりすぎ
つま先は進行
方向にまっす
ぐ向いている
図3—6

とのえたり、腰枕をして腰痛が改善してきた人は、正しい歩行を心がけるようにしましょう。

図3－6のように歩くといいですね。姿勢の三大ポイントは首と腰と足もとです。首はあごが少しひけているといいのです。悪い例では、あごが前に出て、みるからに「疲れた」という格好です。朝からこれじゃあ困りものですね。

腰は、生理的前湾といって少し前にそり気味なのが理想的です。正確には、骨盤が水平面に対して前に三〇度傾いているといいそうですが、とてもそこまで気にすることはできません。自分の感じで腰が少しそってお尻がうしろに少しつきでているといいのです。図3－6の矢印のところに痛みが出るのは、逆に腰のそりすぎを意味します。目安としてください。

次は足もとですね。足もとはつま先が両方とも外開きの人や片方が外開きの人、両方とも内またの人と、歩く人をみていると実にさまざまです。極端な人は、「つま先、内・外開き」の操法（一二一ページ参照）を試してみてください。つま先は理想的には進行方向にまっすぐ向いているのがよろしい。体重を、母趾《おやゆび》のつけ根付近にのせるような気持ちで歩くと、うまく歩けます。靴底の減り方も均等化してきます。極端にある部分だけ靴底が減る人は、歪みがある状態です。歩くとき、以上の三点に気をつけて、**気持ちは常に明るく、楽しく、朗らかに希望をもって、という具合に積極的な気持ちになるとウンといいですね**。自然に姿勢もよくなります。このとき目線は水平よりもほんの少し上向きになります。脳波も安定します。ホントかどうかどうぞ実際にやって試してください。

座り方の注意点

●片側だけの横座りはやめよう

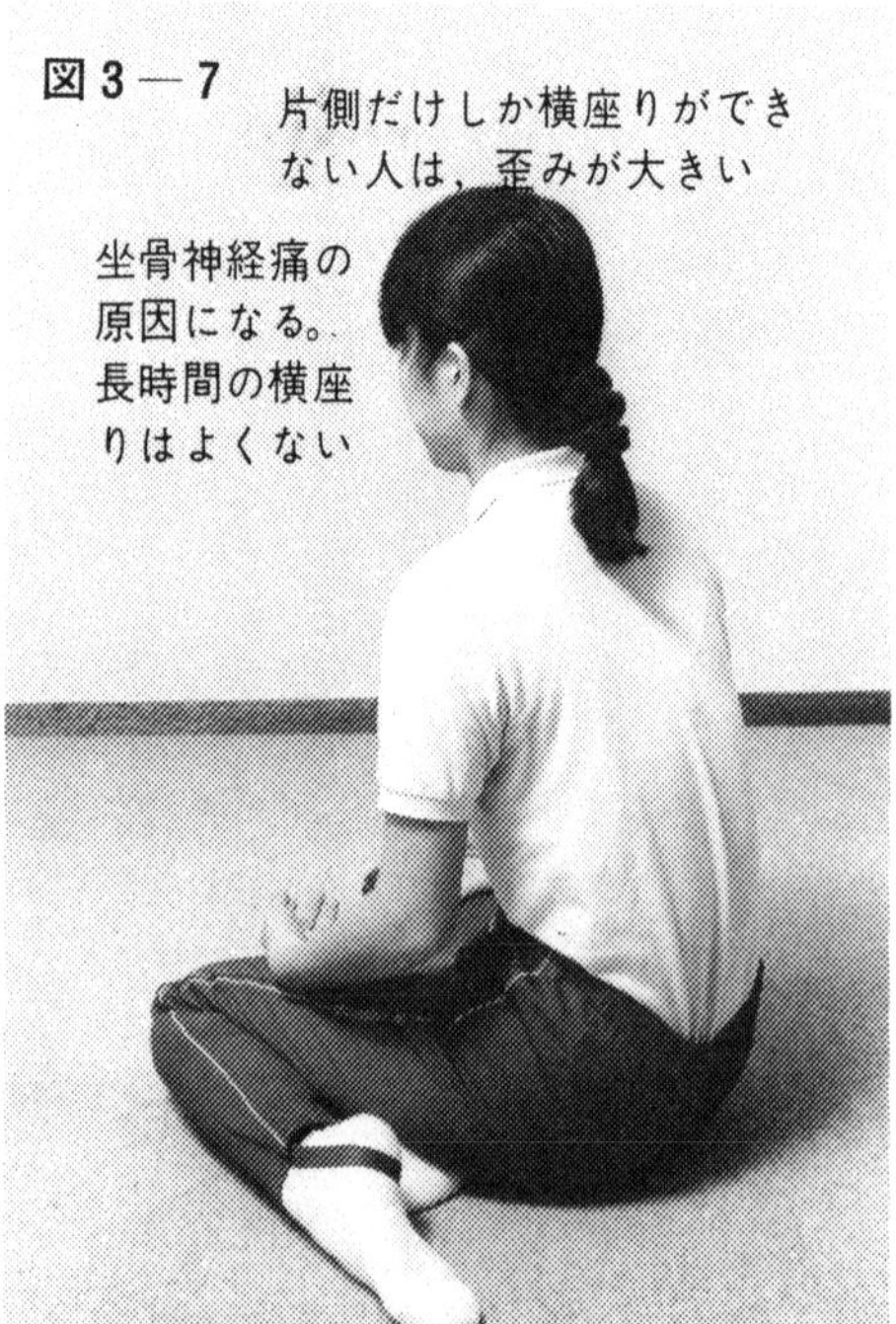
坐骨神経痛の原因になる。長時間の横座りはよくない

図3—7 片側だけしか横座りができない人は、歪みが大きい

日本家屋で暮らしている人は、どうしても座ることが多くなります。そんなとき、腰痛のもとになる座り方は、ぜひ避けてほしいものです。図3－7のような横座り、とくに片側だけしかできない人は、坐骨神経痛になりやすいのです。腰痛になってこじらしている人が多いのです。横座りをして痛みが出たり、シンドイ感じがあるということは、からだがやめてほしいとサインを出しているのですから、やめること。横座りするときは、両側へ交互に足を出し

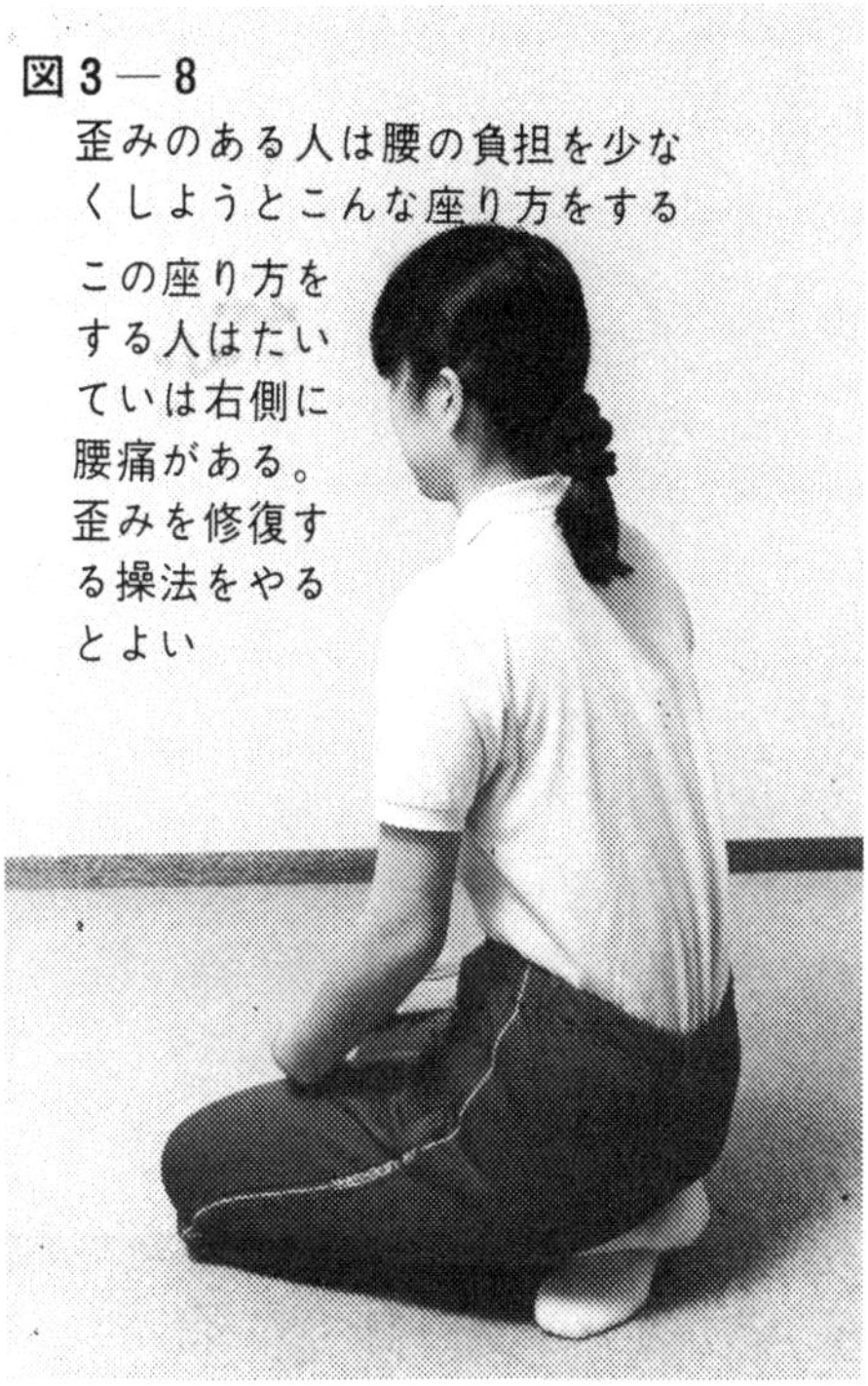

図3—8
歪みのある人は腰の負担を少なくしようとこんな座り方をする
この座り方をする人はたいていは右側に腰痛がある。歪みを修復する操法をやるとよい

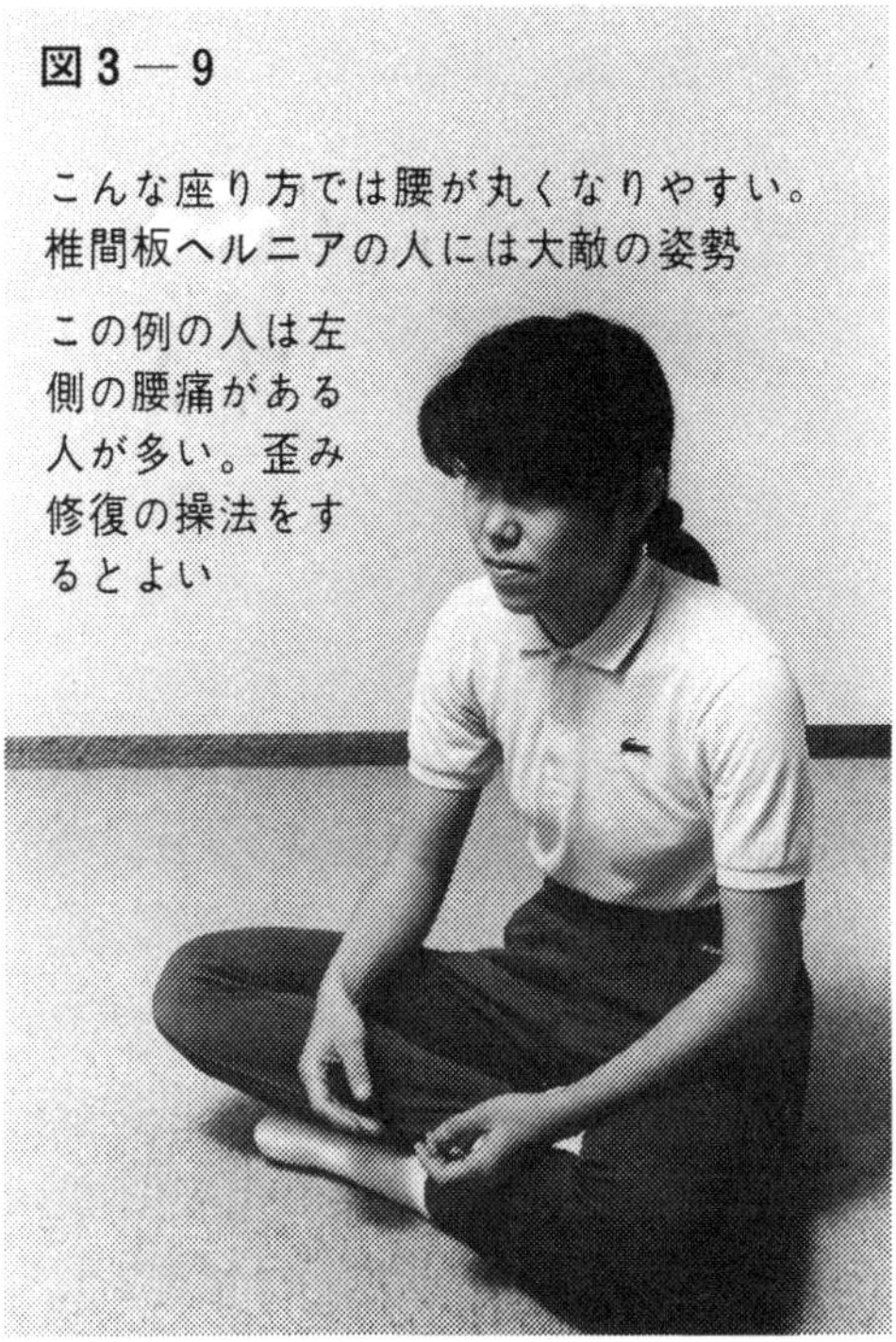

図3—9
こんな座り方では腰が丸くなりやすい。椎間板ヘルニアの人には大敵の姿勢
この例の人は左側の腰痛がある人が多い。歪み修復の操法をするとよい

て、短時間で座り直すようにしておくこと。

この座り方で極端に一方だけしか座れない人は、「足ペタペタ」（一〇一ページ）「膝倒し（両足開き型）」（九一ページ）などを試してみてください。

◎腰が丸くならないように

悪い座り方というのは、腰が丸くなる座り方です。あなたがいつもしている座り方はどうですか。たとえば、次のような人は多いのです。

図3－8のような座り方をする人は、床の方についている足の側、この例では右側に腰痛のある人が多いのですが、「足首つま先上げ」（八二ページ）、「膝の上げ下げ」（一一二ページ）を試してみてください。

図3－9のようなあぐらをかいて座る人では、身体から離れている足の側（この例では左側）に腰痛のある人が多い。「足首つま先上げ」（八二ページ）、「うつぶせ膝上げ」（一〇五ペー

ジ）などを試してみてください。

以上のような座り方は写真でわかるように、腰のカーブに着目しますとすべて腰が丸く後湾化する座り方です。

本来、腰のカーブは前湾でバネの作用をして腰の負担を軽減しているのですが、まったく逆になってきているのです。こんな座り方が楽だなんておっしゃる人は、もう身体のバネもヘタばっているわけです。腰のバネを回復するように、腰枕をするようにしましょう。

腰枕のやり方については一七五ページを参照してください。ヘルニアの人はとくにこんな座り方は大敵ですよ。要注意！

車の運転での注意点

●しがみつくような格好はダメ

車の運転をする職業の人にも腰痛を訴える人が多くいらっしゃいます。

一つは、運動不足で筋力が低下してきていることがあります。これは「筋肉のトレーニング法」の一五六ページ以下を参照するといいですね。

さらには座る姿勢が問題なのです。車の座席では、どうしても腰は丸くなります。これが腰痛の大きな原因の一つになっているのです。

図3－10のように、狭い車内で運転席にしが

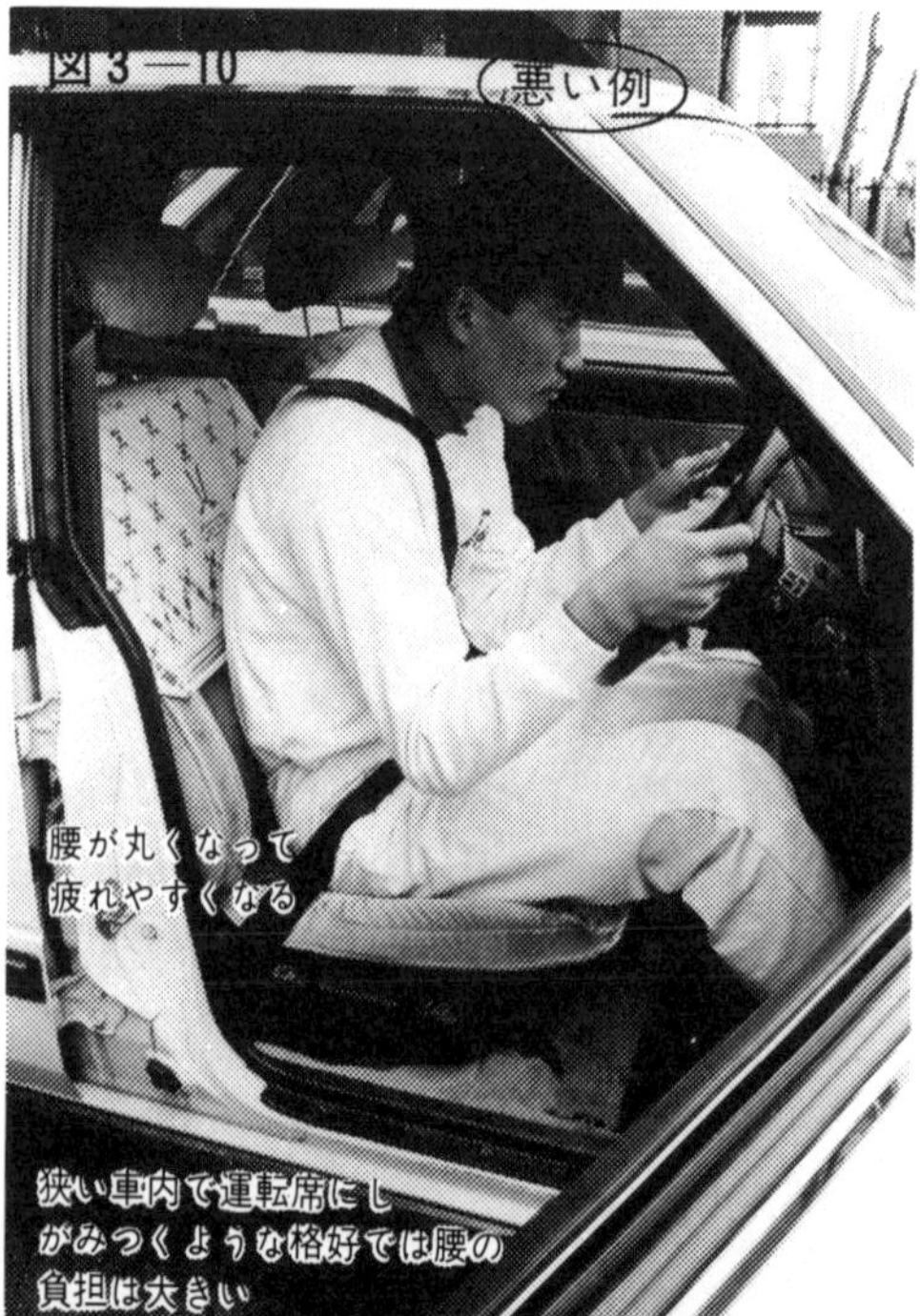

図3―10
狭い車内で運転席にしがみつくような格好では腰の負担は大きい

みつくような格好では腰に大きな負担がかかります。腰は上体の腰にかかる体重を少しそり気味にし、前湾にすることによって負担を軽減しているのです。これじゃあまったく逆になってくるのですから、腰痛になってもあたり前という感じがしますね。

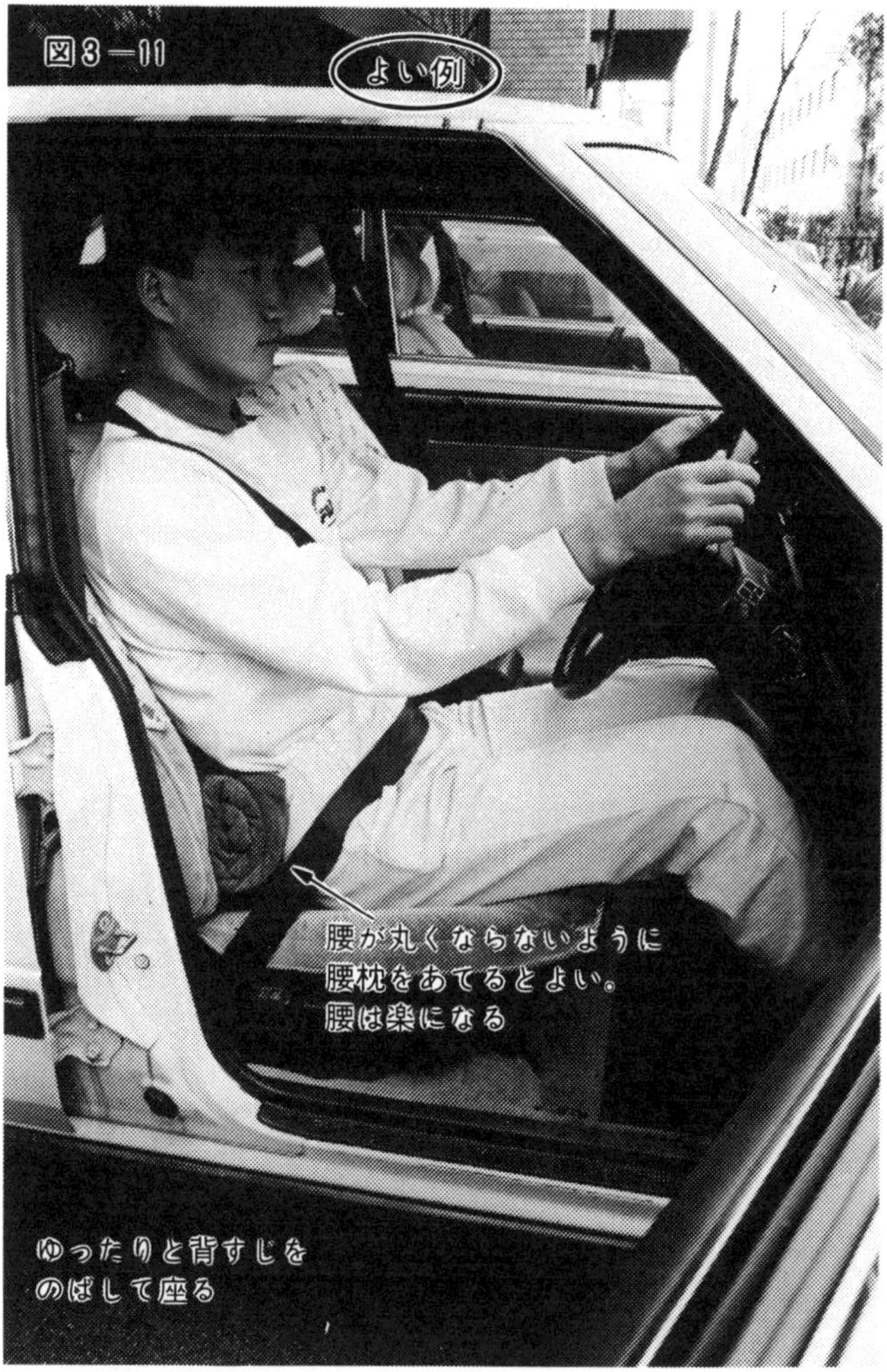
図3－11
よい例
腰が丸くならないように
腰枕をあてるとよい。
腰は楽になる
ゆったりと背すじを
のばして座る

◎腰枕をあてるとよい

よい座り方は、図3－11のように座席にゆったりと座り、身体の力は抜いた座り方です。腰のところをよく見てください。座席の背もたれと腰の間にバスタオルをまいた腰枕をあてています。これが腰が後湾化するのを防ぎ、腰の負担を少なくし、ひいては、腰痛の予防に役立つのです。バスタオルを縦横に四つ折りにしてクルクルと巻きあげたのです。腰枕はこんな簡単なもので充分です。実際に自分の運転席で試してみて、枕の大きさを調節してください。

もし、柔らかすぎて腰の具合がよくなければ、この枕のシンに缶ジュースの空缶を使って、タオルを巻いて使うように工夫するといいですよ。目安は自分が一番楽に運転できる枕をつくること。サイズは個人差がありますからね。

階段の昇降の注意点

腰痛があるときには、階段の昇降がたいへん苦痛になります。こんなときは、図3－12のようにして、階段の端でカニの横ばいのように横向きに昇降をすると案外楽なのです。昇るときも、降りるときも一歩ずつゆっくりとやれば、痛みは少なくてすみます。外見は少し恥ずかしいかもしれませんが、腰の負担を少なくして、早く腰痛を治してしまうのが一番ですから気にしないように！

痛いからと人に手伝ってもらうと、外から余計な力が入るのでその分腰に負担になります。ゆっくり自分一人でするほうがいいですよ。そのほうが楽なのです。

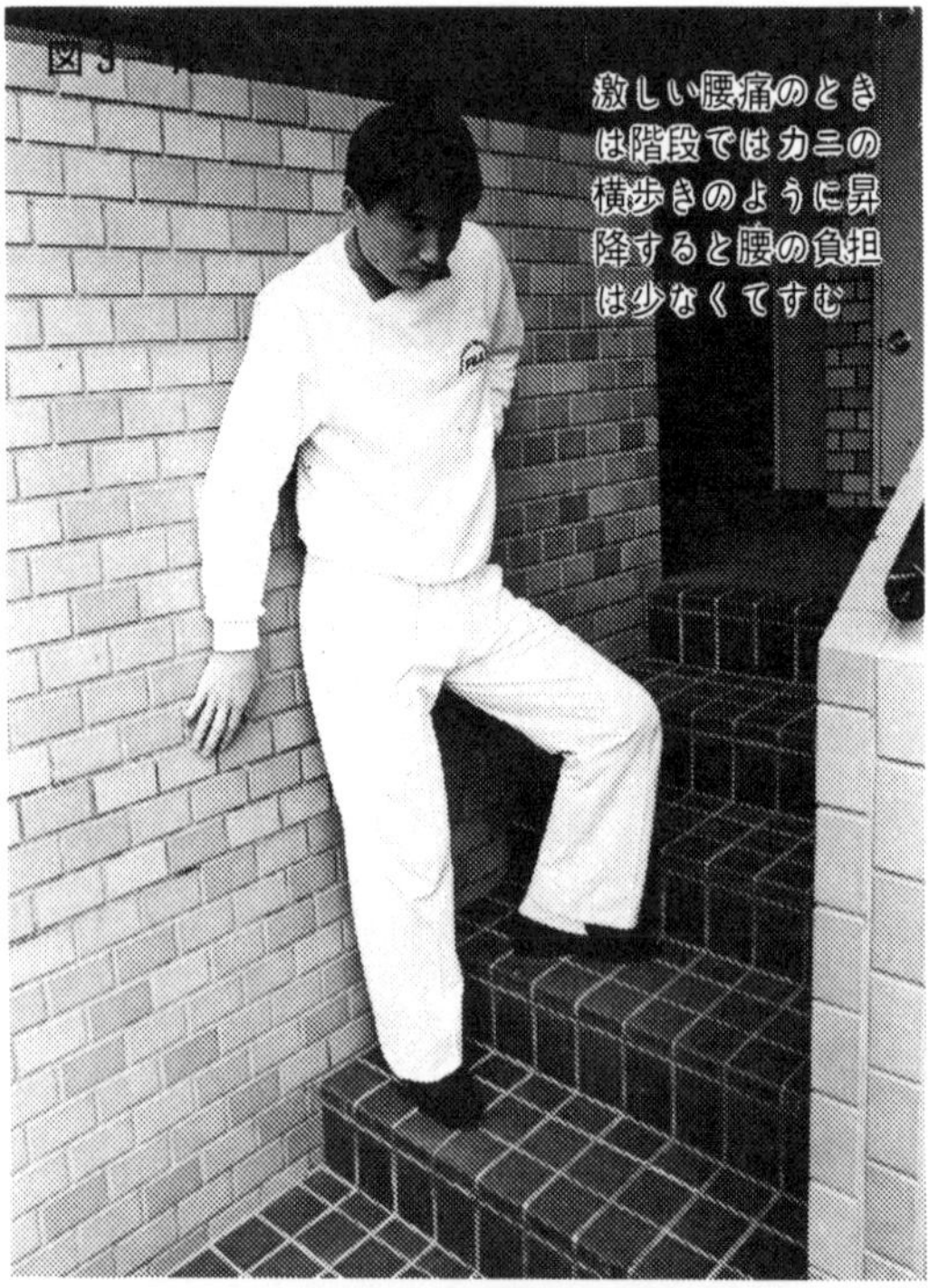

図3

激しい腰痛のときは階段ではカニの横歩きのように昇降すると腰の負担は少なくてすむ

休み時間には〝中腰尻ふり運動〟を

お昼休みなどに、手軽にできる操法を覚えてください。

図3—13

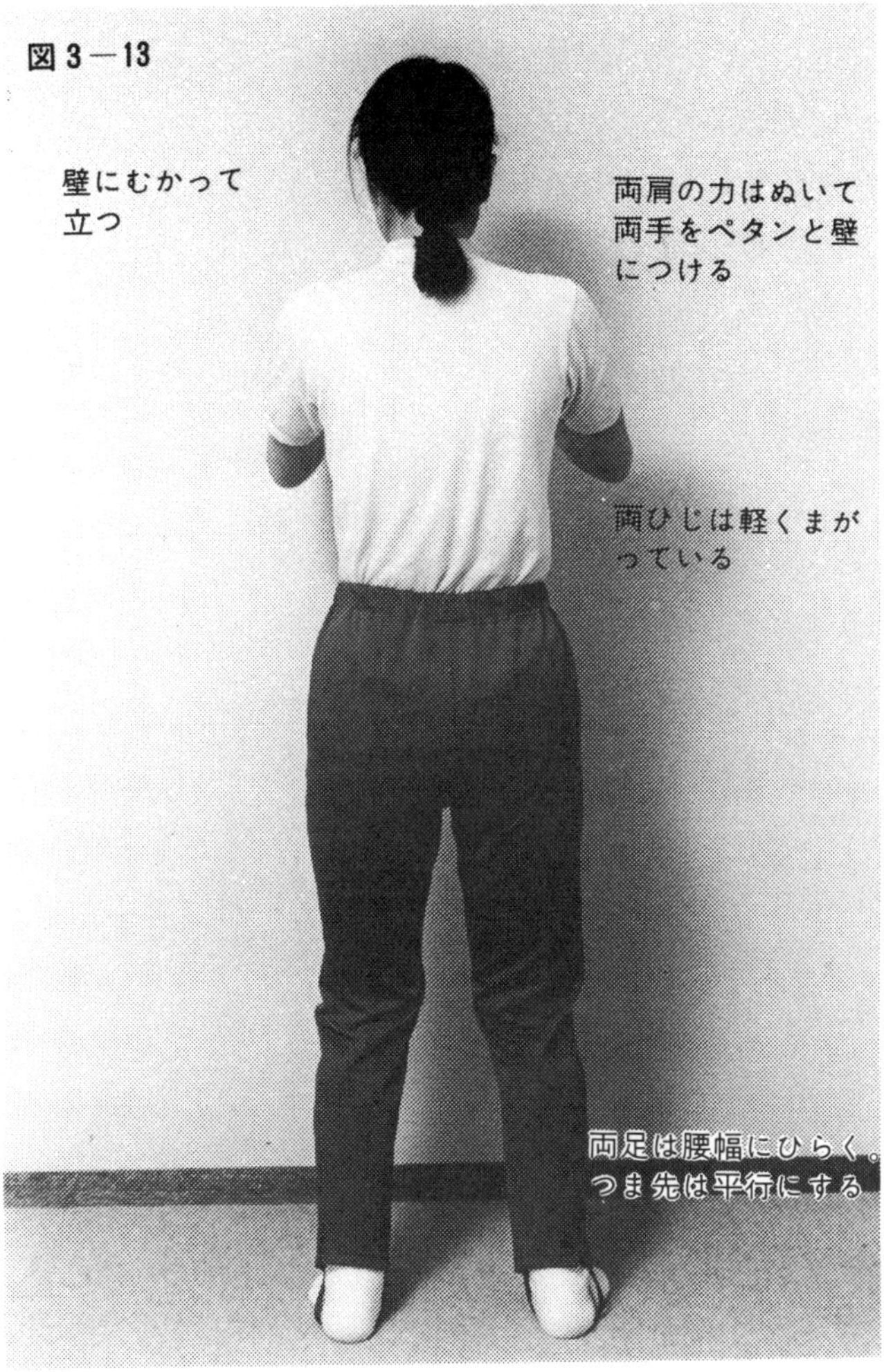
壁にむかって立つ
両肩の力はぬいて両手をペタンと壁につける
両ひじは軽くまがっている
両足は腰幅にひらく。つま先は平行にする

基本運動をマスターして毎日実践するのがウンといいのですが、たまには違った変化のある操法も試してみたいものです。

基本姿勢　壁に向かって立ちます（図3－13）。両足は腰幅にひろげて、つま先を平行にします。両肩の力は抜いて両手を肩の前あたりで壁にペタンとつけます。両ひじは軽くまがっています。

動診チェック　①お尻を左右に動かしてみましょう。図3－14、15のようにゆっくりやってみます。早く動かすとどちらが動きやすいかなどとわかりにくいものです。左右を比べてみてください。

②今度は、お尻をひねりながら左右動かして比較してみてください（図3－16、17）。これも①と同じ要領で左右をみてみましょう。

コメント　動診チェック①②をやってみていかがでしょうか。左右とも同じようにスムーズに動かすことができましたでしょうか。腰痛のある人では必ず左右の変化がみつ

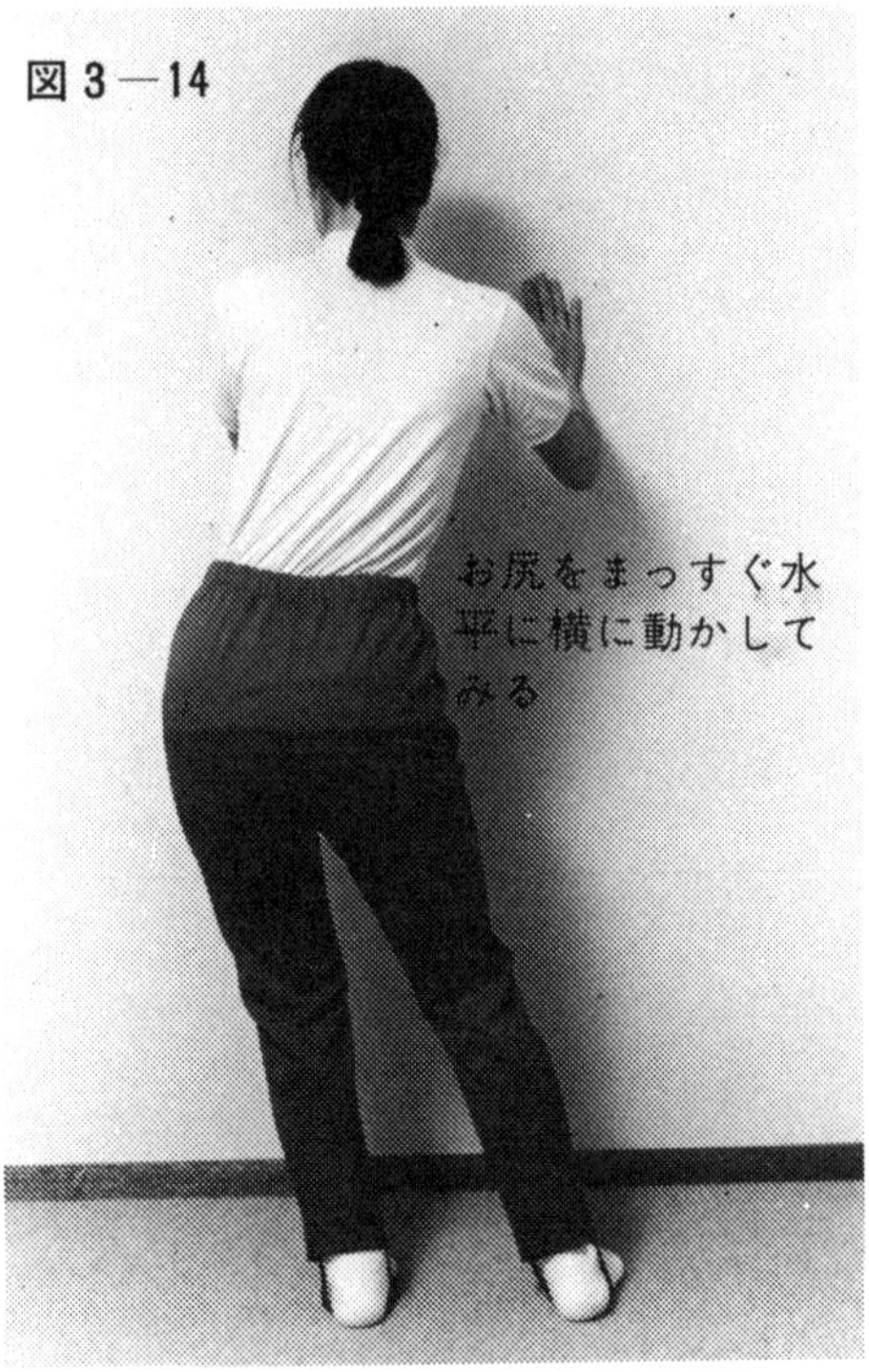
お尻をまっすぐ水平に横に動かしてみる
図3—14

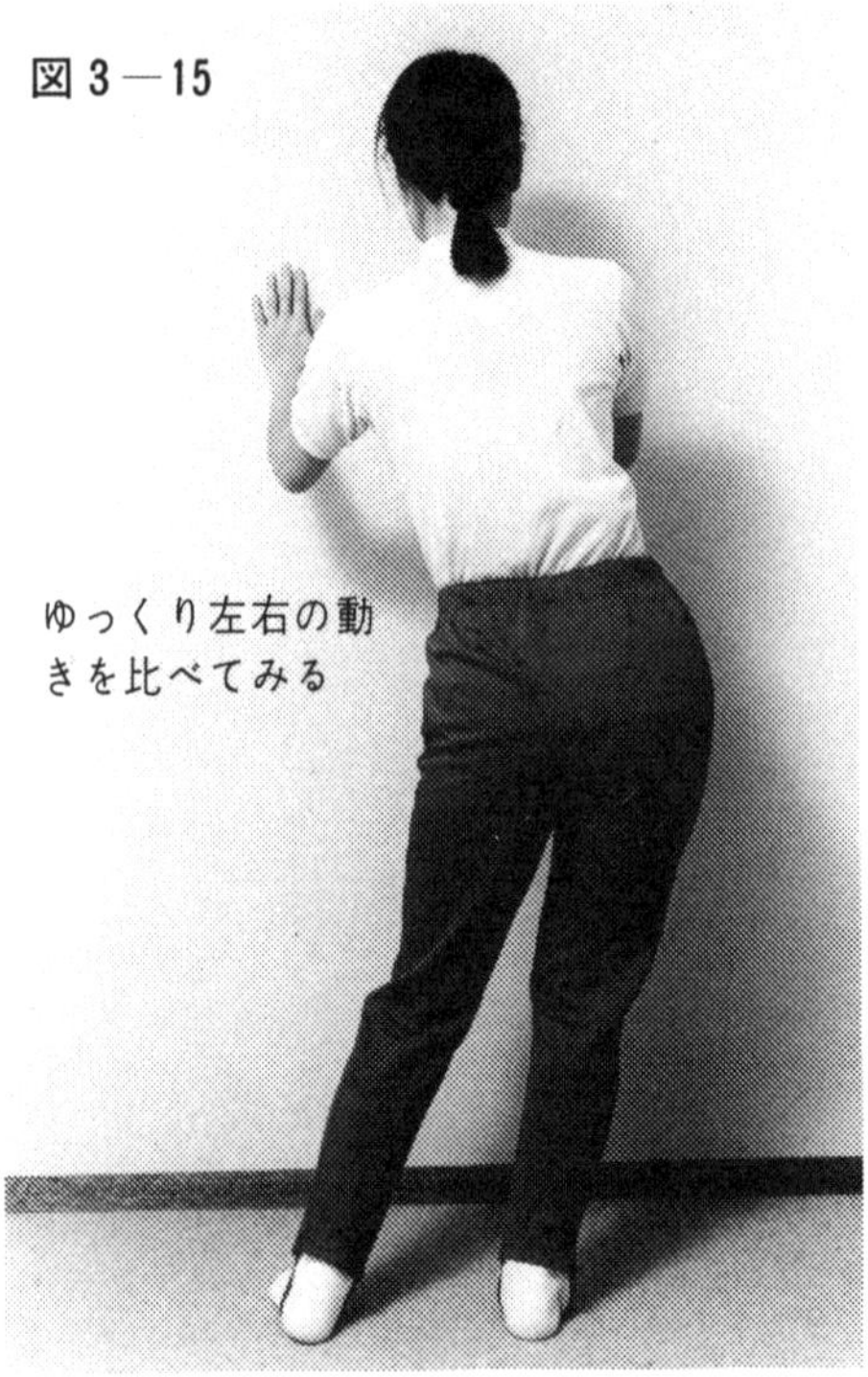
ゆっくり左右の動きを比べてみる
図3—15

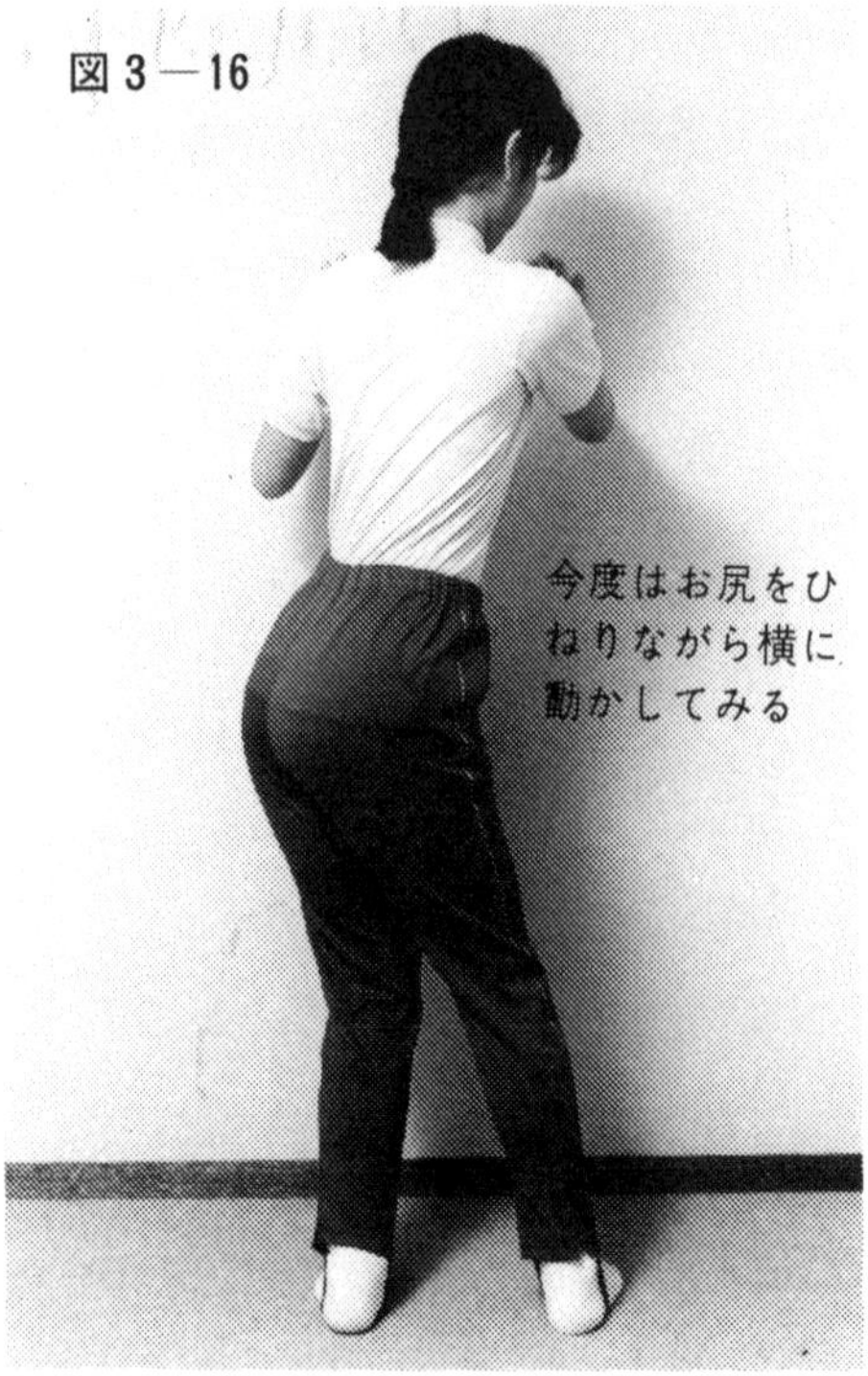
今度はお尻をひねりながら横に動かしてみる
図3—16

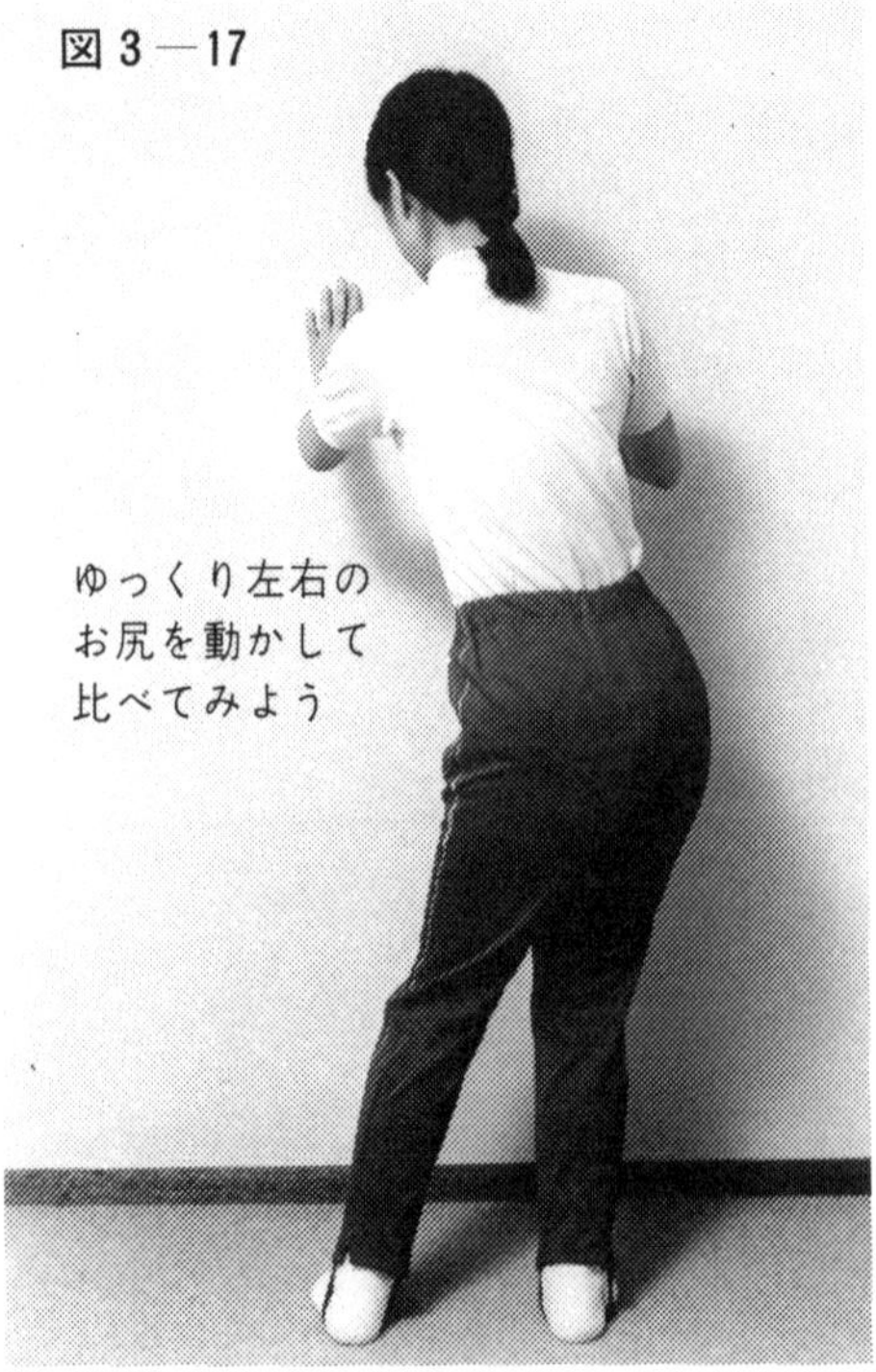
ゆっくり左右のお尻を動かして比べてみよう
図3—17

かります。変化のわかりにくい人は、動診チェックのやり方が力が入りすぎていたか動かすのが早すぎたかのどちらかです。ゆっくり試してみるとよくわかります。気分は、ハワイアンのフラダンスでもするような感じで、楽しくのんびりとやってください。楽しくやらないとなかなか長続きしませんからね。

操　法　痛くない楽なほうにゆっくり息を吐きながら無理なくいけるところまでいきます。そこでタメをつくって脱力します。両膝を少しカクンとまがるように力を抜くと、全身の力を抜きやすいのです。脱力がむずかしいと思われる方は、いけるところまでで深呼吸して、同じ要領でゆっくりもとの位置までもどるようにしてもよいでしょう。やりやすいほうを多く五〜六回します。さらにやりにくいほうも二〜三回窮屈なく痛みのでないところまでならやってもよいでしょう。動診チェック①で変化があれば①のやり方で、②なら②のやり方で操法をしてください。ゆったりした気分でやってください。腰痛は楽になってきます。

夕食後の過ごし方

▨入浴後には基本運動をぜひどうぞ

ようやく、一日の仕事も終えて帰宅となりました。心身ともに疲れ果てて、という方が多くいらっしゃることでしょう。でも、面倒がらずにその日の疲れをとるためにも、操法をやりましょう。

時間は多くかけなくてもいいのです。毎日少しずつやればいいのです。基本運動などはテレビを見ながらでもできますよ。根気よく続けること。必ず腰痛と「さよなら！」できるようになります。操法は入浴後のからだのほぐれているときがいいですね。食後すぐではからだは動

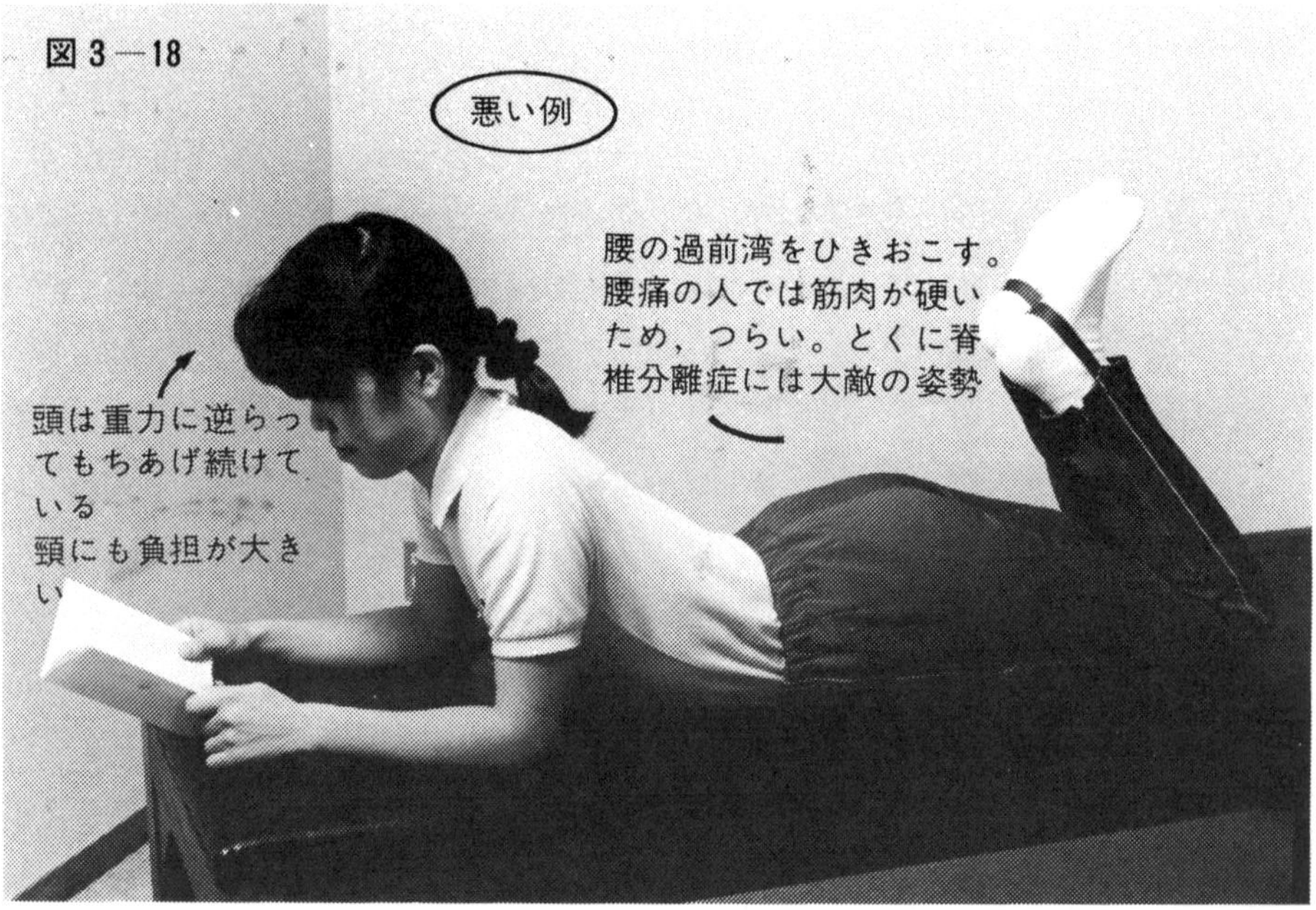
図 3―18
悪い例
腰の過前湾をひきおこす。
腰痛の人では筋肉が硬いため，つらい。とくに脊椎分離症には大敵の姿勢
頭は重力に逆らってもちあげ続けている
頸にも負担が大きい

きが鈍くなります。反応も遅いのです。やり方は、操法の実際編を参照してください。自分で気に入った操法をするとよいでしょう。

腰痛の人に大敵な読書姿勢

ところで、食後のだんらんの時はリラックスして読書する人も多くいらっしゃることでしょう。でも、図3―18のようにして本を読むのはいけませんよ。腰も頸も負担になってきます。とくに脊椎分離症や脊椎すべり症の人には大敵の姿勢です。見た感じでもお行儀が悪いですしね。

2 仕事別の予防法

主婦の仕事

家庭の主婦の方には腰痛もちの方が多くいらっしゃいます。予防のため、再発防止のため、家事のときの正しい姿勢をマスターしてください。

台所仕事での正しい立ち方

主婦に限らず、立って仕事をする人は実にたくさんいらっしゃいます。店員さん、スチュワーデス、車掌さん、学校の先生、ホテルマン、ちょっと数えるだけでも実にたくさん例があがってきます。ですから、以下に述べることは、立ち仕事一般に共通です。

ところで立ち仕事というのは、実に重労働なのです。だから、腰痛に悩む人も多いのです。それでは、腰痛になった人の立ち仕事の姿勢はとみてみますと、図3－19のようなかっこうで仕事をしているような人が大部分です。現在は腰痛もちでなくても、その予備軍の人たちの姿勢がこれです。これではいけません。いくら腰痛の治療をしたところで、とても腰痛と縁を切ることはできません。

正しい立ち仕事の仕方は、右手を使う人では、足さばきは図3－20のようにすること、これが立ち仕事の身体の使い方ルールです。

①足は腰幅にひらいて立つ。

②右利きの人は、左足に対して右足を約半足

長ていどうしろに引いて立つ。
③つま先は平行にして立つ（つま先を外側や内側に向けない）。
左手を使うときでは足さばきはこの逆になります。腰痛にならないで立ち仕事をしている人は、自然にこの身体のルールをマスターし、実践している人です。この立ち方を試してみて、腰の負担が軽くなることを体感して習慣化するように心がけてください。

掃除機を使うときも同じです。右利きの人は、右足をうしろに引いて掃除するといいのです。左利きの人はもちろんこの逆になります。

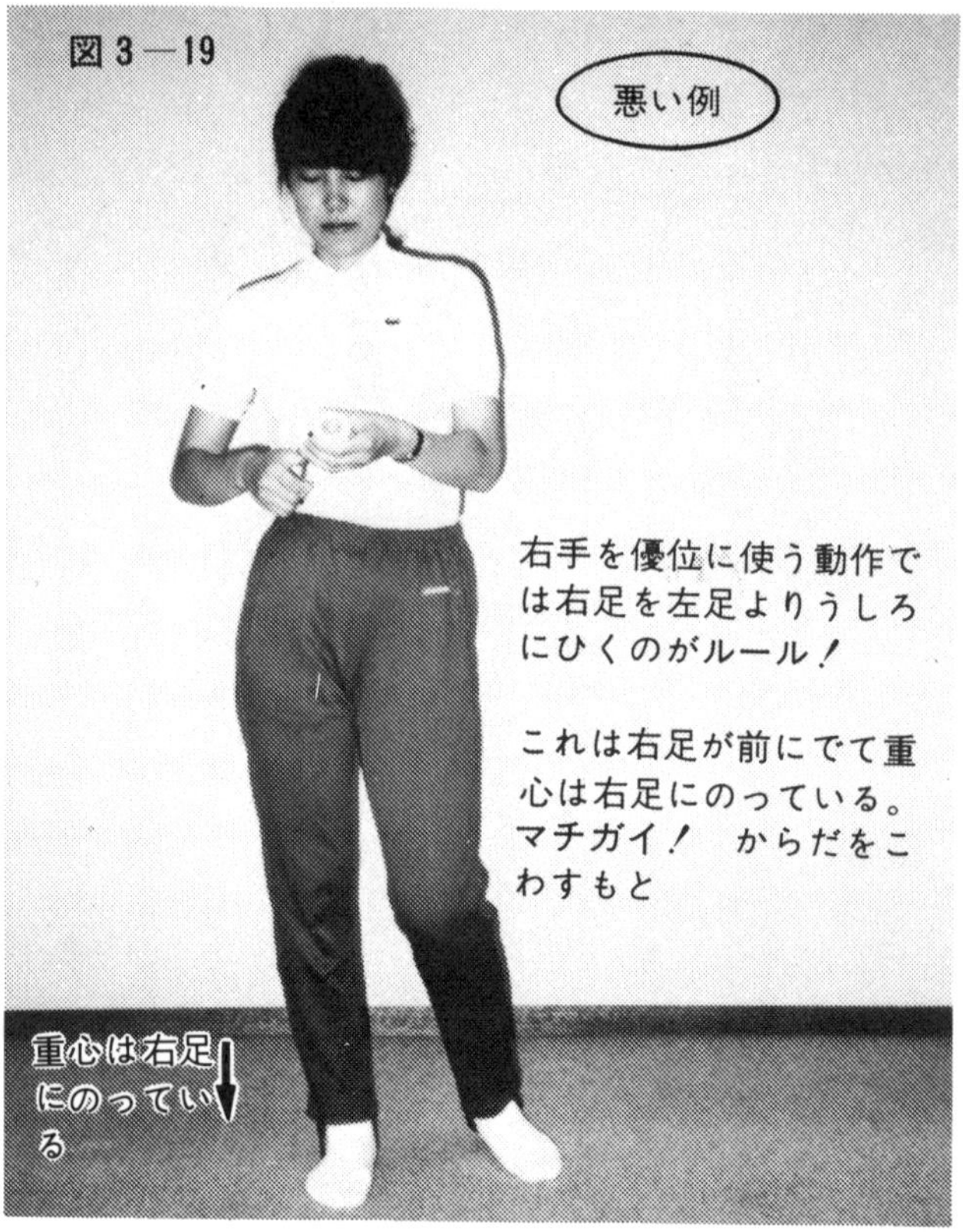
悪い例
右手を優位に使う動作では右足を左足よりうしろにひくのがルール！
これは右足が前にでて重心は右足にのっている。マチガイ！　からだをこわすもと
重心は右足にのっている
図3—19

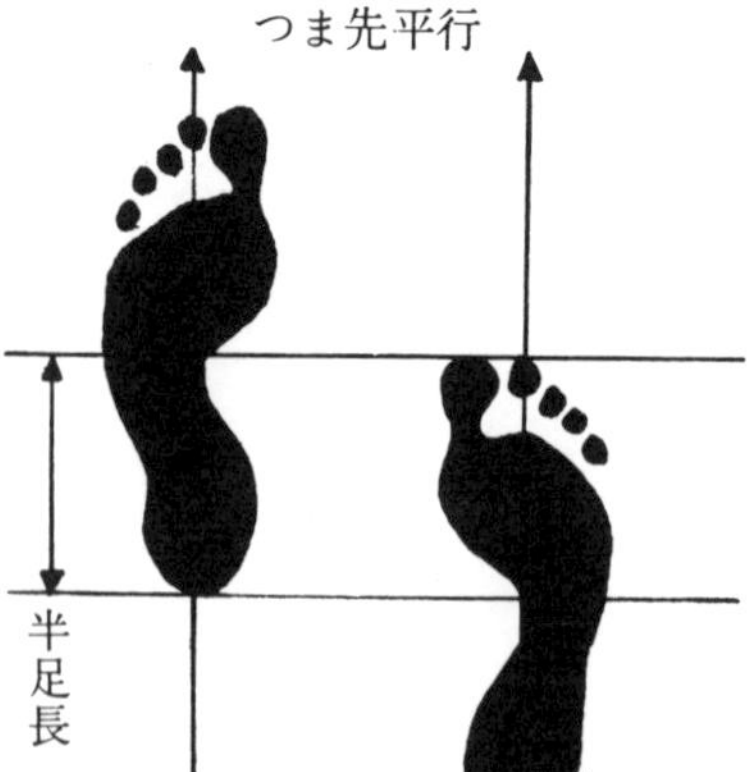
つま先平行
半足長
肩幅
図3－20　正しい立ち方

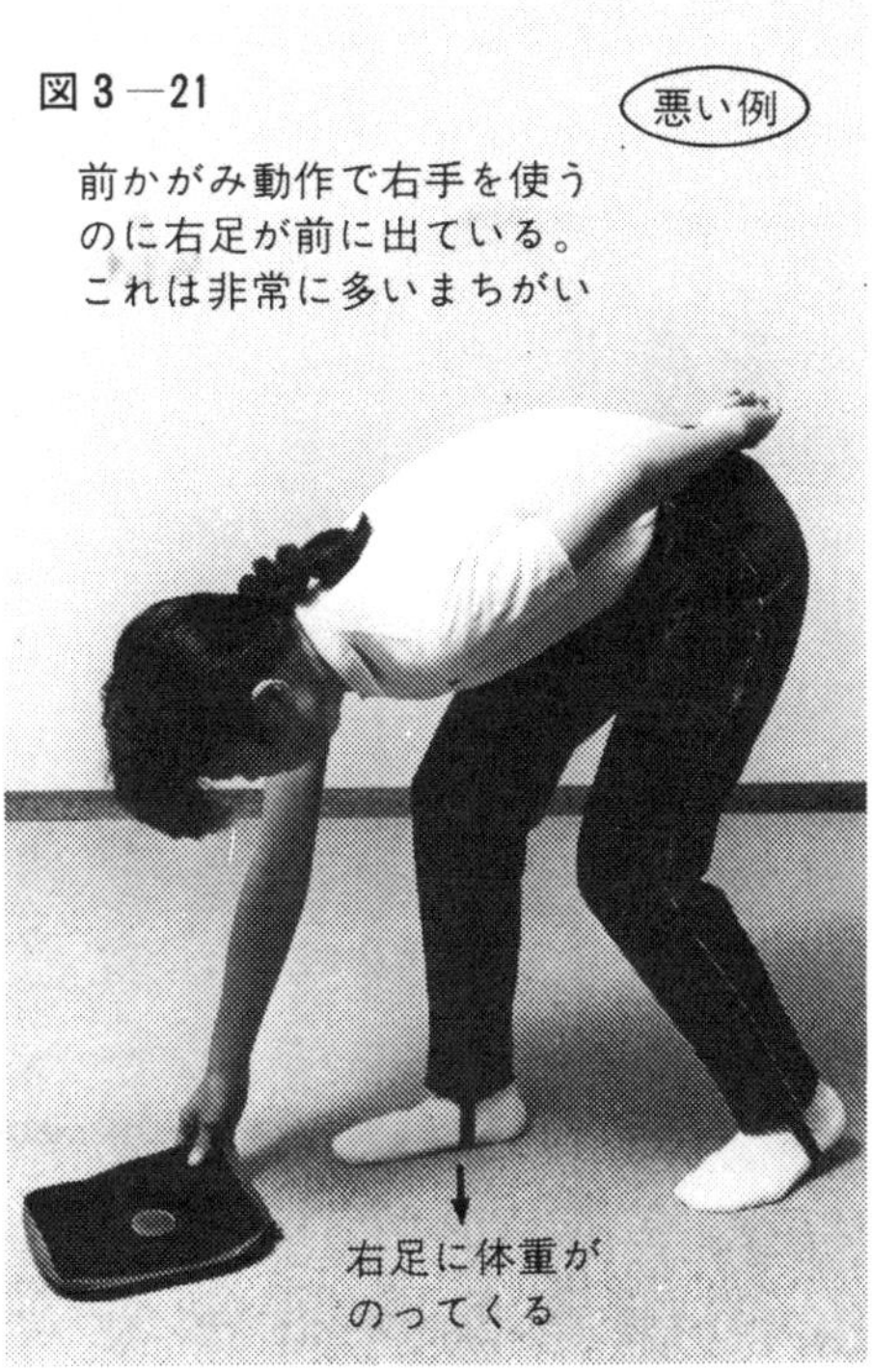
悪い例
前かがみ動作で右手を使うのに右足が前に出ている。これは非常に多いまちがい
右足に体重がのってくる

図3—21

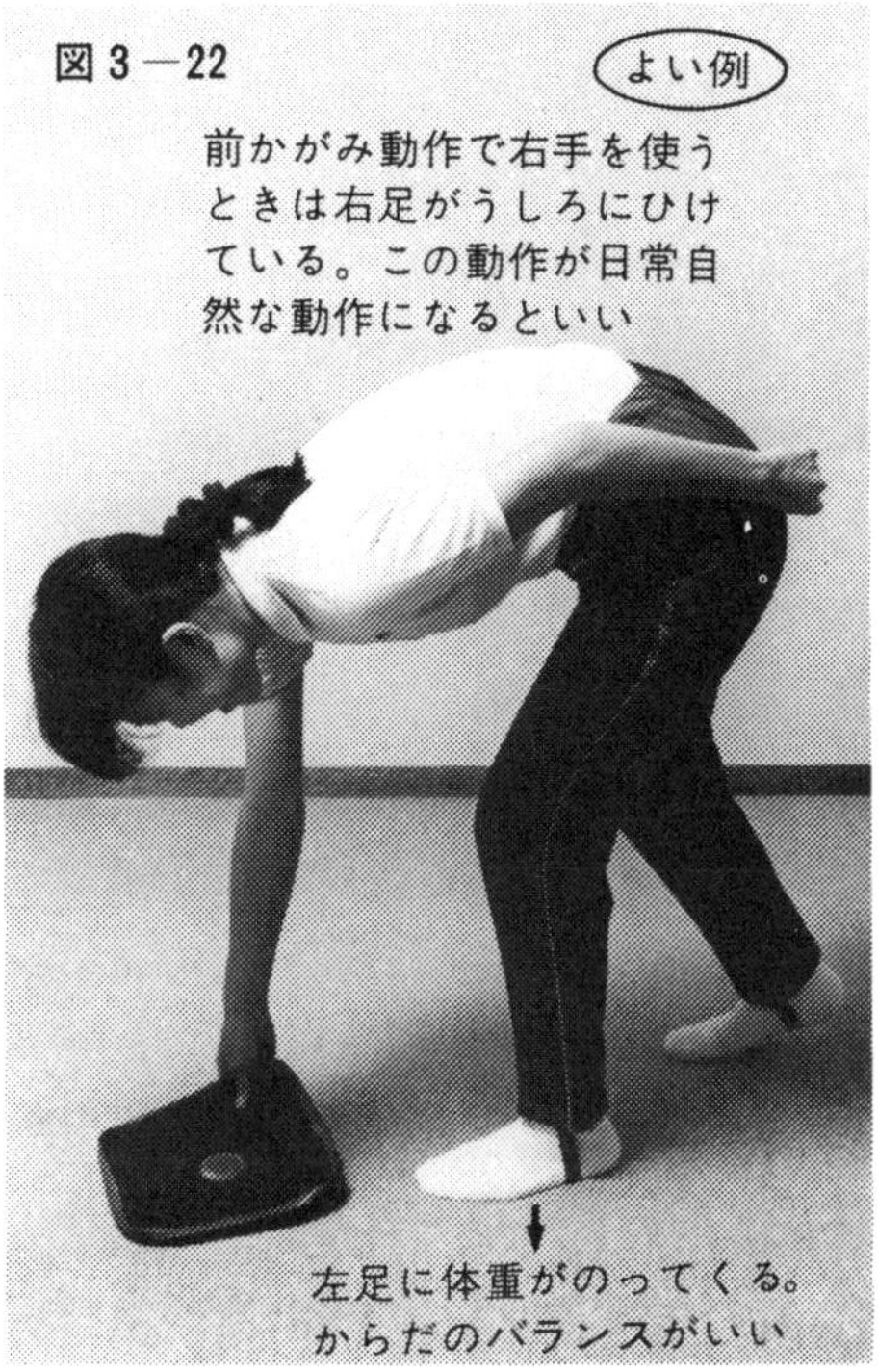
よい例
前かがみ動作で右手を使うときは右足がうしろにひけている。この動作が日常自然な動作になるといい
左足に体重がのってくる。からだのバランスがいい

図3—22

●前かがみで物を拾うときはこうする

実は、全腰痛のうち圧倒的に多い動作のまちがいがこの動きの中にあるのです。ついうっかりギックリ腰になった、なんていう人のいうことに耳を傾けて調べてゆくと、ほとんどの方はこの動作に問題があるようです。直接的にこの動作で腰痛にならなくとも、この動作が腰痛をおこす下地になっていることが非常に多く見受けられるのです。その例が図3－21です。

一見すると、何のとりとめもない単純な動作じゃないか、と思われるのですが、「私は、これで腰痛になりました」とからだに書いてあるのです。この動作は、右手を使うのに右足を前に出して物を拾おうとしています。実際に自分で試してみるとよくわかるのですが、この動作では、全体重のほとんどが右足にのってきます。からだは左にねじれて左右全身のバランスはくずれ、からだのあちこちに歪みをつくってしまう動きなのです。この動作は必ず避けるようにしてください。

では物を拾う前かがみ姿勢で、どんな動作がいいかという問題になります。図3－22をご覧ください。このようにするとよいのです。右手で物をとろうとするときは、必ず右足がうしろにくるようにします。この動作では重心は左足に自然にのるようになってきます。からだ全体は平均してバランスをこわさず、安定し歪みも発生しません。この動作が日常のなにげない動作の中に、自然にできるようになるともう、操体をマスターしてきたことになります。

事務仕事

●椅子の正しい座り方

事務仕事を一日中やっていらっしゃる人では、ついつい仕事に熱中して、変な格好が習慣

図3—23

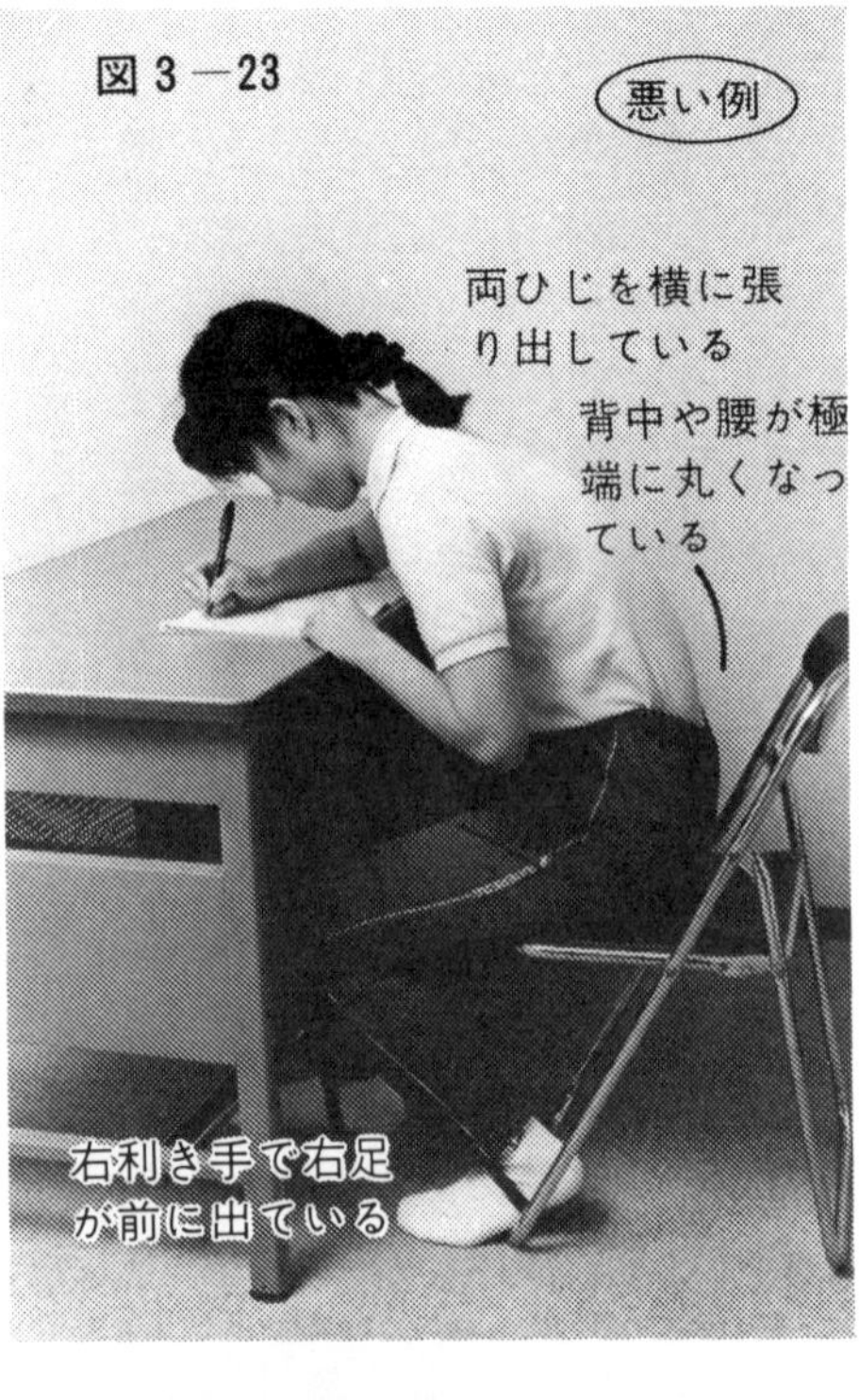
悪い例
両ひじを横に張り出している
背中や腰が極端に丸くなっている
右利き手で右足が前に出ている

図3—24

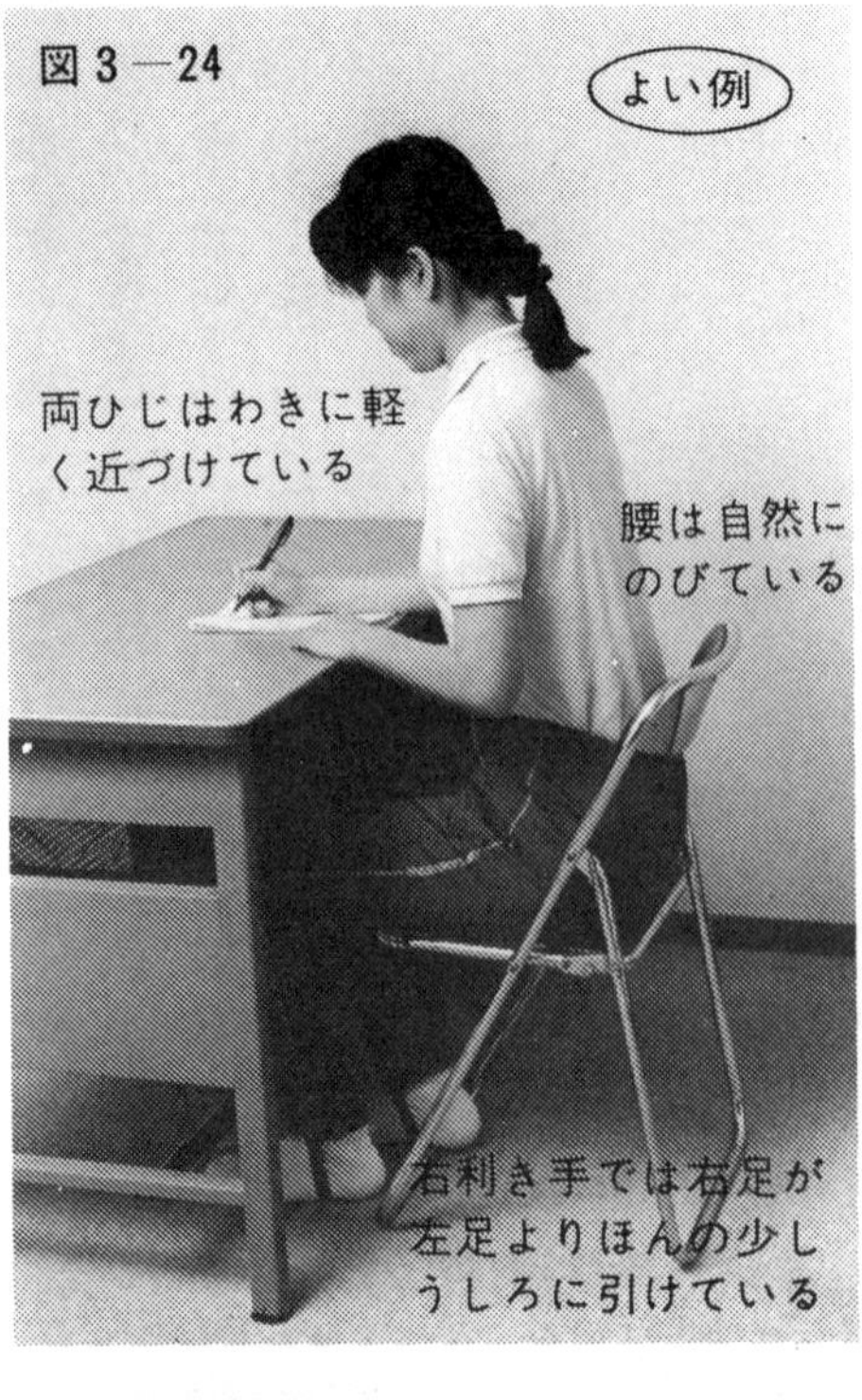
よい例
両ひじはわきに軽く近づけている
腰は自然にのびている
右利き手では右足が左足よりほんの少しうしろに引けている

になっていることが案外多いのです。図3－23のように座って、両ひじを張って、腰は丸くなって右足は前に出ている人です。ご自分の仕事の格好と見比べてみてください。いかがでしょうか？　こんな悪い姿勢が習慣化しているようでは腰痛になっても、当然ですよ。

正しい姿勢は図3－24のように①両ひじは張らず脇に近くあって、②腰はスッとのびて、③足もとは右足が左足よりほんの少し引けていること。右手を使うときは右足が、左手を使うときは左足が、ほんの少し引けていることがからだのルールです。それができていると、腰の負担もかなり少なくなります。

椅子は理想的には、からだのカーブにそった背もたれのあるようなのがいいですね。机は水平よりも製図台のように奥ゆきが高くなる斜面になっているのが、背すじがのびて、腰の負担も軽減できます。机と椅子の位置関係は、あごを少し引いているくらいで仕事ができるくらいがちょうどいいです。

◉椅子から立ちあがるときの注意

長時間座った姿勢でいると、腰はどうしても後湾し丸くなってくるものです。周囲の筋肉は、この姿勢で緊張が強いられて、**適応性短縮**という反応をおこします。要するに、筋肉がちぢんだままで硬くなって、急には緩まないのです。こんなとき、図3－25のように不意に立ちあがろうとすると、皆さんは、思わず腰に手をやり、顔をしかめてアイテテッと口走ることになります。こんな立ち方は腰痛をひきおこす原因になります。正しい立ち方は、図3－26、27、28のような連続写真でご覧になるとよくわかりでしょう。

立ちあがる前に、さらに腰を丸くして五～一〇秒ていどジッとするのです。ここがコツなんですよ。よく覚えてください。それから前のほ

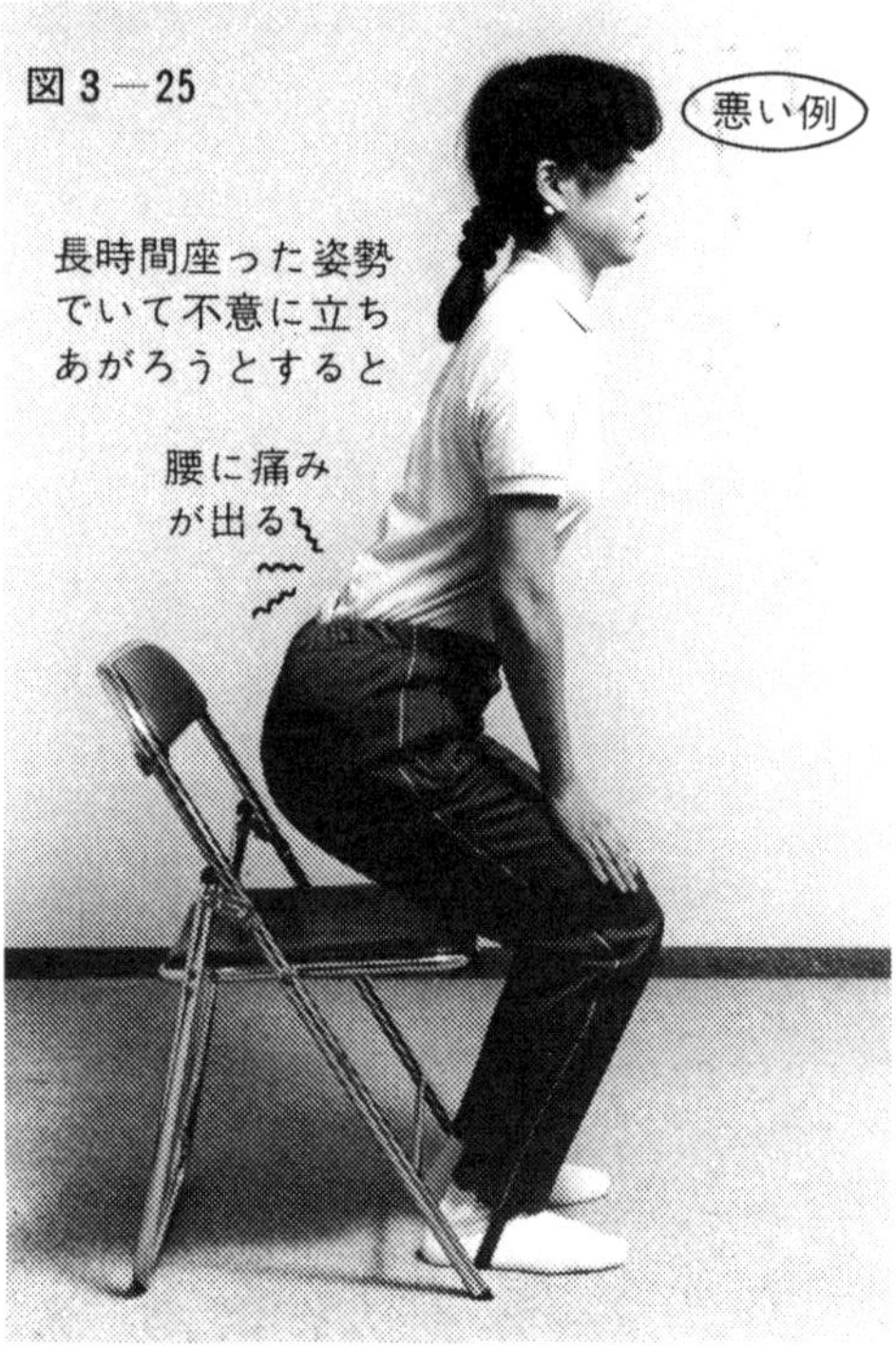
悪い例
長時間座った姿勢
でいて不意に立ち
あがろうとすると
腰に痛み
が出る
図3—25

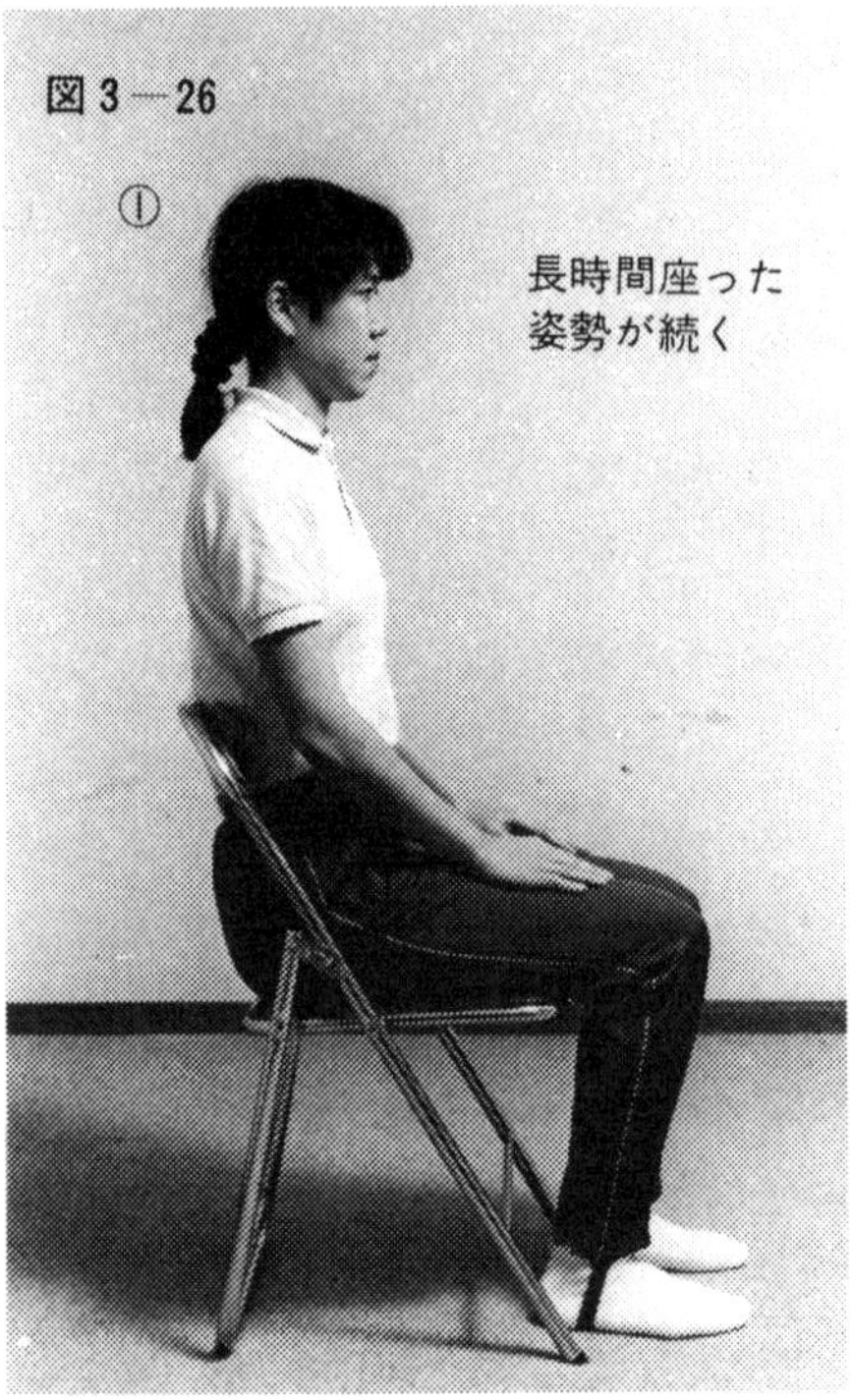
①
長時間座った
姿勢が続く
図3—26

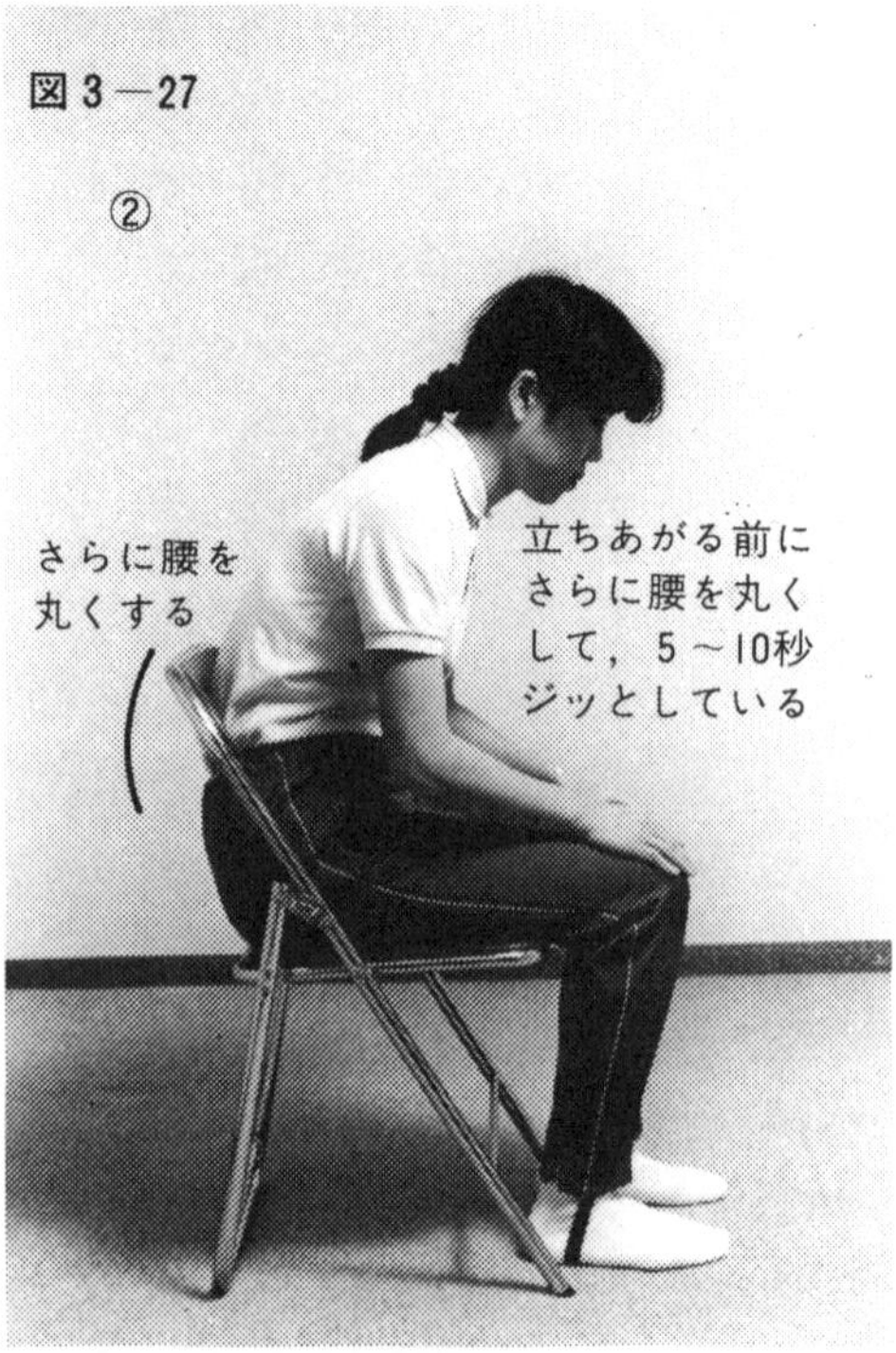
②
さらに腰を
丸くする
立ちあがる前に
さらに腰を丸く
して，5～10秒
ジッとしている
図3—27

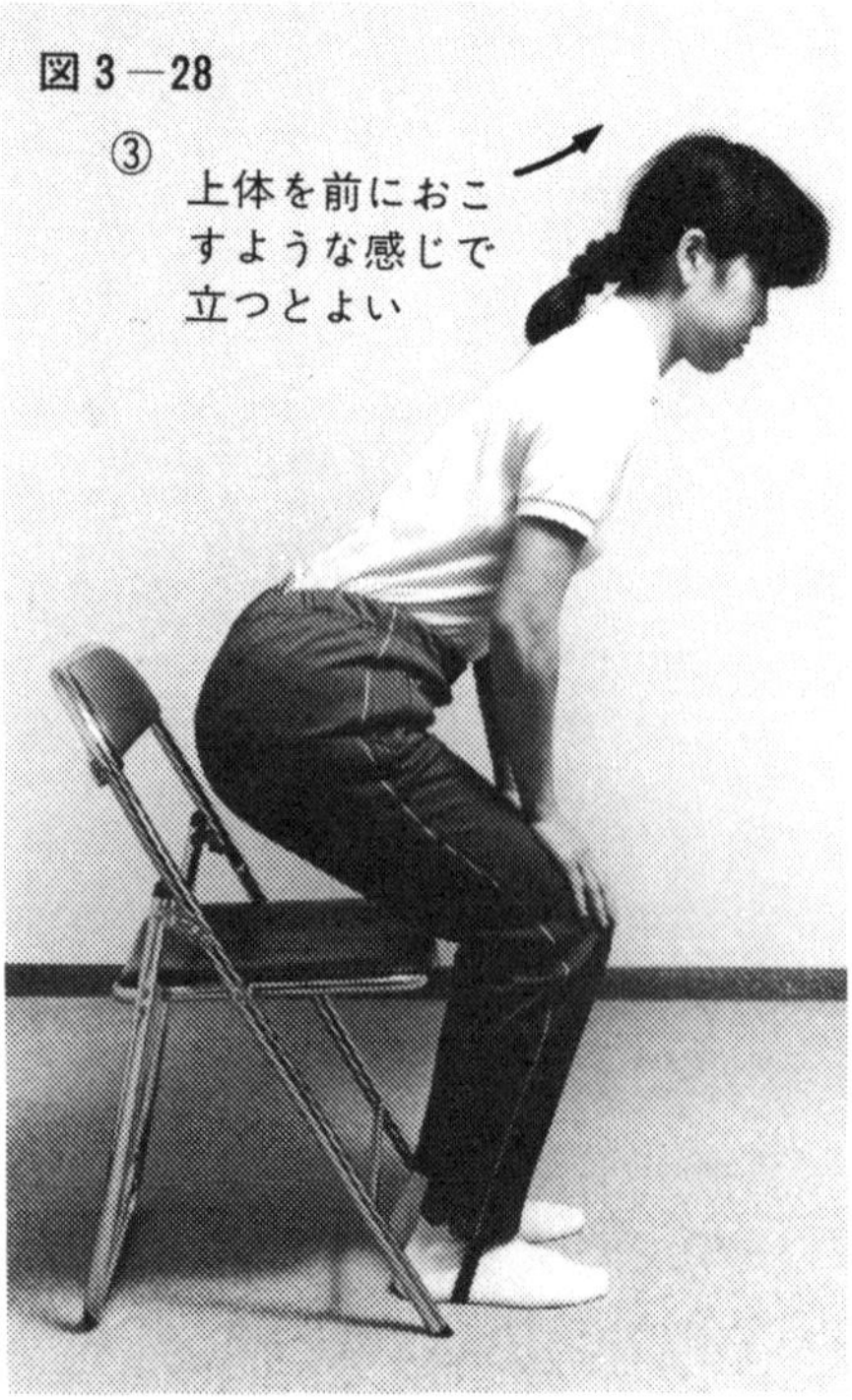
③
上体を前におこ
すような感じで
立つとよい
図3—28

うにからだをおこすように立つのです。こうすれば腰の痛みも負担もなく、楽にニコッと笑顔で立ちあがることができるのですよ。

この要領は、庭で草むしりをしたり、農作業で中腰、前かがみ姿勢で、腰を丸くして長時間作業を続けたりしたときも同様です。必ずこのように立つように心がけてください。腰の負担は軽減します。

力仕事

●荷物を持ちあげるときの注意

荷物を持つとき、ウッカリしていると腰をいためます。荷物を持つとき、よく腰痛になる人は図3－29のように荷物が身体から離れ、中腰で前かがみのまま、両ひじを張ったままで持っている場合が多く見受けられます。これはダメ。もしその一回の動作で腰痛にならなくと

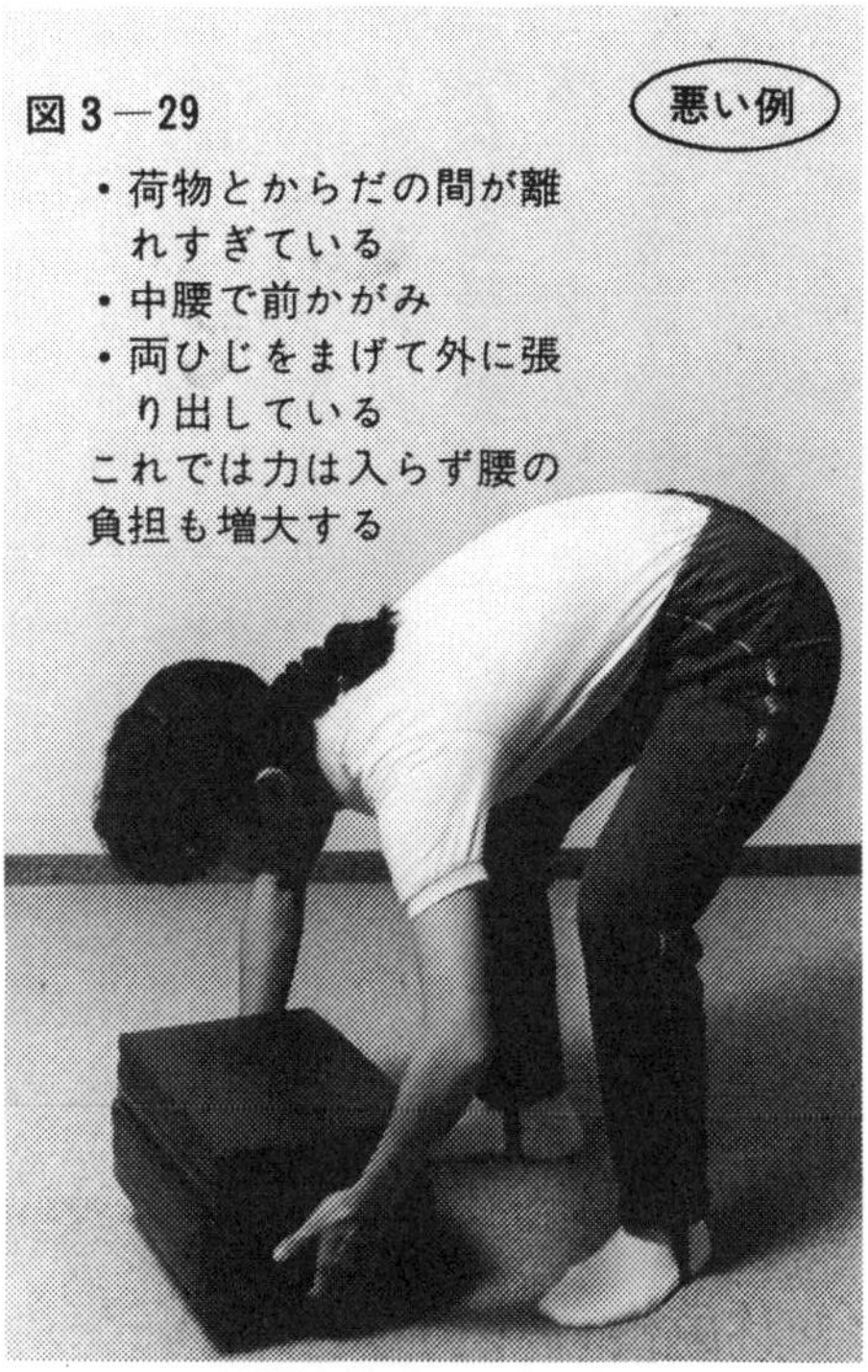
悪い例
・荷物とからだの間が離れすぎている
・中腰で前かがみ
・両ひじをまげて外に張り出している
これでは力は入らず腰の負担も増大する
図3―29

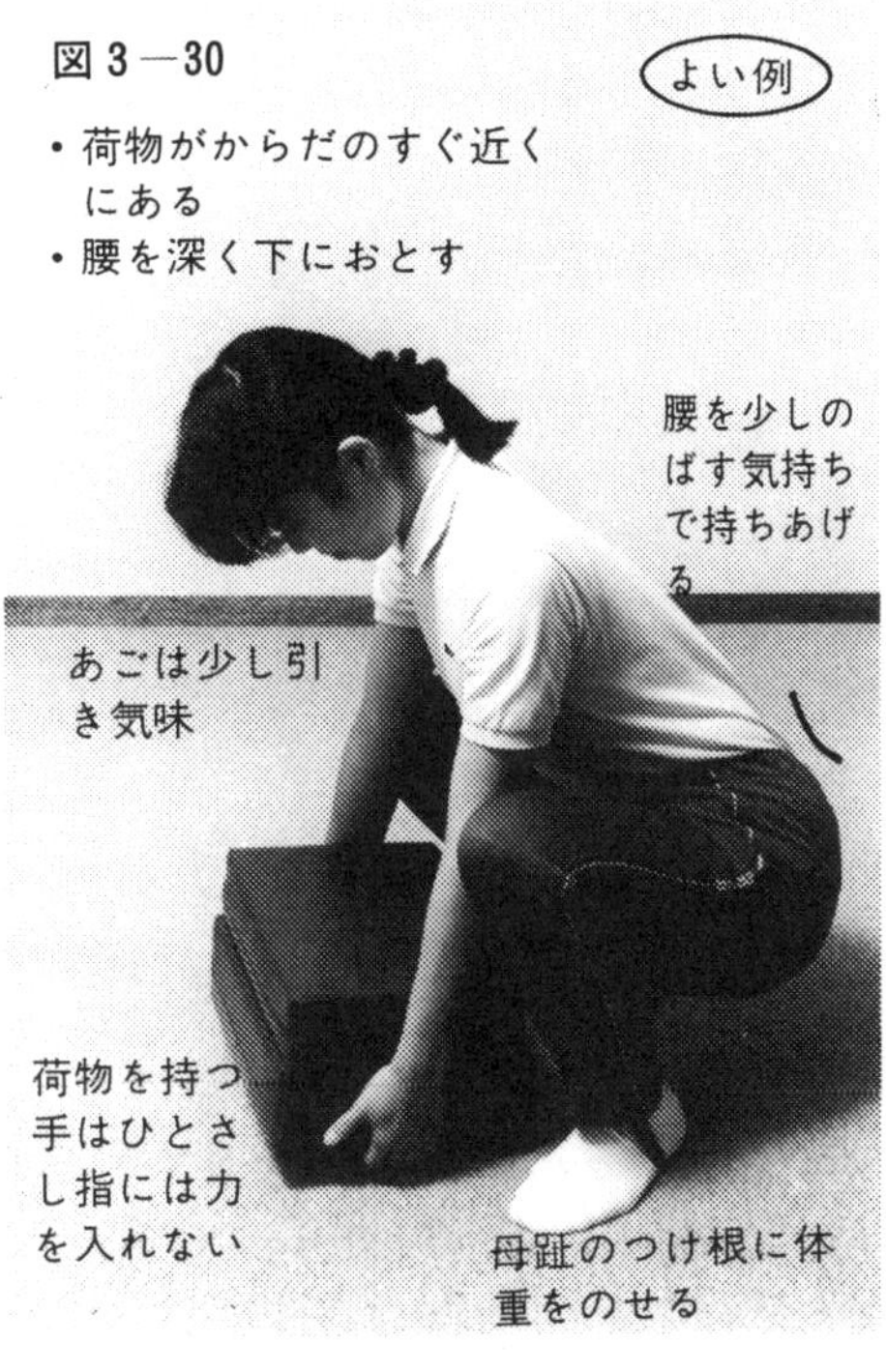
よい例
・荷物がからだのすぐ近くにある
・腰を深く下におとす
腰を少しのばす気持ちで持ちあげる
あごは少し引き気味
荷物を持つ手はひとさし指には力を入れない
母趾のつけ根に体重をのせる
図3―30

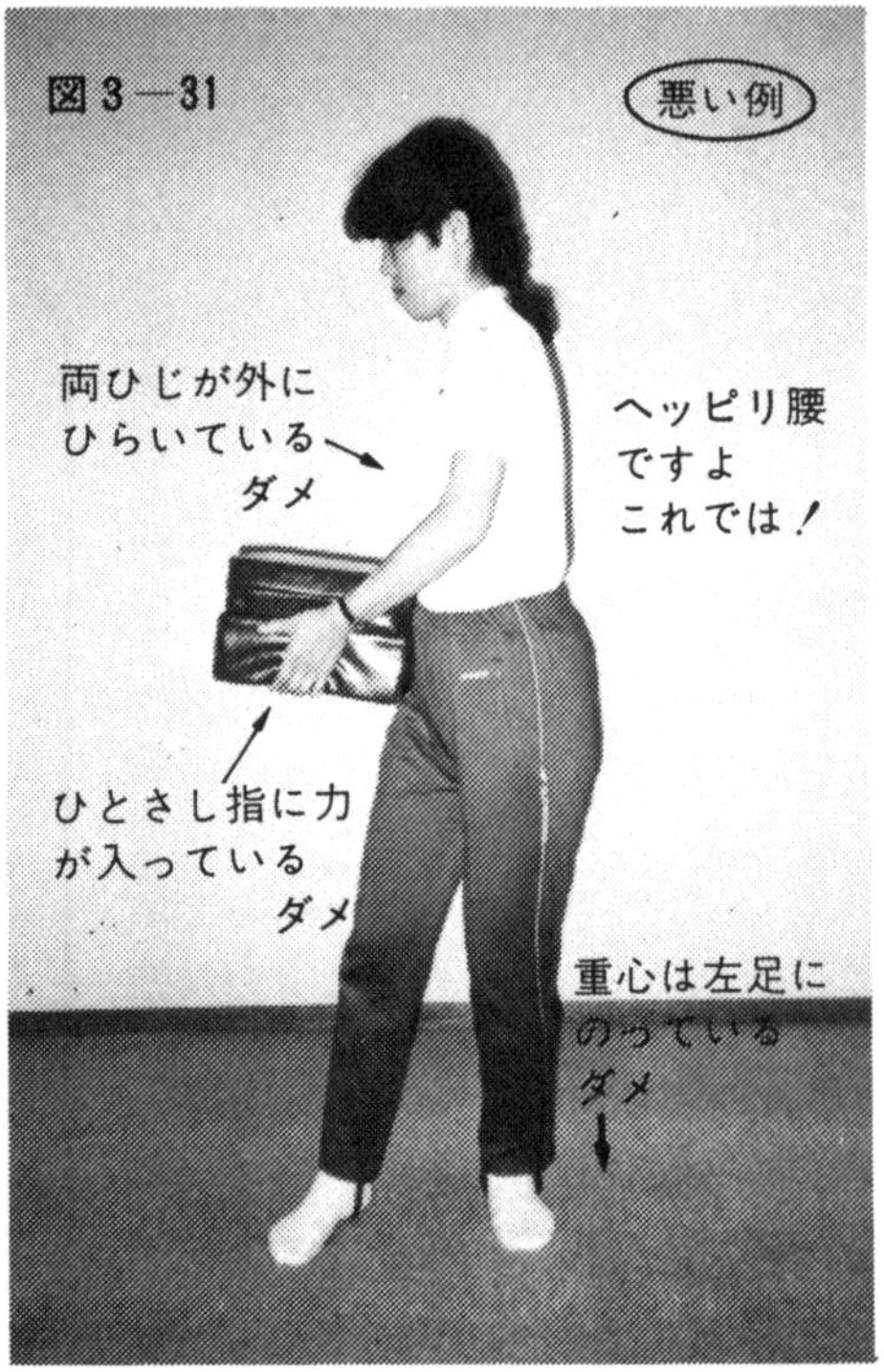
悪い例
両ひじが外にひらいている
ダメ
ヘッピリ腰ですよこれでは！
ひとさし指に力が入っている
ダメ
重心は左足にのっている
ダメ
図3—31

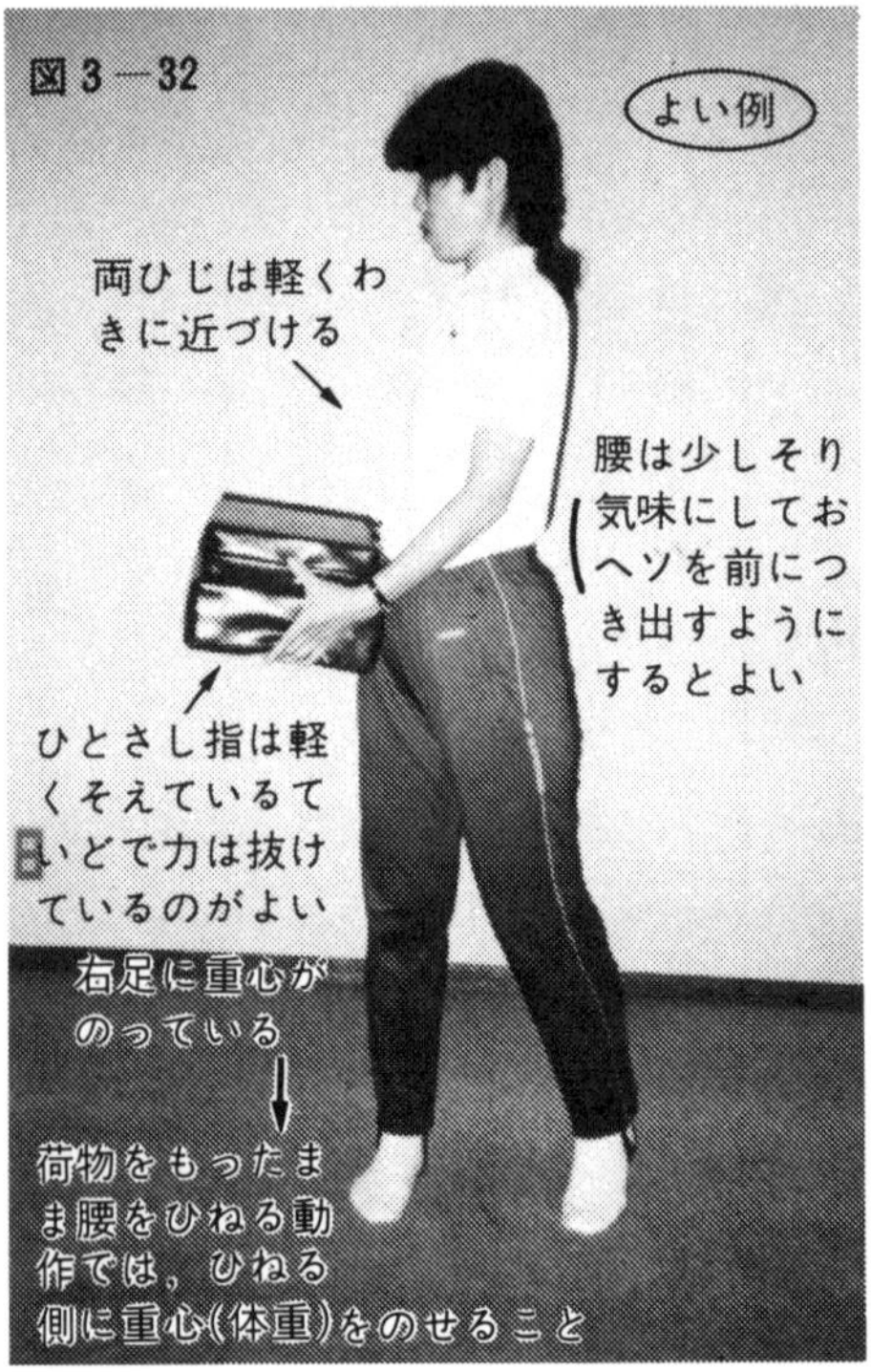
よい例
両ひじは軽くわきに近づける
腰は少しそり気味にしておヘソを前につき出すようにするとよい
ひとさし指は軽くそえているていどで力は抜けているのがよい
右足に重心がのっている
荷物をもったまま腰をひねる動作では，ひねる側に重心(体重)をのせること
図3—32

も、くり返しこんなかっこうで荷物を持っていると、必ず腰を痛めてしまいます。実際に写真をみただけでも腰を痛めそうな感じがありますでしょう。これじゃあ力は入りませんからね。

正しい荷物の持ち方はといいますと、図3－30のように、①荷物を身体近くにくるようにして、②足もとは母趾《おやゆび》のつけ根に体重をのせて、③腰を落として少し膝をのばすような気持ちで、④あごを少し引き気味にして、⑤手指は小指とくすり指と中指に力を入れてひとさし指の力は抜いて持つようにするとよいのです。

腰の負担が軽減するのはもちろん、荷物を持つにも力がシッカリ入ります。

●荷物を横に動かすときの注意

次に、トラックの積み込み作業のように持ちあげた荷物を横に移動する場合ですが、荷物を持ったまま、左に腰をまわして荷物を置くときは、体重は必ず左足に多くのせるようにすること。反対の右足に体重が多くのったままでは、腰を痛めてしまいます。ここで基本運動のからだを回旋するときのルールを思いだしてください。「**からだをねじるときは、ねじる側に重心（体重）をのせること**」がありましたでしょう。荷物を持ってからだをねじるときでも同じく応用されているわけですね。

③ 腰痛から解放される積極的予防法

腰痛からさよならするために、さらにいくつかの操法をご紹介しましょう。

腰ネコのポーズ
——腰を柔らかく

腰痛をこじらした人では腰枕をすると腰が痛くて続けられない人が案外いらっしゃいます。そんな人は二人でこんな操法を！　また身体を前屈するのがとても窮屈な人にもいいですね。

基本姿勢　患者は両膝を床につけて四つんばいになります。術者は、患者の第五腰椎付近を中心に腰のとくに動きの硬いところに両手をそえます。

操　法　患者は、ネコが背中を丸くするような感じで腰にそえられた術者の両手を持ちあげるように腰を丸くしてゆきます。息はゆっくり吐きながらやります。力は入れないで楽に無理

図3—33

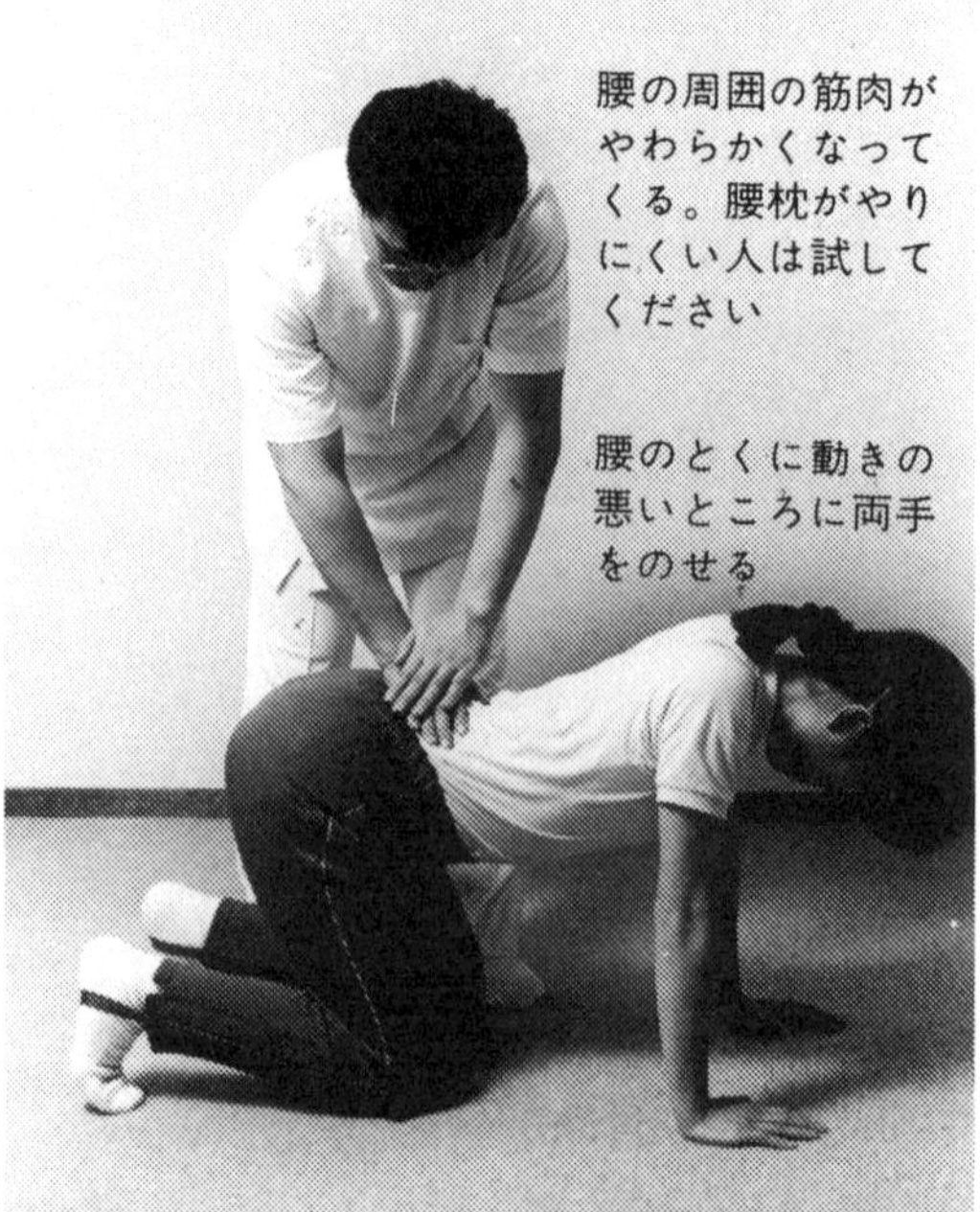
腰の周囲の筋肉がやわらかくなってくる。腰枕がやりにくい人は試してください
腰のとくに動きの悪いところに両手をのせる

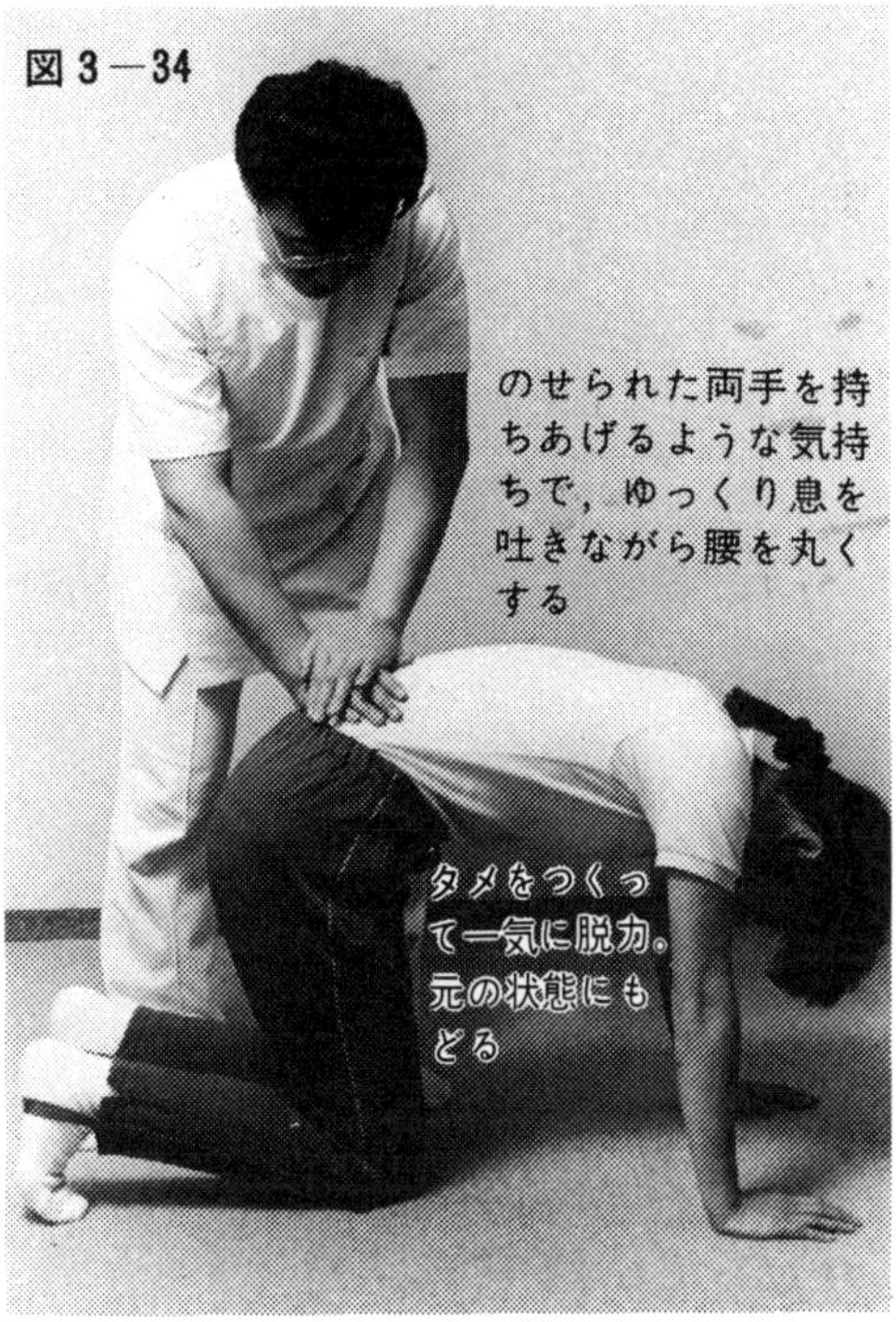
のせられた両手を持ちあげるような気持ちで，ゆっくり息を吐きながら腰を丸くする
タメをつくって一気に脱力。元の状態にもどる
図3―34

なくやるとよいですね。術者は強く押さないこと。軽く手をあてているだけでよいのです。

患者は腰を丸くできるだけの位置でストップし、タメをつくってジッと数秒こらえて、後はお腹を床におとすような感じで一気にストンと脱力するとよろしい。五〜六回くり返します。毎日やると腰はかなり柔らかくなってきます。椎間板ヘルニアの人は痛みがあるていどおさまり、試してみて痛くなければ、やってもよいでしょう。そのほかの腰痛の人はぜひ試してみてください。

開脚をよくする操法
――股関節を柔らかく

腰痛患者では、床に座って両足を開脚してゆくと、開きの悪い人が多いのです。腰痛がなくなってからも、さらに予防のために積極的に行なうといいでしょう。

動診チェック　患者は、床に脚を伸ばして座って、両方開脚してゆきます。どちらが開きやすいか左右比べてみてください。

操　法　左右差を比べてみて、開きやすいほうの脚をさらに開くようにして、患者は脚を動かしてタメをつくって、一気に腰から脱力します。または、開きにくいほうの脚を少し閉じるようにして(図3－35。この場合右脚を閉じてきています)、タメをつくって一気に腰から脱力

術者は適当な
ところで動き
とめる
患者は開きに
くい足をとじ
てゆく
図3—35

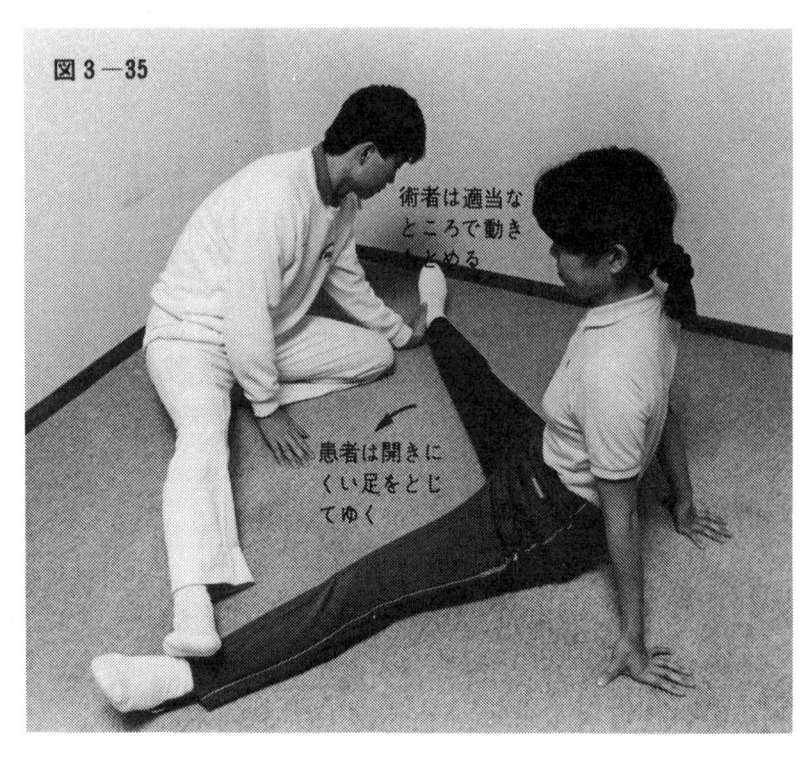

します。どちらのやり方でもよいでしょう。

コメント　この操法を続けてゆくと、開脚が楽になって操法以前よりもさらに開くようになってきます。腰痛の最も重要なポイントは股関節ですから、ここの動きがよいと、体調までもよくなってきます。毎日続けるといいですね。

筋肉のトレーニング法

筋力の低下してしまっている人は、歪みを修復しても、筋肉が腰や周囲の関節を固定・支持する働きが弱いので、すぐに歪みが再発してしまい腰痛をなかなか克服できないのです。こんな人は、歪みを修復する操法をした後で、筋肉トレーニングをとり入れるようにするとよいでしょう。

ただし、動診チェックで著しい変化のある人のように、歪みの大きなままでやるのはいけませんよ。そのまま歪みを固定してしまうことになりますから、必ず歪みをあるていど修復してからやること。

朝起きるときやからだの動かし始めのときに痛みがあるけれど、動かすと痛みが消える人、さらには、一日仕事をして、夕方ごろになってくると腰が痛くなるような人、こんな人たちも筋力低下を示唆する症状です。筋力トレーニングをとり入れたいですね。長期にわたって腰痛であった人、こんな人も痛みをかばい続けていたため、たいていは筋力低下をおこしています。

では、どこの筋肉を鍛えるかという問題になりますが、一般には、腹筋と背筋を鍛えれば、それで充分間にあいます。でも、これらには、やり方のコツがあります。

●腹筋の鍛え方――腰痛の種類によって方法をかえる

図3－36のようにあお向けに寝て、頭のうしろで両手を組んで、両足をそろえてまっすぐのばし、両かかとが床から一〇～二〇センチ浮く

図3－36

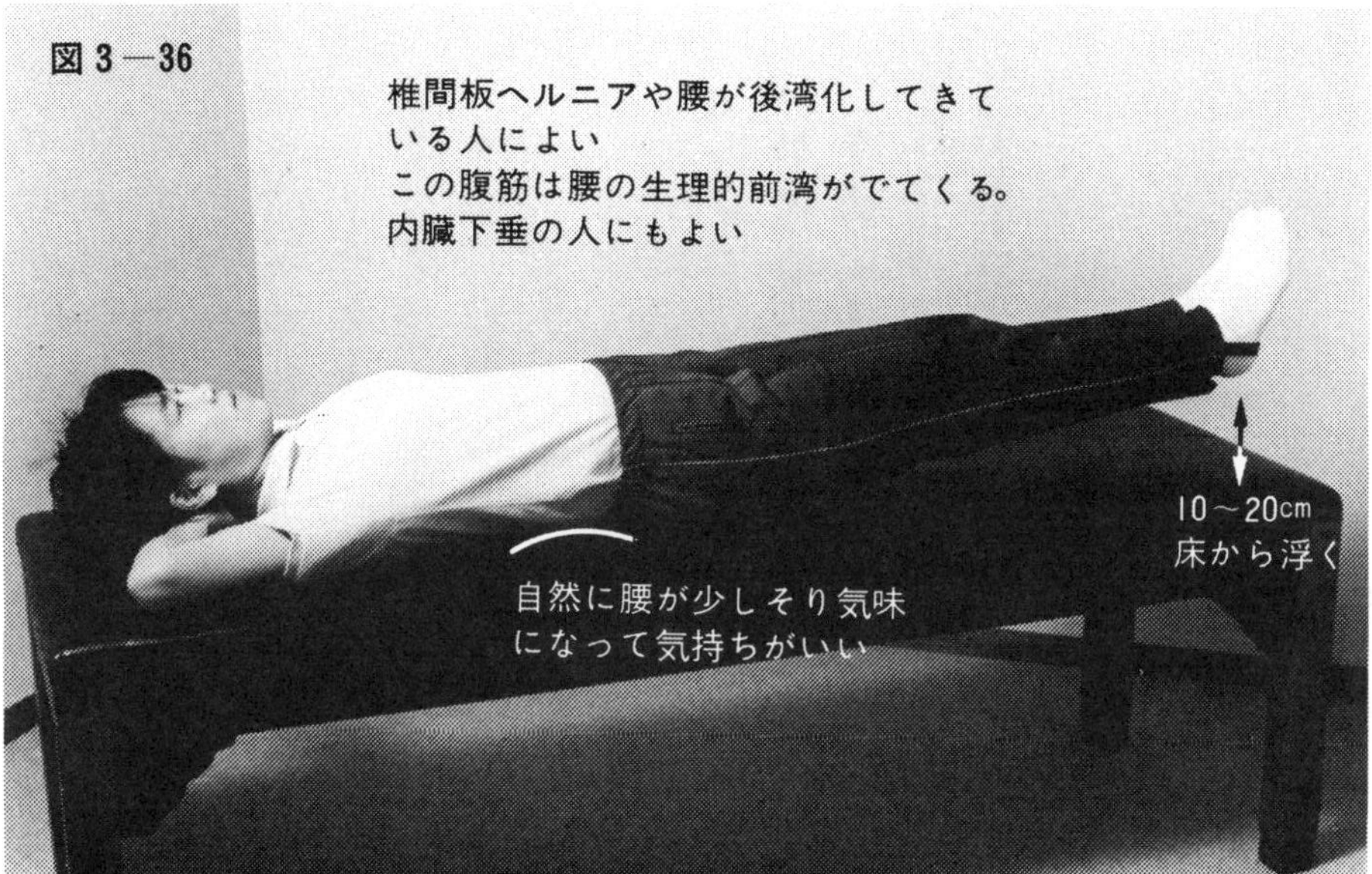
椎間板ヘルニアや腰が後湾化してきている人によい
この腹筋は腰の生理的前湾がでてくる。
内臓下垂の人にもよい
10～20cm
床から浮く
自然に腰が少しそり気味になって気持ちがいい

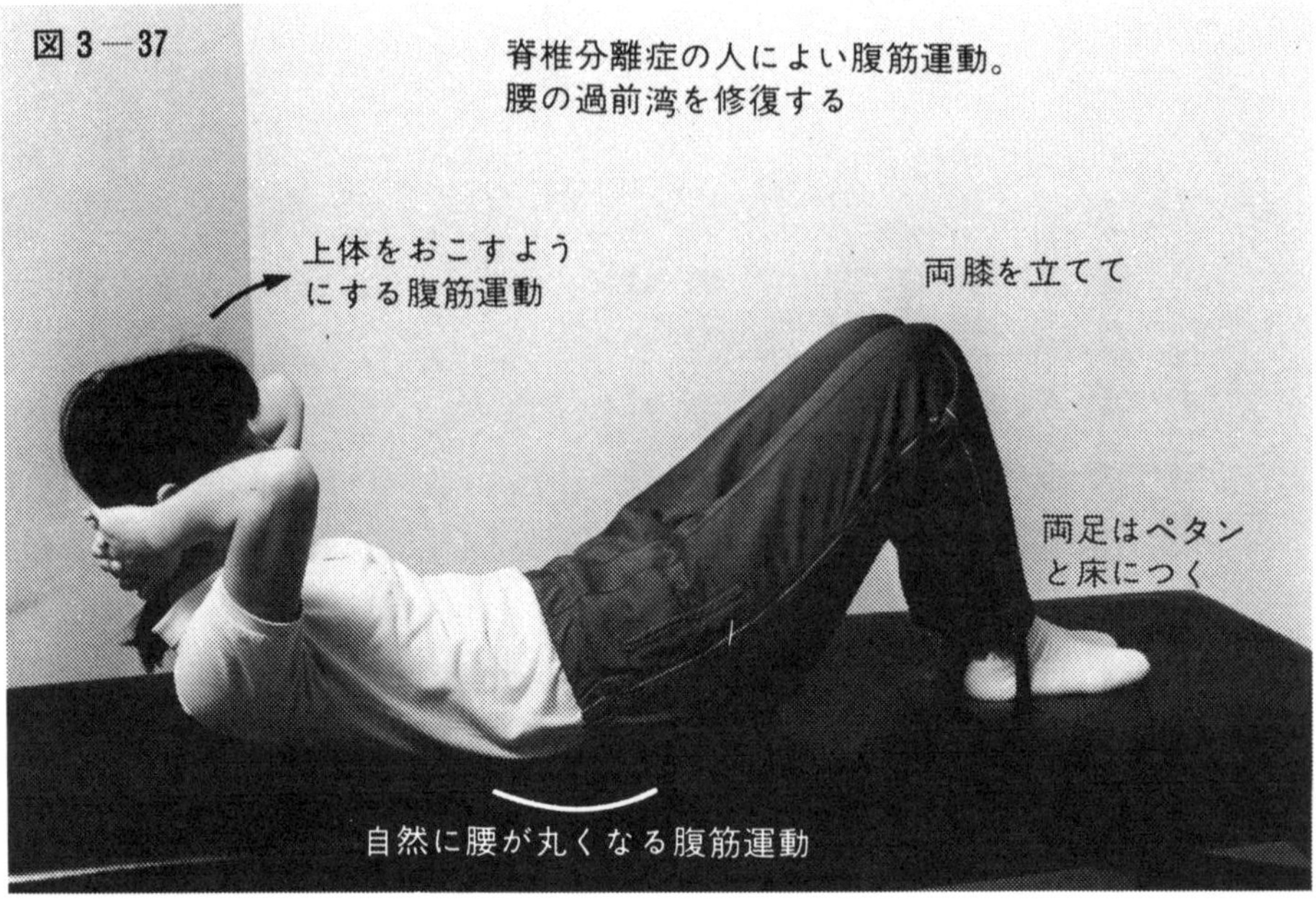
図3―37
脊椎分離症の人によい腹筋運動。
腰の過前湾を修復する
上体をおこすようにする腹筋運動
両膝を立てて
両足はペタンと床につく
自然に腰が丸くなる腹筋運動

ようにします。これは椎間板ヘルニアや腰が後湾してきているような人によいものです。この腹筋では、腰のカーブが少しそり気味になるように働きます。最低でも一分はあがるようにすること。三分あげられるようになると、とてもよいですね。ひいては内臓の下垂にもよくききますよ。

さらにもう一つは、図3－37のように、両膝を立てて、頭のうしろで両手を組んで上体をおこしてくる腹筋のやり方があります。これは同じ腹筋でも、腰のカーブが後湾するような方法になり、前者とはまったく逆になります。脊椎分離症やすべり症などのように、腰の前湾カーブが強すぎる人にピッタリの腹筋法といえます。

回数は、自分の最高できる回数の七割でよいのです。目いっぱい毎日続けてやると、疲労がさらに蓄積し、筋力はつきません。回数が七割

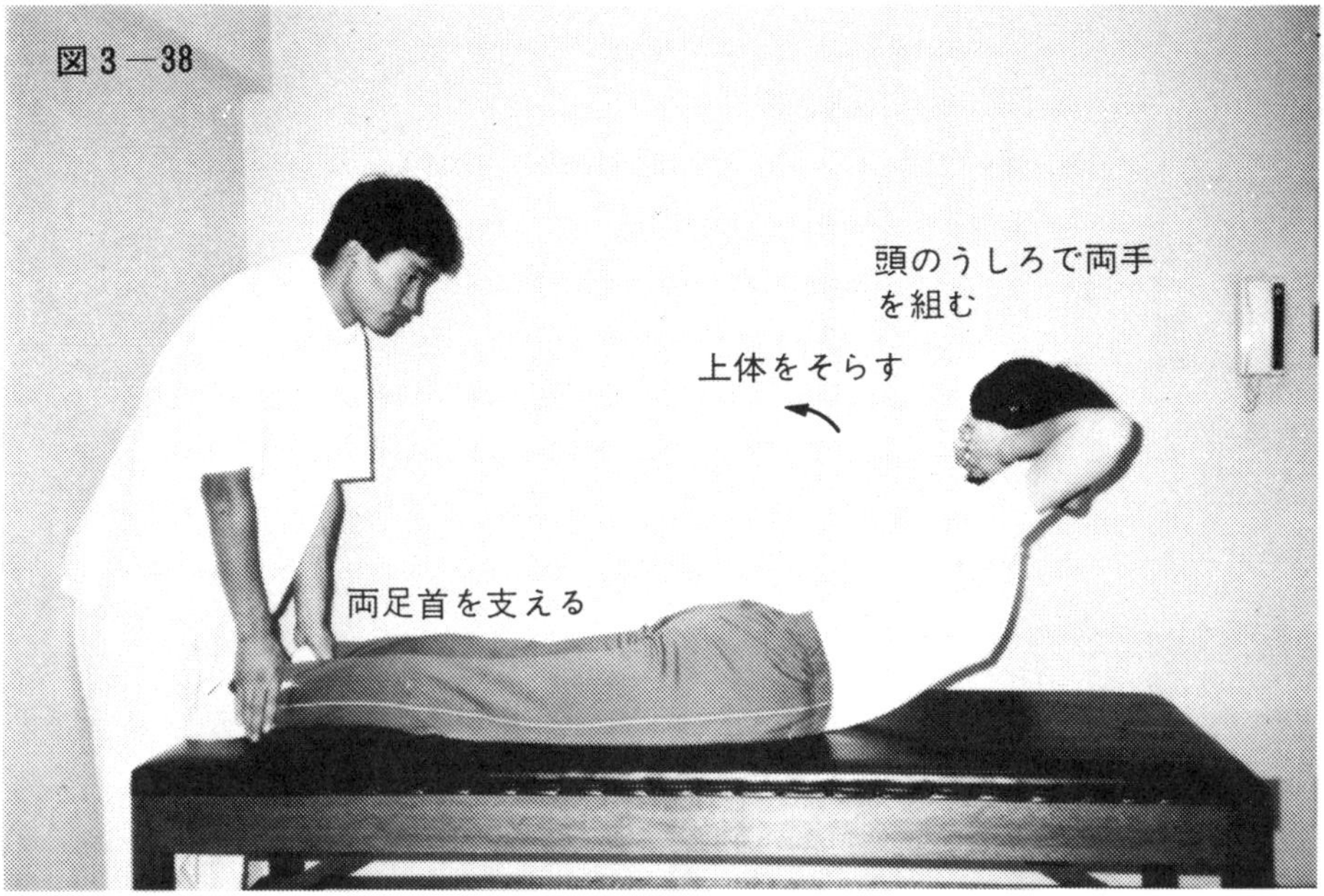

以下だと、トレーニングになりませんので筋力はつきません。ですから、最高回数の七割でいいのです。

これを二週間ていど続けて、もう一度最高回数がどれくらいか試してみてください。もし、以前より回数が何回か増えていれば、その回数の七割でさらに二週間続けるという具合にして回数を増してゆけばよいのです。変化のないときは、そのままで同じ回数をさらに二週間ほど続けて、またチェックするとよいでしょう。

◎背筋の鍛え方——脊椎分離症以外の人

背筋は、図3－38のようにうつぶせに寝て、両手を頭のうしろで組んで、両足を支えてもらって上体をおこすようにするとよいでしょう。

これは、脊椎分離症・すべり症の人はしなくてよいものです。腰の負担が大きくなりますし、もともと腹筋よりも脊椎のほうが強い人なのですから。椎間板ヘルニア、そのほかの一般の腰痛の人は、前述の七割の要領で筋肉トレーニングに励むこと。三〇回は腹筋も背筋もどちらも楽々できるくらいになるといいですね。腰痛患者はだいたい筋力の弱い人が多いのですから。

以上、筋肉トレーニングをする人の目安はそのまま、腰痛の人が趣味的な運動やスポーツをやるべきかどうかの目安にもなります。さらには、もし何らかの運動をしてみて、腰痛の症状がひどくなるようなら、からだから「まだ私の腰には負担ですからもう少し待ってほしい」というサインがでているのですから、運動はしばらく中止です。あせらないこと。

逆に、運動をやると余計調子がよくなるという人は、どんどんやってよろしい。運動をすることで腰痛にとくに変化のなかった人も運動をしてもよろしい。

腹式呼吸法をマスターしよう

腹式呼吸法は、ほとんどの健康法の基本になっているものです。これをマスターし、常時やっていれば心身ともにすこやかになると思います。もちろん、腰痛の予防にも大きな力となります。

基本姿勢　あお向けに寝ます。両足は腰幅にひろげてください。両つま先はやや内側に向けます。両膝は直角ていどにまげます。両手はおヘソのすぐ下に軽くのせます。両肩は力を抜いて全身リラックスします。

実際のやり方　①まず息を大きく吸い込みます。腹式呼吸ですから、お腹がふくらむように息を吸うこと。それにはおヘソの上にのっている両手をお腹で持ちあげるような気持ちでやるとよいでしょう。このとき、床から腰は浮いて

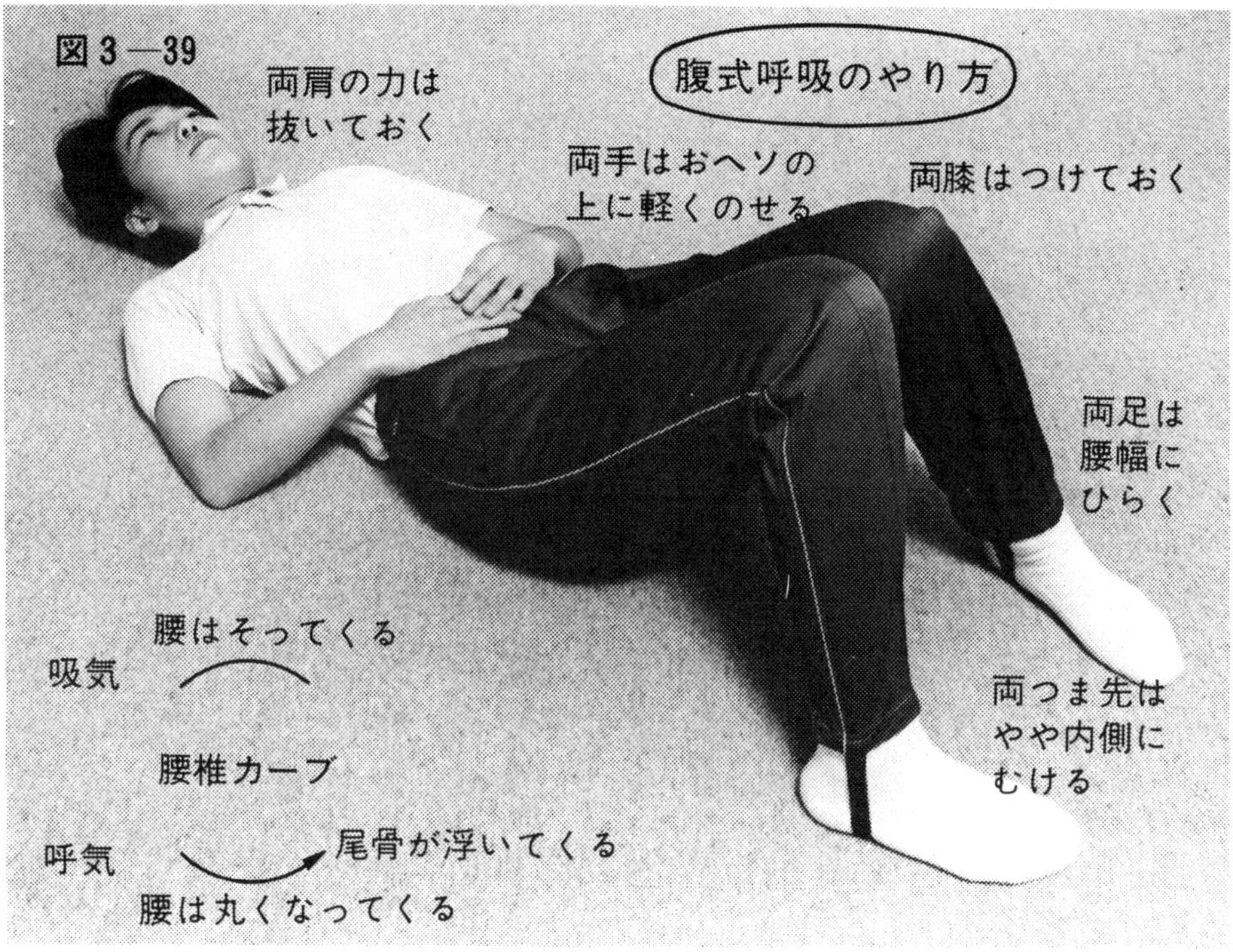
図3—39
腹式呼吸のやり方
両肩の力は
抜いておく
両手はおヘソの
上に軽くのせる
両膝はつけておく
両足は
腰幅に
ひらく
両つま先は
やや内側に
むける
吸気
腰はそってくる
腰椎カーブ
呼気
尾骨が浮いてくる
腰は丸くなってくる

きます。床と腰の間に手のひらがはいるほどのすき間ができます。腰が後湾化している人では少し無理ですからそんな人はそのままでもよろしい。

②今度は吸った息をゆっくり吐いていくのです。鼻から息を出すようにして、その鼻孔のところに水鳥の綿毛があるとイメージしてその綿毛をできるだけ、鼻息で動かさないような気持ちで息を吐いてゆくとよいでしょう。こうすると、自然に腹に集中する呼吸になってきます。できるだけゆっくり息を吐いていくこと。息がだんだんなくなってくると、床から浮いていた腰が床につくようになります。さらには、尾底骨から肛門にかけてのあたりが床から離れ、少しずつ浮いてきます。腰はさらに丸く後湾化してきます。このとき両膝は開いてゆこうとしますが、ピッタリくっつけたままでいること。これで息を吐ききると、その位置で動きをストッ

プし、息を吸うでもなく、吐くでもない状態を味わいます。
③その後、一気にすばやく息を吸いこむようにして、尾底骨から肛門にかけてのところは、床にポトンと落ち、逆に腰が前湾してそりかえり、お腹が上につき出すような感じになります。これで①→②→③をくり返すようにやるとよいでしょう。
これは就寝時のお布団の中でやるといいでしょう。腰枕をしながらやれば腰も楽になってきます。初めからうまくできませんが、毎日練習して腹を練るとよろしい。一分間で二〜三回やれるようになるといいですね。

腰痛Q&A

応急処置から日常の注意まで

ここでは、腰痛についての応急的な対処方法や、日ごろのばくぜんとした疑問について述べましょう。患者さんの中には、まるで反対の処置をしている人もいますからね。

Q　ギックリ腰になったときの応急処置はどうしたらよいでしょうか？

A　急性におこる腰痛は、程度の差はあれ患部は必ず熱をもつ炎症をおこします。熱をもつのは直径が八～二〇ミクロン（一ミクロンは一〇〇〇分の一ミリ）の毛細血管が切れて内出血をおこし、動脈血が患部に流入してくるからです。腰をいためて少し時間がたってくると、次第にズキンズキンと脈打つ痛みがこれです。

(1)　応急処置の第一は冷やすこと

このときはまず冷やすことです。冷やすことで血管を収縮させ、動脈血の局部の流入量を最低限におさえます。これで腫れは最小にくいとめることができます。

冷やし方は、次のようにします。

①ビニール袋を二枚重ねにして中に氷を入れ、水を少しと塩をひとつまみ入れます。水を少し入れておくと患部に密着しやすくなりま

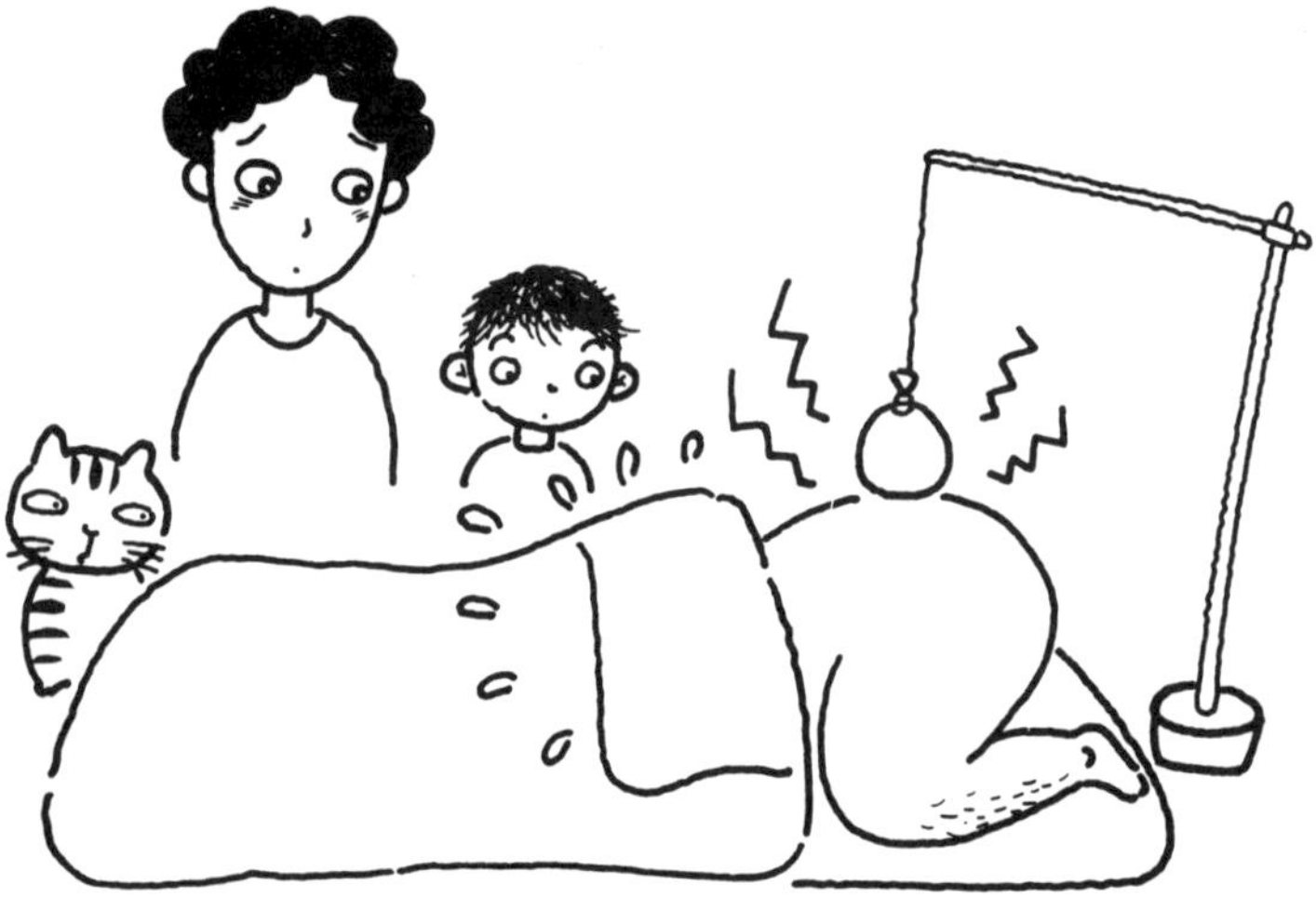

す。塩を入れるのはよく冷えるようにするためです（二五ページ、図1－4参照）。

②患部（最も痛いところ）にタオルを一枚おいてその上に①の氷のうをのせます。

③急激に冷やすと、ちょうどお湯の中にしばらく手をつけていて、その後に冷水につけると熱く感じるのと同じで、動脈血で患部が熱くなっているうえに、急激に冷やすので前者と同様焼けるように熱い感じがします。

ですから、少し冷やして我慢できなくなったら、冷やすのをやめる。休憩する。また時間をおいて、ズキンズキンする痛みがあれば冷やす。その痛みがなくなったら休憩する。これをくり返します。あくまで自分の感覚に従うこと。人によっては、ほんの一〇分ていど冷やすだけで充分な人もいるでしょうし、また、ひどい人になると二日も三日も冷やさないといけない人もいます。個人差がかなりあります。

(2) 安静が大事

ギックリ腰というのは九五％以上は筋肉や靱帯などの柔らかい組織の損傷です。いわば体内にキズ口があるわけです。切り傷でもキズ口が開くような動きをしていると、いつまでたってもキズ口がふさがらないものです。安静が大事です。

キズ口がふさがるための安静の姿勢ですが、人のからだはうまくできたもので、腰痛などの激痛があれば、腰に一番負担の軽くなる姿勢をとります。

痛む側の腰を下にして、腰を丸くして寝ています。あお向けになれると両膝を立てます。膝の下に座布団を二つ折りにして入れてあげるといいですね。これでよろしい。

(3) サラシを巻く

筋肉は骨を支える天然のコルセットの役目をしますが、この軟部組織が故障しているのですから、その代用にサラシをまくと腰の負担は軽くなります。

サラシの巻き方は、

①患者は両手を頭の上にのせて、息を吐いた状態でいること。術者は、サラシを巻く側が肌に密着するように、均等にころがすように巻きます。よくサラシを巻くのに、初めにサラシをのばしてひっぱりながら巻く人がいます。これはダメ。見かけは格好がいいかもしれませんが、サラシの肌に接する圧力が、引っぱったところとそうでないところと不均等になるのでずれやすいのです。

②巻く位置はみぞおちの高さから骨盤にかかるまでを巻きます。サラシは幅三〇センチありますから、二つに切って一五センチ幅にすると使いやすいですね。腰のあたりはベルトラインの上下で太くなっていて巻きにくいですから、隙間ができてきたときは腹側でサラシを半回転

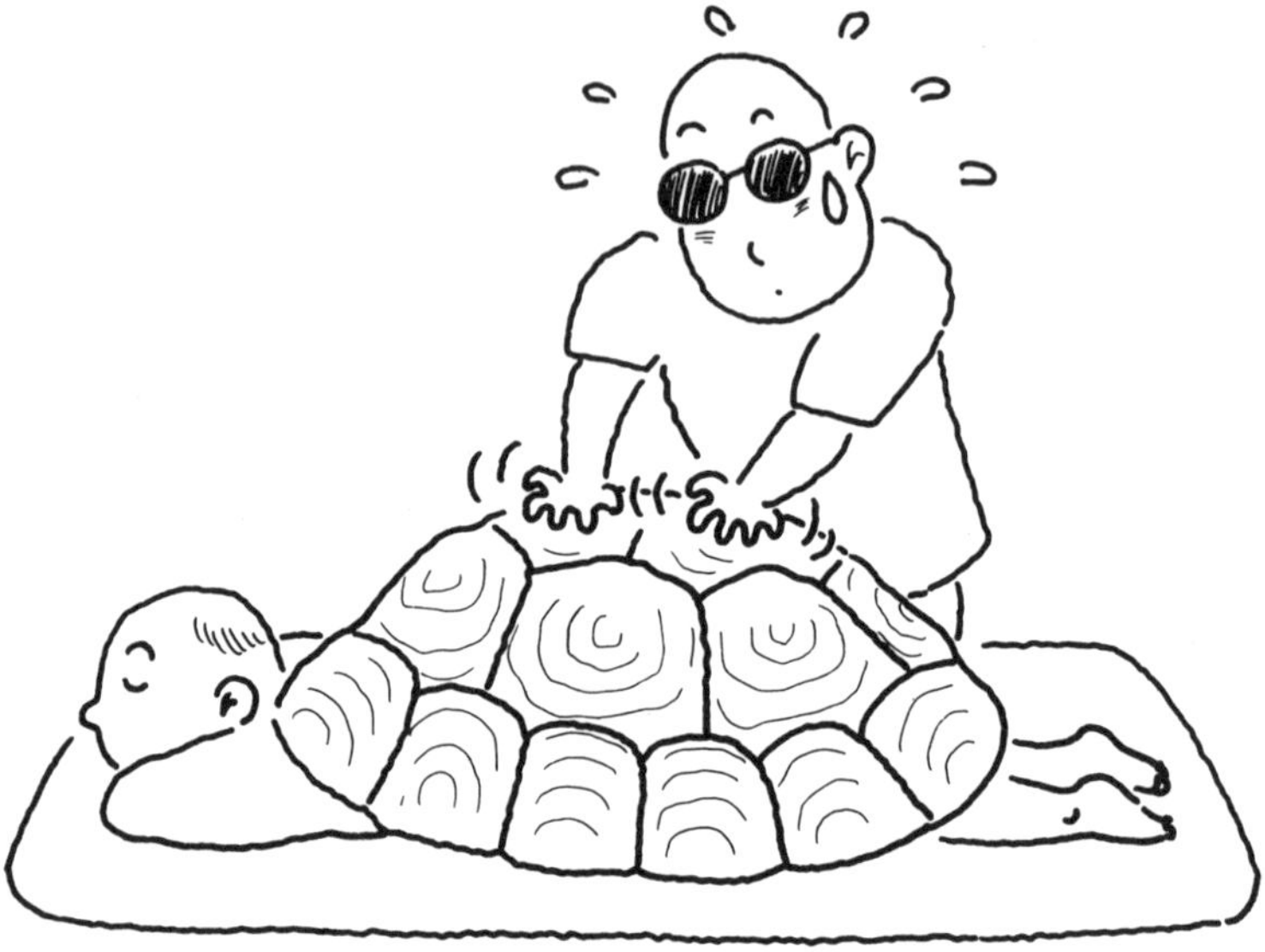

ねじると隙間がなくなってピッチリします。腰部ではねじらないこと。寝るときにダンゴになって邪魔になりますから、だいたい六～七回巻くとしっかりして固定力がでてきます。
以上は、あまりの激痛で炎症もきつく、からだを動かす操法を試みることもできないときです。もし、二、三日して、以上の処置を試みても痛みが減退しない場合や、痛みが余計ひどくなるようであれば必ず専門病院へゆくこと。

Q ギックリ腰のとき、マッサージは有効でしょうか?

A マッサージは血行改善をねらってされるもの。ところが、急性腰痛のギックリ腰の患部は、毛細血管は破れ、動脈血が体熱を運んで熱くなり、内出血をおこしていますので腫れてきます。それは、ギックリ腰になってすぐよりも数時間たってからピークになってきます。だんだん痛くなってくるわけですね。こんなときにマッサージはまったく逆効果。してはいけません。キズ口にカラシをまぶすようなもの。症状は悪化します。

数日して痛みがやわらいできて、炎症が下火になってきたら軽いマッサージはしてもよろしい。けれどこれには注意がついています。強いマッサージや按摩は血行改善どころか悪化させてしまうことがあるのです。体内の全血管の約九〇%は毛細血管です。ところでこの毛細血管の太さはといいますと、直径八～二〇ミクロンという非常に小さな血管です。髪の毛よりもはるかに細いのです。こんな血管に強いマッサージや按摩をすると血管は押しつぶされて切れてしまうのです。

はたして、常習的な強いマッサージは毛細血管をこわすばかりで再生されなくなってきます。血行改善に努力すればするほど悪化させてしまうことになります。変ですね。こんな状態が長く続くと多量の血液を必要とする筋組織は慢性的な血液の循環障害のために死んでしまいます。そして「按摩ダコ」とよばれるより低級なスジばった硬い結合組織に変化してゆきます。長期にわたって強いマッサージや按摩をうけている人は背中や腰をさわってみると、実際、硬くなっています。要注意！

Q

腰が痛いときは冷やすのがよいのでしょうか、温めるのがよいのでしょうか？

A

一般的な急性腰痛（たとえばギックリ腰）では、先にも述べたように患部の毛細血管が破れて内出血をおこし腫れてきます。動脈血が流入してきますのでズキンズキンとうずく痛みがでてきます。

こんなときは、まず冷やすこと。つまり、**急**

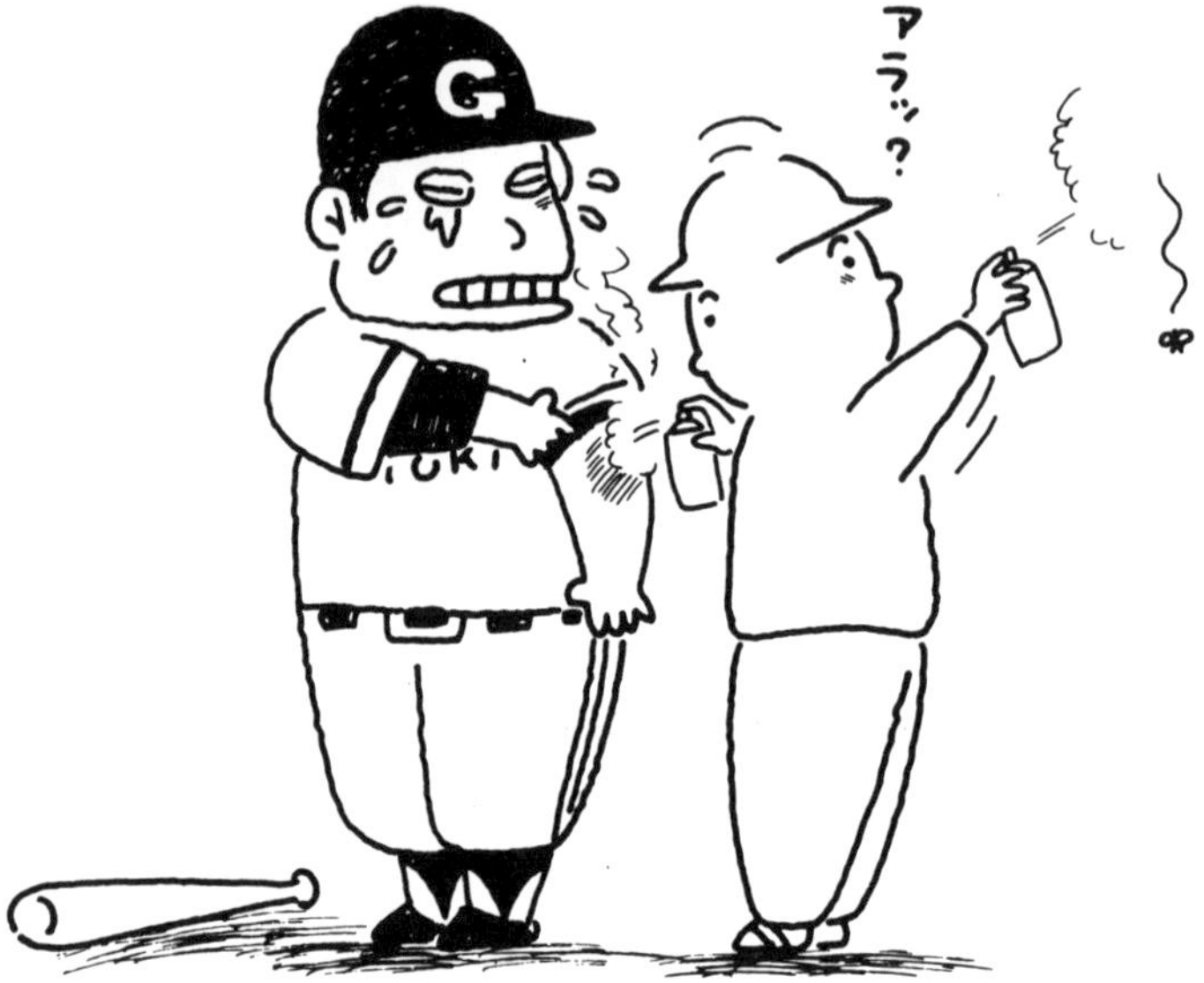

性腰痛では、まず冷やすこと、これが鉄則になります。破れた毛細血管は収縮し、内出血量が減ってきます。

テレビで野球観戦していますと、選手がクロスプレーで負傷したりすると、トレーナーが真っ先に飛び出してきて「シュー」という感じでスプレーしているのをよくみかけますでしょう。これはコールドスプレーで冷やしているのです。

さて、次の段階は、前にも述べたように、少し冷やして休み、少し冷やして休みをくり返します。ズキンズキンの痛みがなくなってくるまでやるとよいのです。

痛みがおさまったら、冷やすのをやめ、そのままにしておきます。二〜三日もすると炎症もやわらぎ、切傷のキズ口がふさがってくるのと同じで、破れた毛細血管も自然に修復してきます。せっかくつながり始めた血管を急に温めては、また、こわれることもあります。ですから、温めるのは、よくありません。冷やすのもダメ。そのままにすることです。

さらに次の段階、つまり毛細血管がすでに修復されている段階です。患部に手をおいて、周囲と比較してみます。体温が周囲とほぼ同じであれば、炎症はほぼおさまってきています。これが目安です。つまり、**炎症がほぼおさまったら温める**。こうすると修復された毛細血管は拡張して、患部周辺にある腫れのもと——炎症性物質や老廃物などを——より早く吸収します。腫れがひくのです。

以上が腰痛のとき、冷やすか温めるかの、一般的な処置法です。

では、自分の腰痛がどの段階にあるのかわからないときはどうするか。

そのときは、冷やしも温めもしない。どちらもしないことです。少なくともそのことで悪化させることはないからです。

あるいは、どちらかを試してみて、自分にとって具合のよかったほうをすればよいのです。もちろん冷やしたり、温めたりしているときの感覚も大切ですが、自分の症状がやわらいできたかどうかで、どちらにするか決定すればよいでしょう。

あくまで、自分のからだの具合(指示)に従えばよろしい。気持ちよければいいってこと。これも操体の原理の応用の一つですよ。

Q 温めたほうがよい場合とは、どんな腰痛のときですか?

A いわゆる「冷えからくる腰痛」のときです。患部に触れてみると、周囲と体温を比較してみます。そこが冷たいときは患部の血行不良の証拠です。

また、朝起きたときは痛くて、動き出すと痛

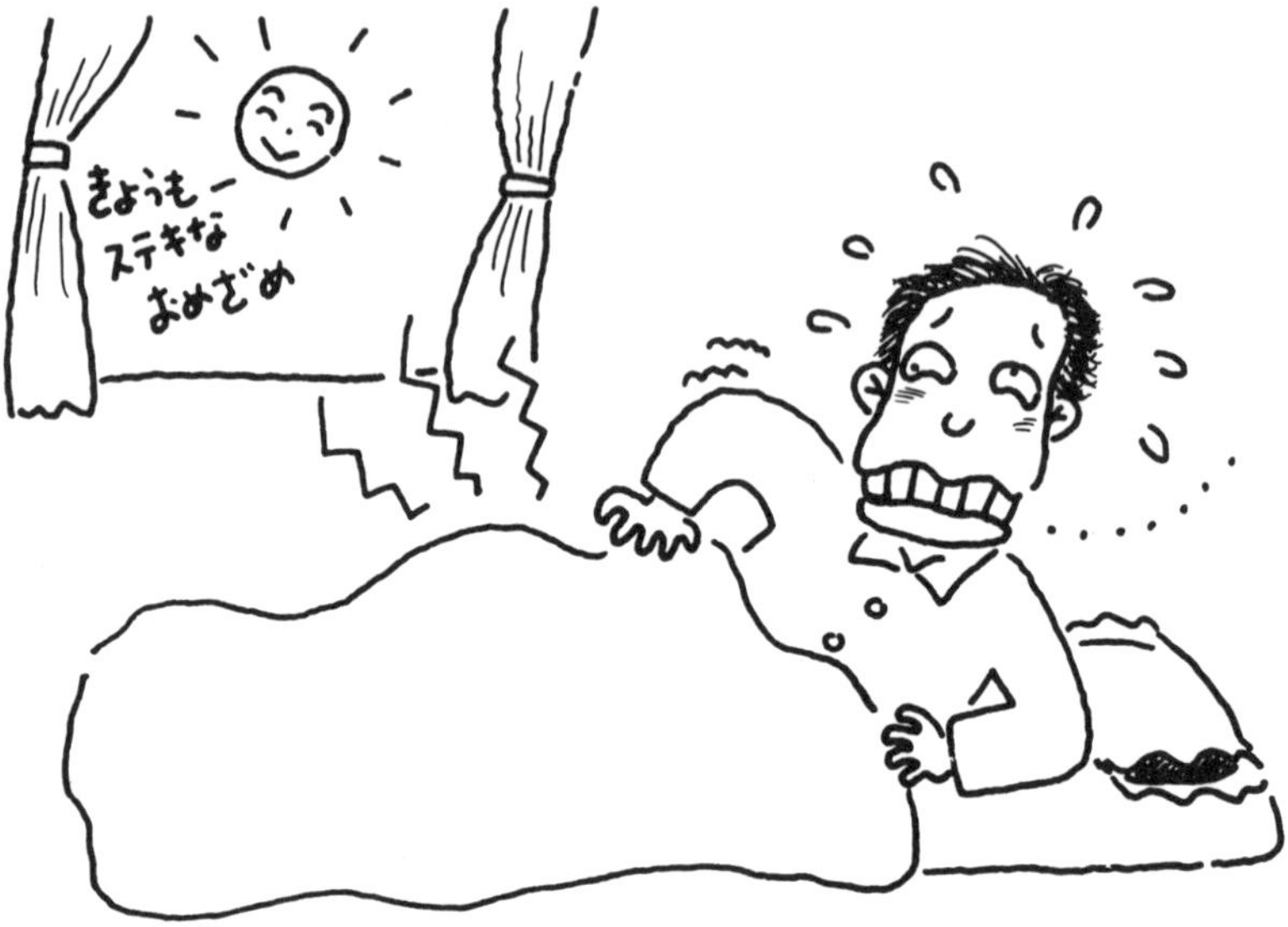

みがやわらいでくる腰痛も温めたほうがよいのです。筋肉内には血管がはりめぐらされていま す。朝起きるころ、からだを動かしていないと痛くなるのは、筋肉がちぢんで硬くなっているため、血行不良になっているという証拠です。
それから、長時間立っていたり、座っていたりすると痛くなってくる腰痛。これも温めたほうがよいでしょう。筋肉の疲労や筋力低下のため、姿勢を保つ持久力が低下しているのです。筋肉は緊張しっぱなしでちぢんで硬くなり、血行不良にも陥っているのです。
また、にぶい、だるい痛みの腰痛。これは、慢性的な腰痛を示唆します。腰痛のため、患部周辺の動きが悪くなって血行不良にもなっています。この場合も温めること。

Q

温めたほうがよい腰痛の場合、どのような温め方をすればよいのでしょうか?

A

急激に温めると、体は熱くなってバランスをとろうと、逆に体温を下げるように働きます。熱いお湯につかって後にからだが「湯ざめ」するのはこのためです。ですから、患部を温めるのは、ぬるま湯にゆっくりつかって、ジワァーと汗がにじみ出るようにするとよろしい。だいたい二〇~三〇分です。

さらにからだのシンから温めようと思うなら、湯舟にお塩をひとにぎり入れるとよろしい。塩分で浴槽が傷むこともありますから、注意して使ってくださいね。最近ではよくからだが温まるような「温泉の素」も市販されていますね、これでもいいですよ。こんなお風呂上がりに操体をすれば相乗効果があります。

温め方では、大きく分けると、乾燥したままであたためる乾熱法と、湿気を帯びて温める湿熱法があります。

乾熱法は皮ふ表面の体温をあげるので、温める力は弱いです。前述のお風呂に入って温めるような湿熱法は、体温を体のシンから温めることができます。

ですから、お風呂に入れない人ではコンニャクを弱火で長時間かけて温めて、蒸しタオルでくるんで患部を温めるのもよい方法です。

ここで温めることと、保温の違いについて述べておきましょう。**温めることとは、体外からなんらかの方法で熱を加えることです。**長時間にわたって温めるやり方はよくありません。もともと人のからだは最も活動しやすいように、体温があるのです。外部から長時間にわたって熱を与えられると、からだの働きは低下します。体内の化学反応のほとんどは酵素の働きによる

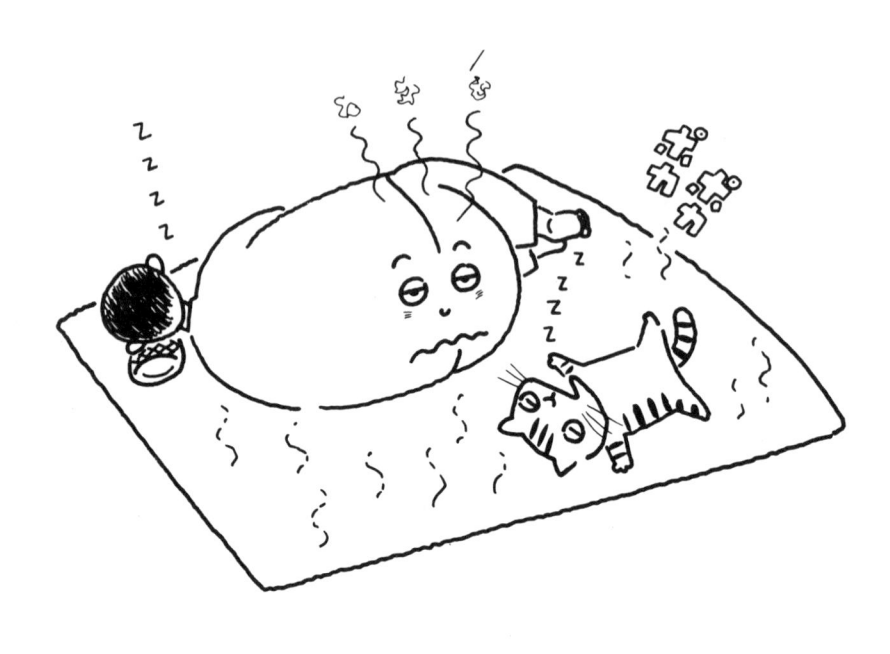

のです。この酵素が、実は体温以外の温度になると作用しないのです。

献血した血液をそのままにしておくと凝固してきます。ですから酵素を働かせないようにするため、冷蔵庫に入れて保存するのです。すると血液は凝固しないのです。同じくからだが長期にわたって温められ続けると、いろいろな体内の酵素作用はダメになって腰痛の患部もなおらずに慢性化してゆくのです。

冬に部屋に敷くホットカーペットや電気毛布、それに使い捨てカイロなどは、温める時間がお風呂などに比べ長時間になるのでよくありません。お風呂で温めると具合がいいからといって、二時間も三時間もお湯につかりっぱなしではいられませんよね。疲れてしまいます。患部は故障箇所です。デリケートです。こんなにしていると、患部だけが何時間もお風呂に入っているのと同じ状態になります。余計に疲労し慢性化してしまいます。

一生懸命温めているのに治らないということになります。患部は低温ヤケドをおこしやすいのです。注意してください。

一方、**保温は、読んで字のごとく体温を保つことです**。自分の体内の最も活動しやすい状態を維持するため、体熱が逃げないように下着を二枚重ねにしたり、サポーターをするたぐいのものです。これは慢性的な腰痛には大いによろしい。ぜひすべきです。

Q

腰が痛いときは動かないほうがよいのですか、少しは動いたほうがよいのですか?

A

腰痛に限らず、痛みはからだの具合が悪いところがあればでてくるのです。これはよくわかりますね。警告サインですから！

じゃあ、腰に少し痛みがあるけれど仕事に行ったとしましょう。帰宅して痛みを再評価してみてください。

朝出かけるときと比べるといかがでしょう?

朝の痛みと変化なし。その人は仕事をしたことでは腰の状況に変化はなし、警告サインは発令されなかったのです。ということは、また同じような仕事をしてもよいということです。

帰宅時や仕事中に痛みが増してきた人。これは腰があなたへ警告サインのメッセージ、「まだ私の腰には負担です。休憩させてください」が出ているのです。仕事は休めるものならもう少し休んだほうがいいですね。

もう一つ、筋力低下からくる腰痛があります。この場合は、筋肉の持久力がないため、長時間、同一姿勢で座っていたり、立っていたりすると痛くなってくるのです。俗にいう「寝腰」が痛い（朝起きると腰が痛い）人は、筋肉の質の低下（老化、運動不足、疲労など）を示して

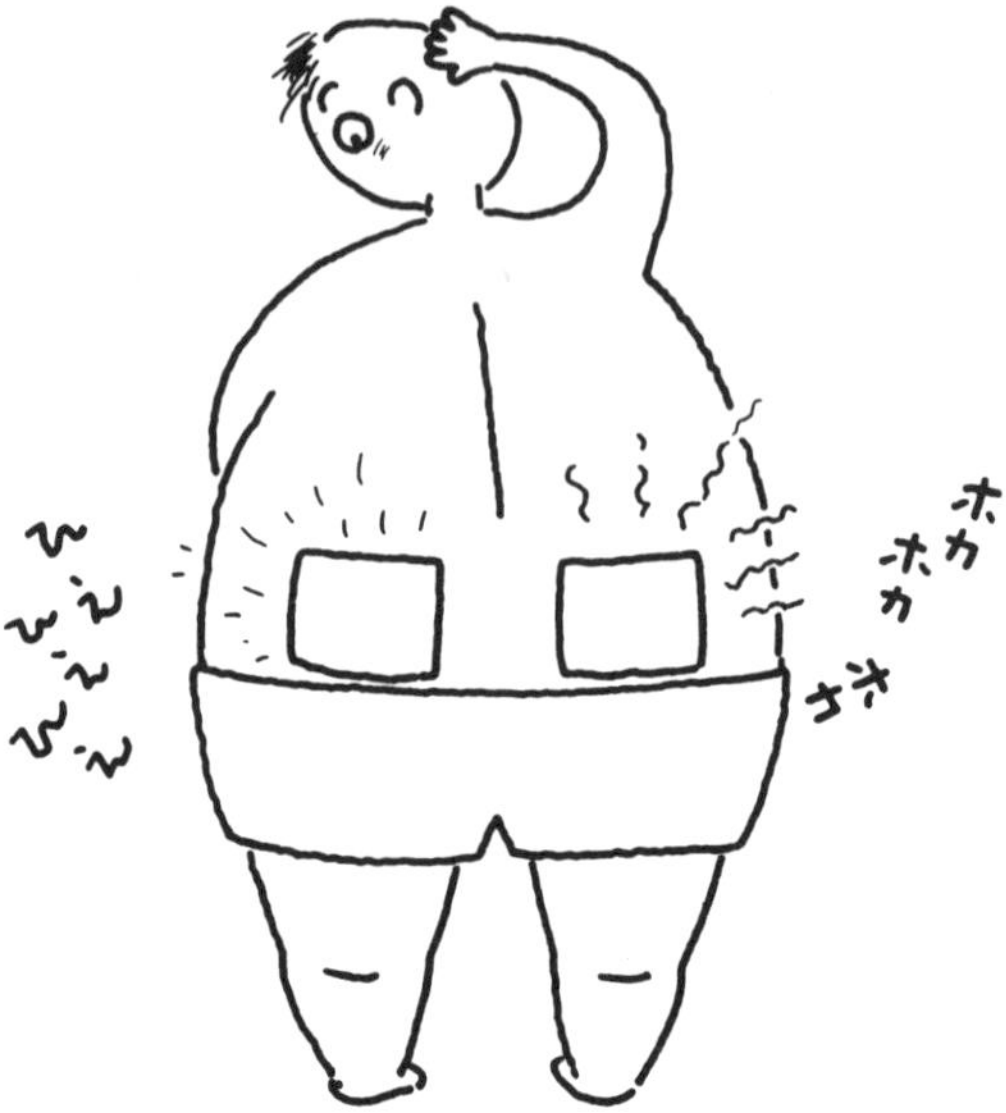

います。筋肉はいたんでくるとちぢみます。血流はちぢんだ筋肉のため悪化してきます。とくに朝起きるころは筋肉は動いていませんので、血流は最低になっているのです。それで痛んだりするのです。起きて動きだすと、筋肉も悪くなっているなりに血液ポンプ作用が働き、血流がよくなって、痛みも消えてくるのです。

以上のようなタイプの腰痛は、痛くても動かしたほうが痛みの減少する腰痛です。同じ動くにも操体で動かして、歪みをとるようにすると一番いいですね。歪みを修復してさらに筋肉トレーニングにも励めばなおよろしい。

Q

腰が痛いとき湿布がよいといいますが、どんな痛みのとき、どんな湿布をすればよいのでしょうか?

A

湿布は最近では温めるのと冷やすのと二種類あります。カラシ成分入りが温める湿布です。よくわからないときは買うときにたずねるといいでしょう。

使用法については、腰痛のとき、温めたほうがよい場合と冷やしたほうがよい場合のQ&Aのページをご覧ください。

Q

腰痛の人は腰枕をするとよいといいますが、どんなとき、どんな腰枕をしたらよいでしょうか?

A 人のからだで目玉は誰でも前についています。手の動きも、一般的にはからだの前でします。うしろにまわすのは、おまわりさんに御用されたときぐらいのもの——とこれは冗談ですが。ですから、人の基本的な動きはというと前になります。これを腰の動きとしてとらえますと、どうしても前かがみで腰が丸くなります。日常生活の中のちょっとした動作を思い出してみてください。そっくり返っての動作というのはほとんどありません。

ところで正常な人の腰では少し前にそり気味の生理的前湾があるのです。このカーブがみだれると、腰痛になってきます。そりすぎのための腰痛は、全腰痛の実に数パーセントていどにすぎません。残りはすべて腰椎カーブの減少をともなった腰痛です。腰が丸くなってくる腰痛ですね。人の基本的な動きを考慮すれば実は当然のことなのですが。

ここで腰椎カーブを正常に回復させる腰枕の必要性がでてきます。腰枕で腰椎カーブの生理的前湾がでるようにお手伝いするのです。腰椎は上から順に第一腰椎、第二腰椎、……、第五腰椎まであります。腰椎カーブは、第五腰椎のところでそるカーブになるとよいのです。

座布団を二つ折りにするような腰枕では腰椎全体がそる感じで少々荒っぽいですね。第五腰椎のところでそるようにするには、まず、腰を

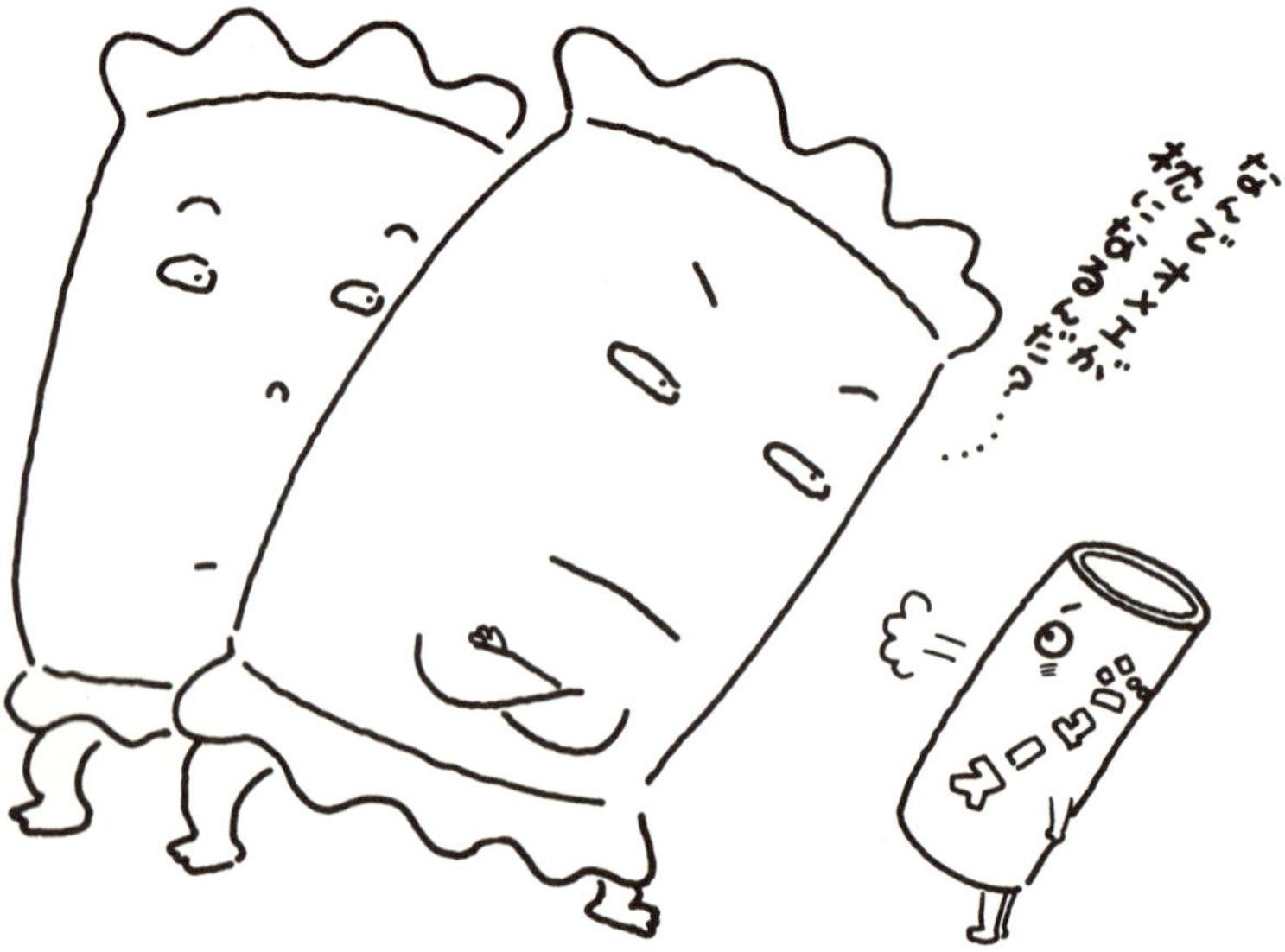

そらす腰枕の高さです。これはその人のひとさし指（第二指）の高さがちょうどよいのです。幅は腰幅、硬さは缶ジュースの空缶をシンにしてタオルを巻きつけるとよくなります。きつい人は、タオルだけでもよいでしょう。きつくタオルを巻くこと。

腰枕のおく位置ですが、ベルトの高さあたりがよろしい。あお向けに寝て足をのばして、第五腰椎のところへ腰枕をします。時間は初め五分ていどにします。慣れてくるにしたがって三〇分ぐらいまで徐々に延長するとよいでしょう。お風呂上がりの、からだがリラックスしているときが一番いいですね。もちろんそのほかの時間でもいいですよ。毎日続けること。車の運転をするときも、腰枕をするとよいことは何度もいいましたね。腰の疲れがずいぶん違いますよ。

慣れてくれば、腰枕をしたままで腹式呼吸の練習をするとなおよいでしょう（一六〇ページ参照）。

Q 腰痛もちの人は、食生活にどんな注意をはらったらよいでしょうか？

A 腰部周辺の構成要素に目をむけますと、骨、軟骨、筋肉、靱帯、血管、神経、血液、リンパ、その他の軟部組識と実にいろいろな要素があります。骨が変形しているからといって、骨が丈夫になるようにとカルシウムばかり余計とっても、血管が弱くてはどうにもなりませんし、筋肉が弱くては骨を支えることもできません。とことんな具合にながめてみますと、特別、腰痛によい食事を考えるより、バランスのとれた食事がよいということがわかります。

バランスのとれた合理的な食事は、カロリーがどうだとか、栄養素がどうだとか細かく考えてもダメ！　食べ物の入り口は歯です。食べ物の種類と数によってバランスがきまっているのです（詳しくは三一ページ参照）。

さらに部分食より丸ごと全部食べられるような全体食がいいですね。マグロの部分のお刺身より、同じ魚なら丸ごと全部の小魚のほうがより「いのち」をはぐくんでいて、バランスがよいのですから、いいわけです。

もう一つ、進化の程度の低い種類の食べ物のほうが、よりからだにはいいのです。たとえば、三大栄養素の一つにタンパク質がありま す。タンパク質はアミノ酸がたくさんつながってできているのです。進化の進んだ、牛や豚のような高等動物は、体のしくみも複雑化してきていますので、アミノ酸の数も非常に多い、複雑なタンパク質のかたちをしています。一方、進化の程度の低い魚貝類では、アミノ酸は前者に比べて、単純なつながりでできたタンパク質になっています。牛肉や豚肉、魚類や貝類の

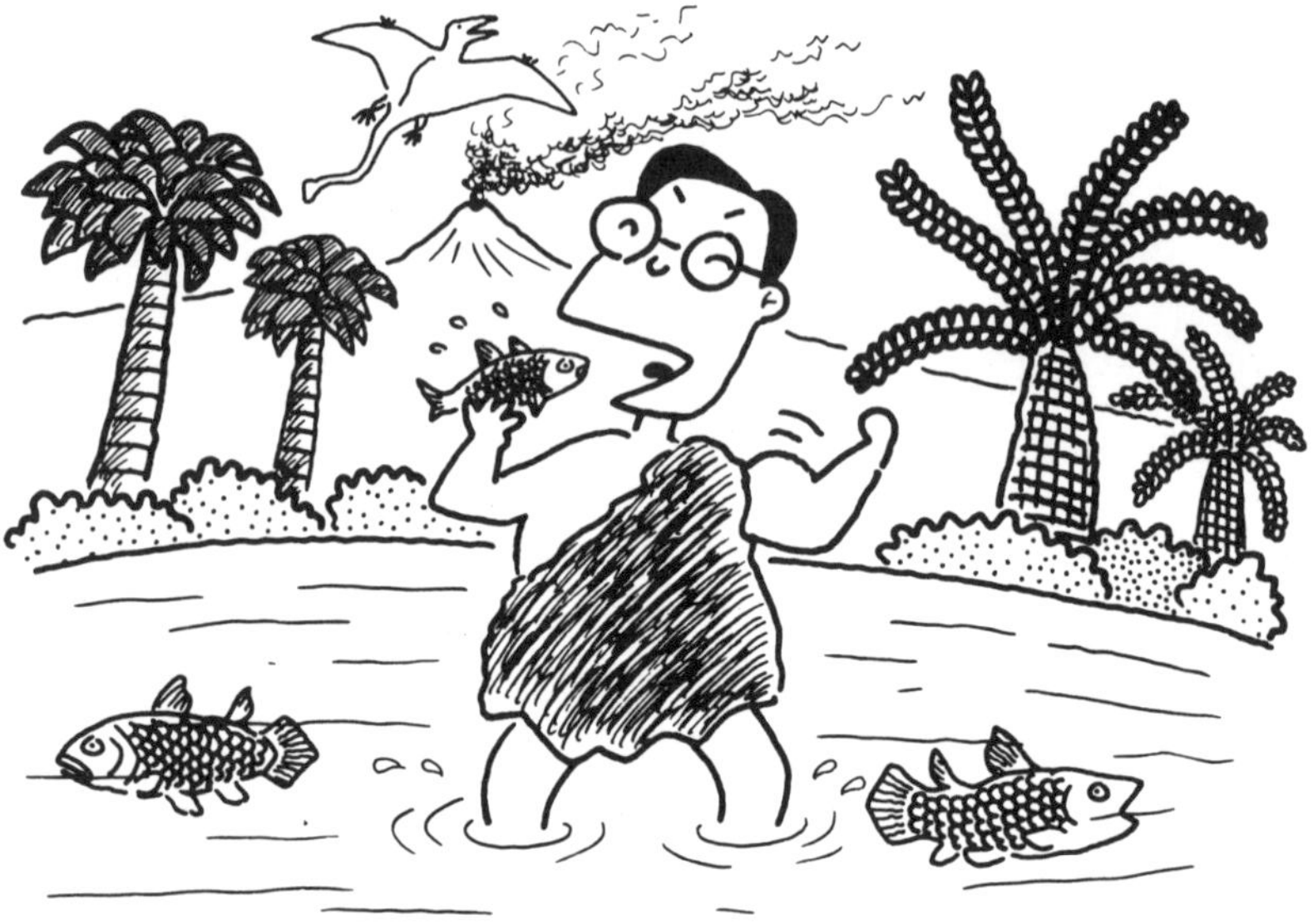

身、これは、現代栄養学では、タンパク質でとらえると、まったくどちらも同じということになりますが、進化の程度がより低い動物のほうが体内に吸収されやすいのです。カルシウムでいいますと、牛骨のカルシウムよりカキ殻カルシウムのほうが体内ではよりいいということです。ただ、同じカルシウムでも、無機物（無生物）からとれたカルシウムは結晶化しやすいのでよくないですね。体内で結石化し、イタズラをよくするのです。

こんなところにも注意するとよいでしょう。

Q　腰が痛いとき、お酒を飲んでもよいでしょうか?

A　つい最近、アメリカでの飲酒に関するレポートがありました。それによると、飲酒癖のある人では、ない人と比較してビタミンB_1、B_2、B_6、B_{12}、葉酸、炭素、カリウムなどの体内の保有量が約三〇%は慢性的に不足しているということです。アルコールが体内に入ると、それを吸収するために細かく分解するハサミが必要です。このハサミにビタミンが関与するのです。ですから、飲酒量が多くなるほどビタミン不足に陥りやすいのです。

一方、腰痛のある患部では、炎症をしずめたり、細胞や組織を再生させたり、血行を改善したりするのに前述のビタミン群が必要です。

ところで、人類は長い歴史の中でいかに食べ物を得るかというのが目標でした。そのため人のからだでは故障箇所を修復するよりも、まず飲食物を分解することが優先されるようにできています。そんなわけで、飲酒と腰痛とでビタミンの取りあいがおこるのですが、飲酒に優先的に使われるので、腰痛の患部には多量のビタミンが必要であるにもかかわらず、逆にビタミン不足に陥ってしまうわけです。飲酒はできるだけ避けるのが望ましいですね。実際、毎日、お酒を飲む人のキズ口は、飲まない人と比べますとふさがりにくいものです。

まず激痛があるときは、飲酒はやめること。痛みがやわらいできたら、我慢できない人は飲んでもよいですが、ほんの少しでとどめておくこと。のどをうるおすていどがいいですね。飲みすぎると、翌日あたり痛みがひどくなりますよ。注意してください。

Q　ハリ、灸はどんな腰痛に効くのですか?

A　体表面上にあらわれた体のストレスポイントが俗にいう「ツボ」です。ここをハリや灸で刺激して、体のバランスをととのえる治療法がハリ、灸療法です。ひと口には説明しがたいのですが、ほとんどの「ツボ」が筋肉などの軟部組織にあることと、静姿勢で刺激して

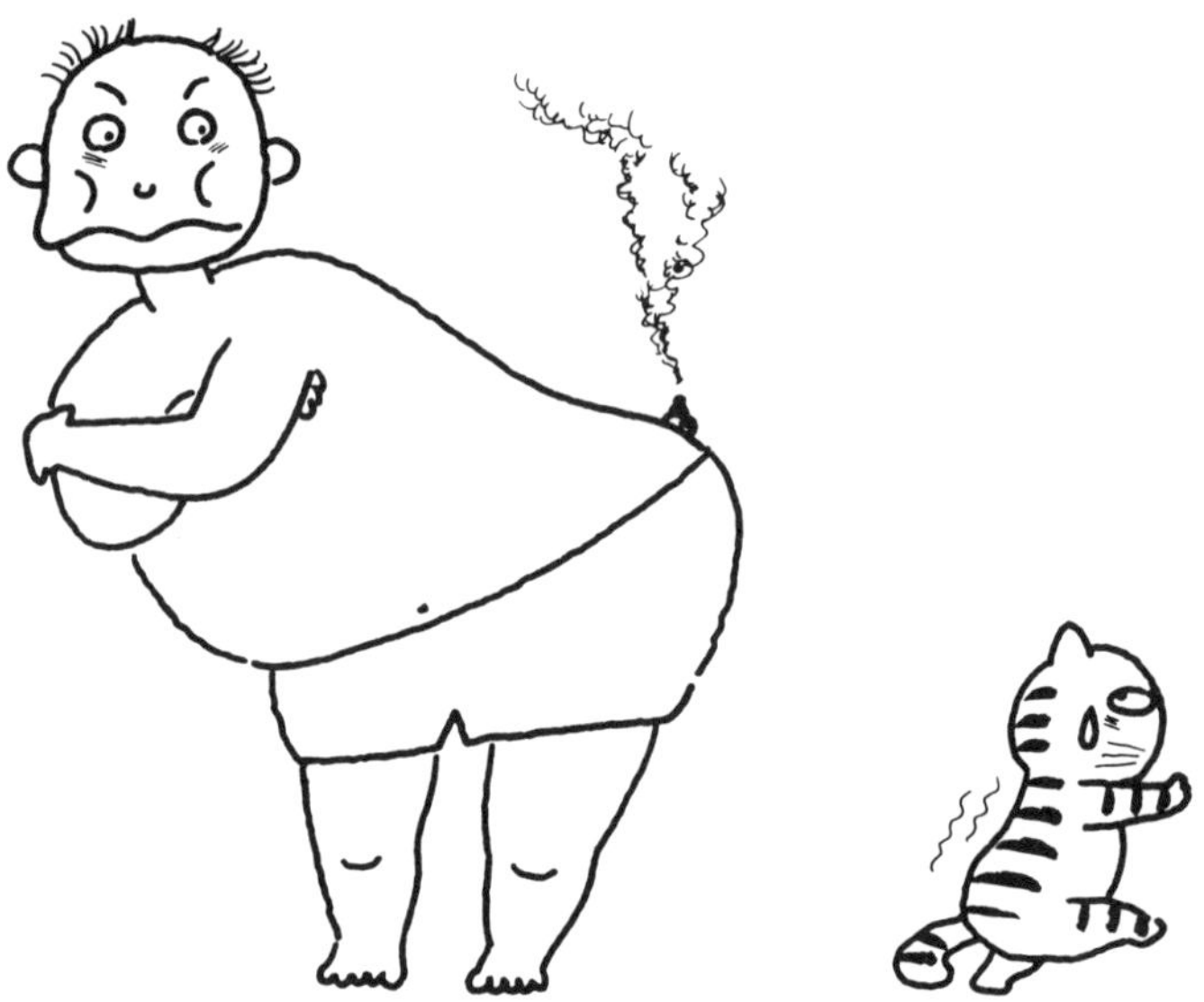

治療すること、さらに、多くの鍼灸書や、私の拙い臨床経験からごく大ざっぱに述べてみます。

いわゆる「腰痛症」「ギックリ腰」(腰痛の七〇%以上がこの二つです)は筋肉や軟部組織のトラブルからきます。これにはよく効きます。

椎間板ヘルニアや変形性脊椎症や脊椎分離症などのような骨のトラブルからくるものは改善不能です。ハリ・灸で、変形してしまった骨を正常な形にもどすことはできません。ところが、これらの腰痛は必ず、筋肉や軟部組織のトラブルをも含んでいます。このトラブルは改善可能です。ですから、臨床的には、日常生活に間にあうていどは、たいていの場合、症状は改善してきます。

肥満や筋力低下からくる腰痛や内臓病、その他の特殊な腰痛は、一時的には症状を緩和できても治すことはできません。その原因を根本からなくす治療が必要です。

Q　寝具はどのようなものがよいでしょうか?

A　夜寝ると、程度の差はあれ、誰も寝相があって動きます。石地蔵さんのようにまったく動かないなんて人はいません。よほど寝相のいい人でも一晩のうちには寝返りをうちます。この寝返りは、一日の疲れをとるべく、自然に歪みを修復している姿なのです。赤ちゃんの寝姿をみていますとうつぶせで膝を胴の横にあげている格好をよくします。これなどは操法の「うつぶせ膝上げ」とまったく同じ格好ですね。無意識の動きで、歪みを修復しているわけです。

寝具が柔らかすぎると、体がお布団の中に沈みこんでしまって歪みを修復できません。最近ではベッド使用の家庭もかなり多くなってきていますが、ベッドの柔らかすぎるのは困りものですね。また長い間使っているベッドでは、ある部分だけがへこんでしまっている場合がよくありますね。これはダメ。そのへこみが歪みの修復——疲労回復の邪魔になります。

以前、ヨーロッパを旅行し、ホテルに泊りましたが、スペイン、フランス、イタリア、イギリス……、どこの国でも信じられないほど、フカフカで柔らかいのです。私たちにはとても窮屈でたいへんでした。ところがヨーロッパの人たちは平気なのです。これは民族的な差によるものです。ちなみに隣の韓国では、床の下にオンドルという暖房装置があるので、硬い床の上に薄っぺらな布一枚で寝ています。それで平気なのですが、私たちが寝ると痛くてダメです。

じゃあ、いったいどんな硬さがいいのかということになりますが、敷布団は昔から俗にいう「せんべいぶとん」、これがよろしい。夜寝てい

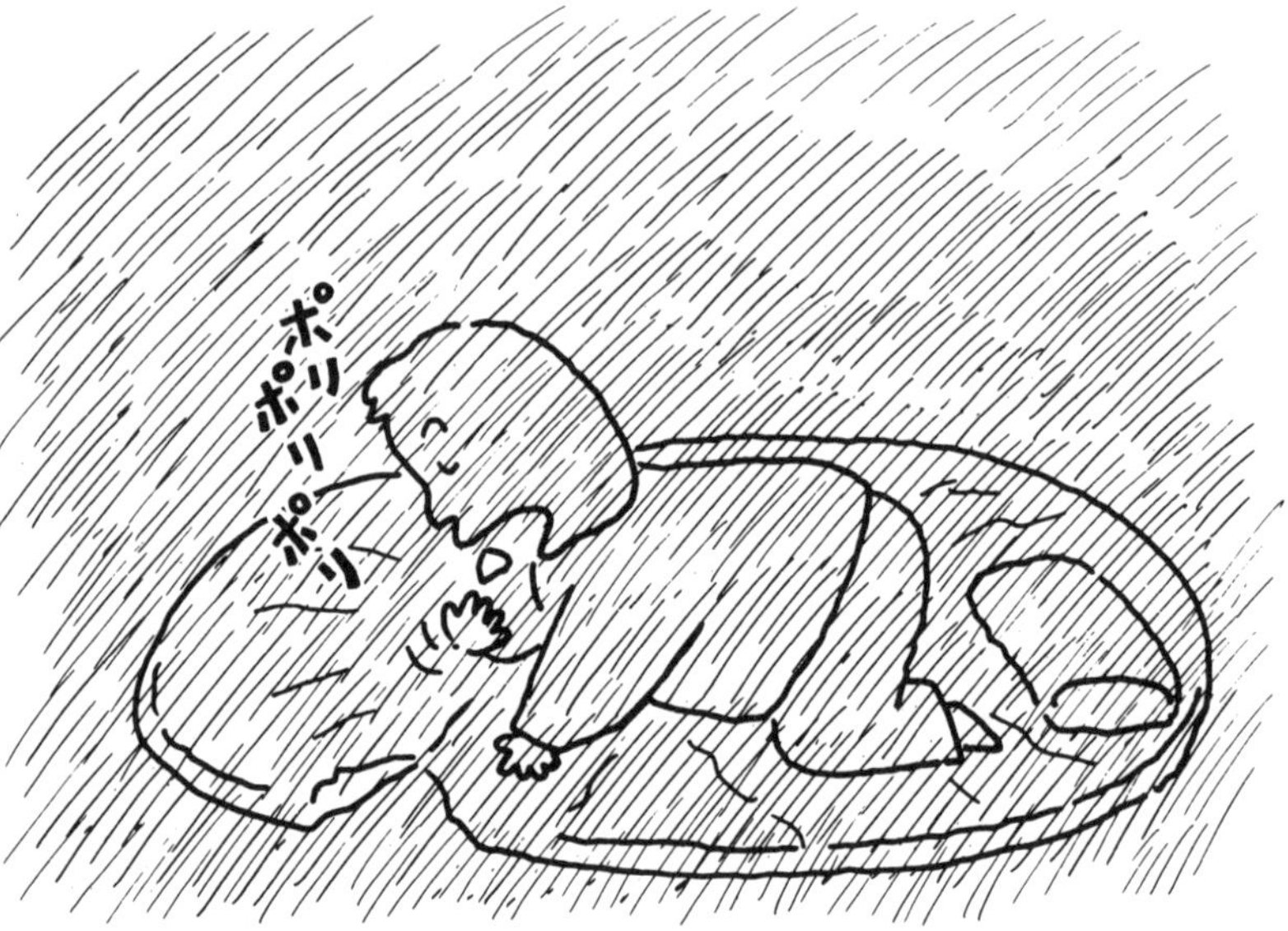

る間にも歪みを修復しやすいのです。なれないと、初めはなかなか寝つきにくいかもしれませんが、慣れるとこれが一番楽で、からだにもよろしい。掛布団は軽く暖かく保温できるものがいいですね。布団の下に敷くマットレスはおすすめできません。

ですが、腰部がひどく後湾化し腰がまがってしまっている人はマットレスを使用しなければ寝られません。こんな人は使用してもよろしいでしょう。

Q　腰が痛いとき、とくに悪い食べ物というのはありますか?

A　腰痛を治療中に安静にしているにもかかわらず、炎症のなかなかひかない人や、痛みがだんだん減ってきているのにまた増悪するような人は、たいてい甘い物＝白砂糖の入った食べ物を多く食べている人です。これは、ウンとよくない。白砂糖はカルシウムを奪い、ビタミンを奪い、血液を粘っこくし、毛細血管を破壊し炎症をおこすなどして、からだに多くの害をもたらします。白砂糖のとりすぎは、腰痛患者に限らず危険です。

骨の変形をともなうリウマチ患者で白砂糖の嫌いな人はまずいません。変形性○○症と診断されているような骨の変形をともなう患者も、ほとんどの人が白砂糖が好物だとおっしゃいます。腰痛のある人はできるだけひかえること、健康な人もほどほどにすること。

白砂糖は水素と酸素と炭素の化合物です。このうち体内で水素と酸素は最終的には水になり炭素が残るのです。この炭素は炭酸という酸性物質になりますので、炭酸ガスとして吐く息で捨てられますが、多量にとると処理が間にあいません。そのため骨のカルシウムが溶け出して中和するのです。

これら一連の化学反応には多量のビタミンも消費されます。果たしてからだはカルシウムとビタミン不足に陥るわけです。白砂糖をとるときはこの二つをバランスよくとるように心がけてください。天然にある甘い物、ハチミツや果物ではあるていどバランスがとれているのでよろしい。

どれくらいまでいいかは、個人差がかなりあってわかりにくいものです。でも口内炎のよくできるような人はダメ。白砂糖過食のサインです。腰痛に限らず、からだに故障箇所があれば食べないにこしたことはないですね。

Q **腰痛のときコルセットはしたほうがよいですか?**

A コルセットは腰部を外から固定・保護するものです。本来は、この役目は腰部周辺の筋肉がしています。急性腰痛の場合、筋肉

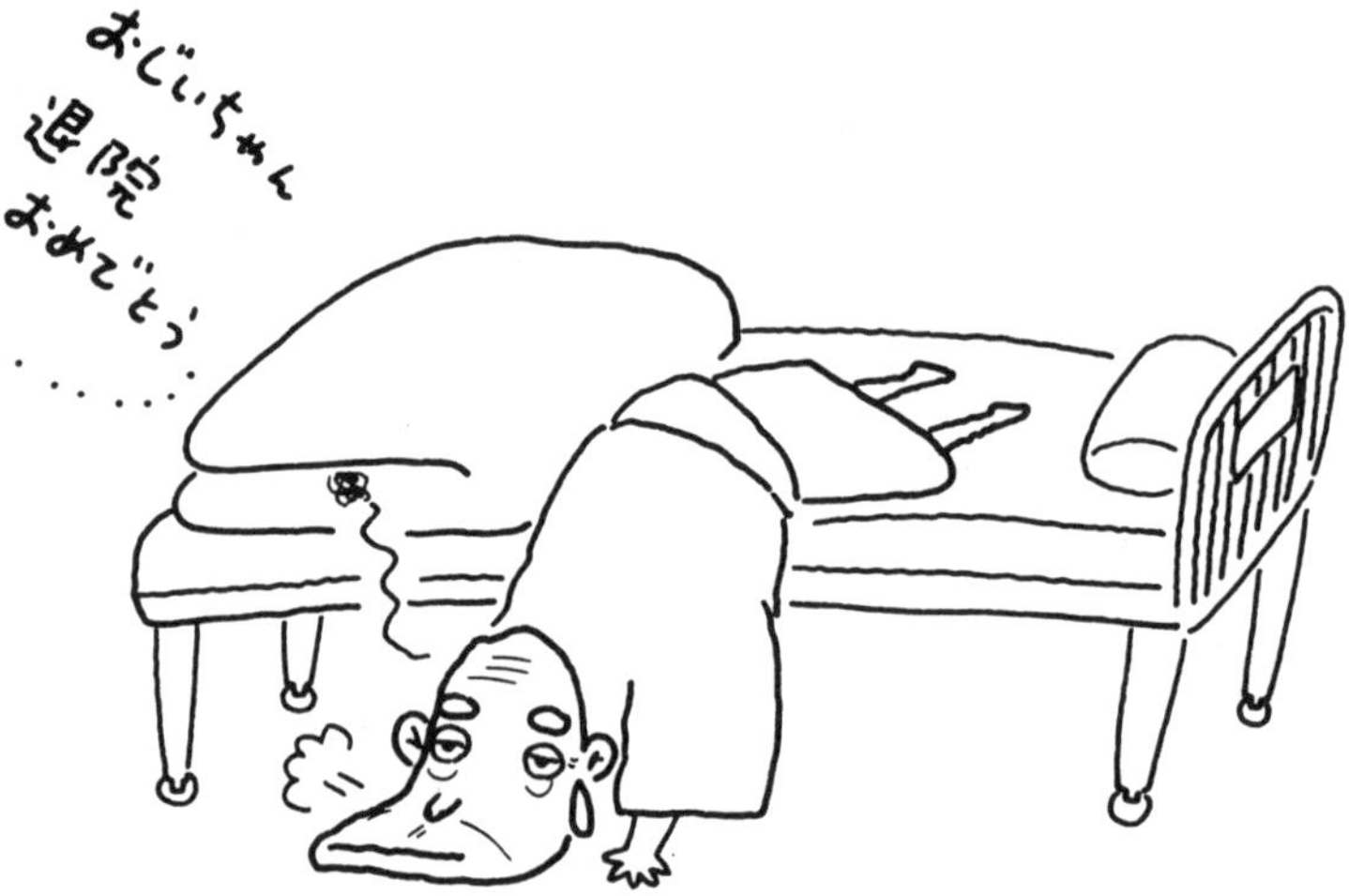

も炎症をおこし、前述の役目を充分に果たすことができません。痛みのあるしばらくの間だけ、代用品としてコルセットやサラシを巻くのはよろしいでしょう。けれど常習的に使うようになるとよくありません。筋肉は使わないと衰えてくるのです。よく老人の方が病気で入院して、ようやく退院すると、病気はよくなったけれども歩けなくなってしまったというお話を耳にすることがあります。これは入院して歩かないので、筋肉が萎縮して弱くなってしまったのです。これを廃用性萎縮といいます。

　コルセットについても同様のことがいえます。長期にわたるコルセットの着用は、着用している腰部周辺の筋肉は自力で動かすことができなくなってしまいますので、筋肉は弱ってしまいます。コルセット着用が常時必要な方は本当に少ないのです。する必要がないにもかかわらず、すると、楽だからとそのまま長期にわたってしている人が多いのです。要注意！

Q

腰痛もちで長時間の会議がつらいのですが、どうすれば楽になるでしょうか？

A

座る場所は、ソファのような柔らかいところはダメ！　座り心地がいいように一見思われるかもしれませんが、長時間に及ぶと非常に負担になってきます。事務用の椅子のように背もたれのついた、堅いイスがよいでしょう。座り方については乗りものでの座り方（一三八ページ）を参照してください。

Q

腰にとってよい靴とはどんな靴ですか？

A

腰によい靴の条件は、大きく三つあります。最近、エアロビクスダンスで膝や腰をいためる人が多いので問題になってきました。板床のような堅いところで跳んだりはねたりしますと、着地の衝撃が腰や膝に響くのです。ですから、腰によい靴の第一条件は、靴底が厚くて、弾力性があることです。一方、靴底が厚くなると、必然的に靴が重くなりがちです。重い靴はそれだけで歩くのに腰や膝に負担になります。

ですから、第二条件は、軽い靴であることになります。ところで今ね、足首を捻挫したとしますでしょう。するとね、歩き方は痛みをかばってひきずるような感じになります。そして数日もすると、かばって歩いているので、膝や腰が痛くなってきたんですとおっしゃる人が案外多いのです。正常な足首の運動ができない分が腰や膝の負担になってくるのです。

そのため、第三条件は、足の動きにあわせてよくまがる靴であること。細かくは、つま先に充分にゆとりがあり、かかとがしっかり固定さ

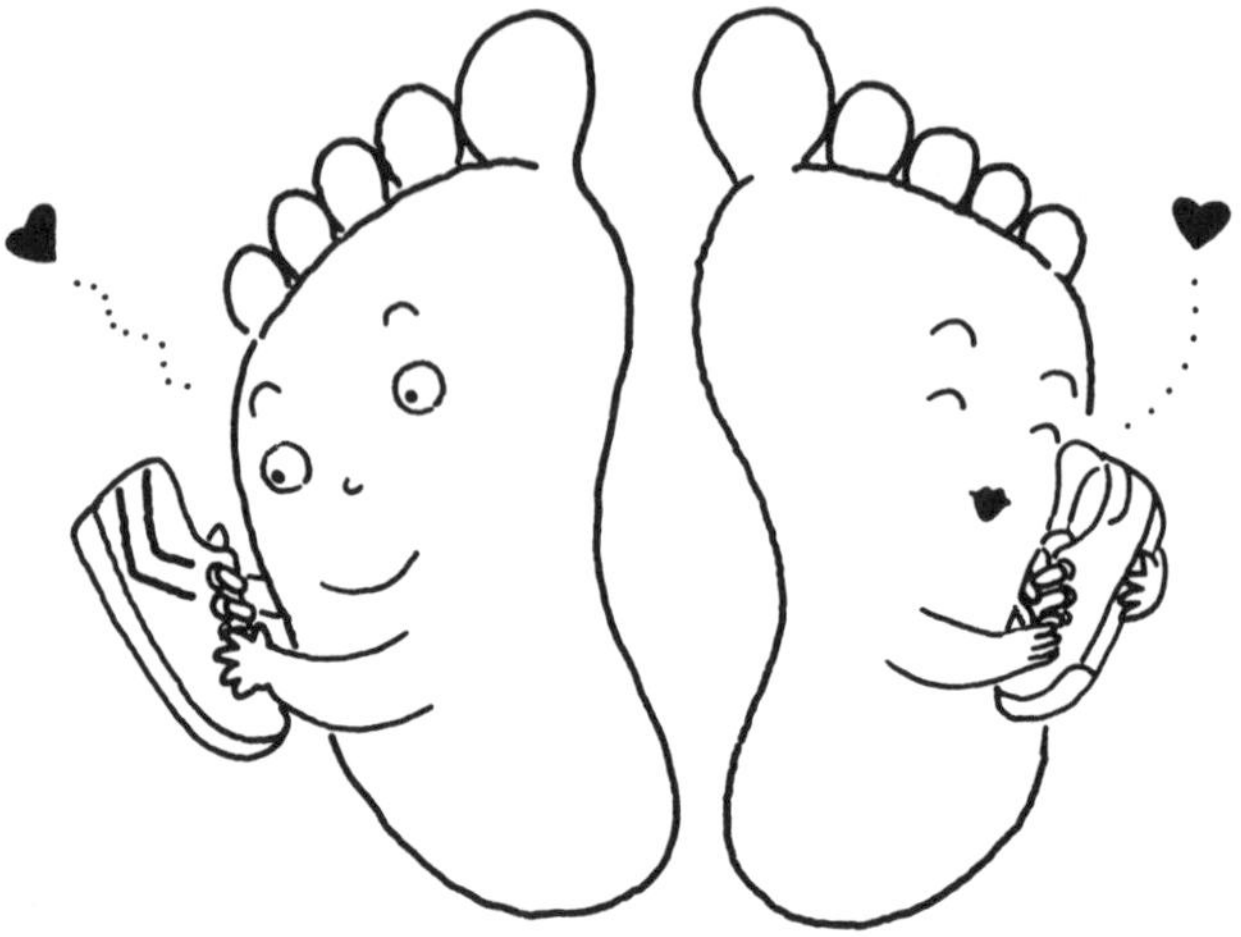

れていること、足と靴の接する面で窮屈なく、はき心地がよいこと、などですね。これらを満たすのが腰にとってのよい靴ということになります。

　では、実際にはどのメーカーの何という靴を選ぶといいのか、とアドバイスしなければ少し不親切ですね。でもこれはなかなかの難問なのです。日本の靴の歴史はまだまだ残いので充分研究開発されつくしていないからです。あえてあげれば、以下のようです。参考にしてください。

大塚製靴　「ボンステップ」

パピーシューズ　「ハッシュパピーGTS」

第一企画エージェンシー　「サテンローズ」

さらに、最近ではオーダーメイドの靴をつくってくれるお店も増えてきました。自分に合うのがなかなかみつからない人は少々値は張りますが、シューフィッター（靴のサイズを計る専門職者）に相談するといいですね。

買うときには、第一、第二条件はすぐ確認できます。第三条件は実際にはいてみて、はき心地をためすのですが、短時間ではなかなかわかりにくいものです。見分け方をお教えしましょう。

靴をはいたままで、つま先で何度か軽くジャンプしてみます。それで異和感があるかどうかみればよろしい。

時間は夕方に買いに行くとよいですね。一日歩いて疲れた足はほんの少しむくんできます。このときにピッタリあう靴がいいのです。朝に選んだ靴では窮屈ではきにくくなることがあります。

Q

腰痛をかかえて、長い時間乗りものに乗るのはつらいものです。楽に行ける方法はあるでしょうか？

A

楽しい旅行も腰痛がひどくなるようなら、つまらなくなってしまいます。できるだけ負担の少ない座り方を伝授しましょう。

腰痛を痛む箇所で大きく分類しますと、正中線より右側の右腰痛と、左側の左腰痛と、真中あるいは左右全体的な痛みという三つのタイプになります。

座席に腰かけてみますと、右腰痛の人では、体重はお尻の右側に、左腰痛の人では左側に体重がかたよっています。目をつぶって体をリラックスさせて、自分の体重がお尻の左右どちら側にのっているか試してみるとよくわかります。このアンバランスが腰痛を増大させているのです。

こんな人は腰痛のある反対側（健側といいます）の大腿の下、膝頭から大腿部中央ぐらいまでの間に厚さ約一センチていどのものを敷くとよいのです。自分の症状と相談して、多少は厚さを変えるとよろしい。週刊誌が適当ですね。これを敷くと、殿部にのる体重がほぼ均等化し、腰痛の負担も軽減します。

長時間の座業のときは、こんな座り方がいいですね。クッションのよくきいているようなところではしてもムダですよ。これで痛みの片側タイプの腰痛はOKだ。

次は左右両側にまたがってある腰痛です。もともと正常な腰は生理的前湾といってほんの少し前にそり気味になっています。このカーブがきつくなりすぎておこる腰痛は脊椎分離症やすべり症の人です。こんな人は、ふつうに座ると、腰が自然に丸くなります。だから、この座り方で腰痛の負担は軽減します。これでよろしい。

ところが、全腰痛の九五%以上の人ではこの逆で、腰の生理的前湾が減少してまっすぐに扁平化したり、後湾化したりしていて、これが腰痛を引きおこしているのです。だからこんな人は、生理的前湾がでるように腰枕をあててあげるといいのです。腰痛が後湾化して、もうすでに固まってしまっている人は別ですが……。

バスタオルを縦と横に折って四分の一の大きさにします。さらに端からコロコロと巻きあげて腰枕にするのです。椅子に深く座って、おへソのまうしろより少し下のあたりで背もたれと腰の間で枕をするとよろしい。腰部の負担は軽減し、痛みもやわらいできます。腰枕は缶ジュースの空缶の上に、タオルを巻きつけてもよろしい。

Q

腰痛の人は正座とあぐらとではどちらがよいでしょうか?

A

股関節を屈曲すると前にシワができます。ここを鼡径部といいます。鼡径部の内側には血管裂孔というところがあって大腿動

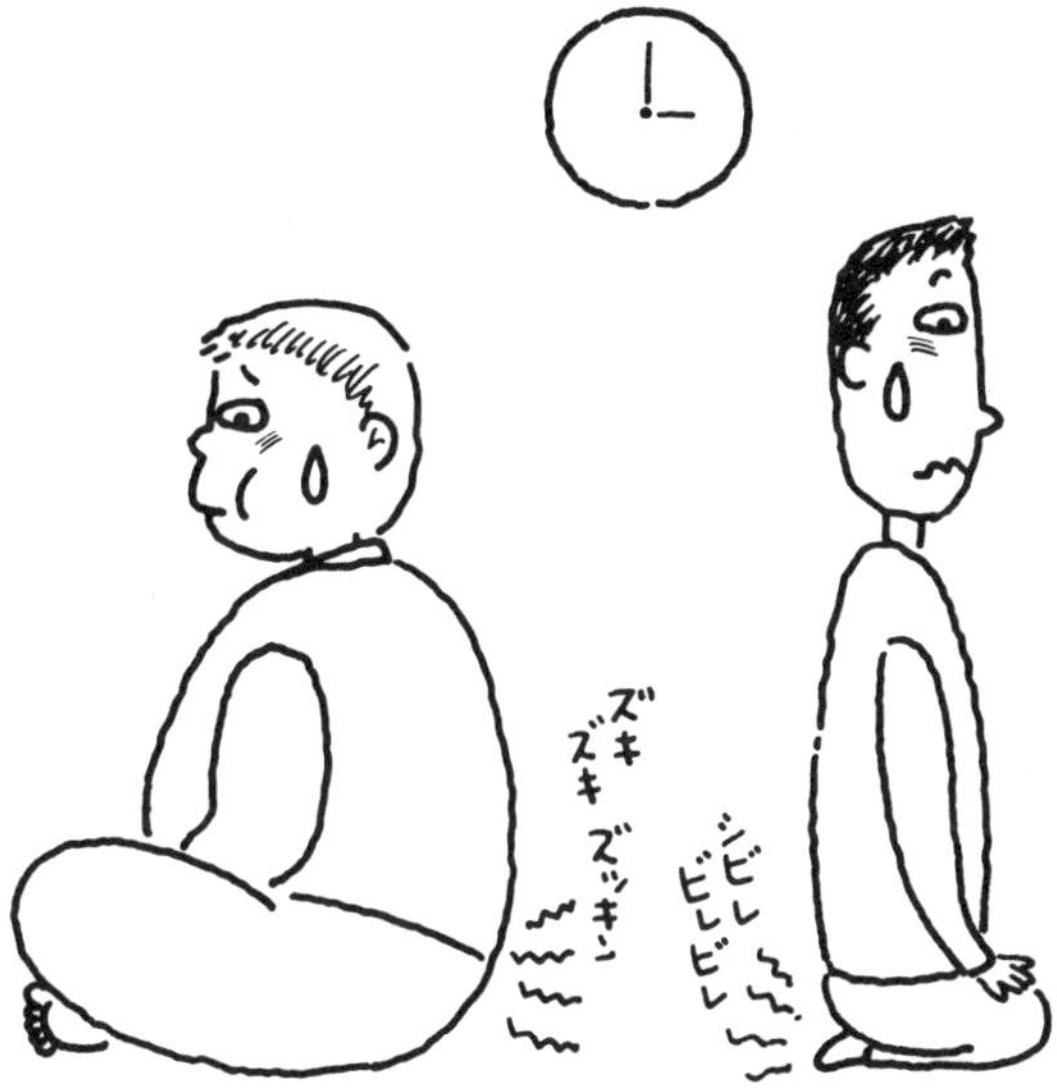

脈が通ります。下肢に栄養を送る血管です。股関節を屈曲する動きではこの大腿動脈は圧迫されて、血管の内腔は狭くなり血行が悪くなります。正座では股関節と胴体ではほぼ直角になっている姿勢です。当然、大腿動脈の血液循還は悪くなります。さらに折りたたんだ下肢の上に上体をのせていますので、下肢への血行はますます悪くなってしまいます。あぐらでは大腿動脈を圧迫することもないし、体重を下肢にのせることもありませんので、下肢の負担は正座に比べてかなり楽です。実際、正座と比べると、座ることでのシビレはウンと少ないのです。

けれど一方、腰のカーブに目を向けてみますと、あぐらは腰が後湾して丸くなる。上体の体重は、腰の生理的前湾によるバネ作用は働かないので、そのまま腰の負担となります。あぐらを長時間していると腰がだるくなりやすいのです。

正座の腰のカーブに目をやると、キチンと座っているとほぼ生理的前湾がでますが、長い時間になってくると、あぐらと同じく、腰は丸くなってきます。けれど腰はあぐらほど丸くはならないので腰の負担はまだ少ないのです。正座をすると困るのは足のシビレがほとんどです。

ややこしくなりました。要約すれば、長時間座ると、あぐらは、腰がダルクなりやすいけれども、足のシビレは少ないのです。正座は腰の負担は少ないけれども足のシビレは負担になります。

この矛盾をではどうすればいいのでしょうか？ 一番いい方法はあぐらで座るときにお尻の下に二つ折りの座布団を敷くといいのです。クッションでもよいですね。こうすると、足はシビレないのはもちろん、腰がピンとのびてきます。腰の負担も少ないので楽です。かなり長時間座ることも可能です。もっとも脊椎分離症やすべり症の人では腰が丸くなる姿勢が楽ですから、そのまま座るとあぐらは楽な座り方ということです。これでよい。逆に正座はつらい座り方ですね。こんな人には！

あとは、そうもできなければ交互に適当に座り方を変えるとよいでしょう。とくに横座りで片方ばかりで長時間座ると、腰にかなり負担です。

Q

ゴルフが趣味ですが、腰痛で悩んでいます。どのような点に注意したらよいでしょうか。また、腰痛を克服するにはどうすればよいでしょうか？

A

この質問は、助手の聖君《きよし》と一緒にお答えしましょう。聖君はプロの練習生として三年ばかりゴルフをやっていました。

S（私） ゴルフをしている人で腰痛の人は多いのですか。

K（聖）　はい、ゴルフで腰痛になる人は案外多いですね。一流のプロゴルファー（尾崎将司、岡本綾子、湯原信光、金井清一、村上隆など）でも腰痛を持病にかかえながらトーナメントに参加していますしね。

S　じゃ、素人ならなおさらですね。

K　ええ、ゴルフをやり始めて腰痛になる人は、ずい分いらっしゃいますよ。

S　それじゃ、楽しみのためにやるゴルフも腰痛の不安と苦痛のために苦しみになってしまいますね。ところでゴルフで特徴的な動きはどんなのがあるかな？

K　そうですね、ゴルフの特徴的な動きは大きく分けて三つあると思います。まず一つは、パター姿勢、二つめは、スイング動作、三つめはボールを拾う動作でしょうか。あと歩く動作は、日常誰もがする一般動作に入りますからゴルフではとくにとりあげることはありませんね。ですから、この三つになると思います。

S　では、その三つの動きに対して、歪みを少なくして、無理のない動きをマスターすればいいわけだね。

K　はい、そうです。では、パター姿勢ですが、これは、カップにボールを入れようとして中腰で姿勢を保っているのです。この姿勢を続けていてギックリ腰になる人や腰が重くなる人が多いですね。

S　中腰でジッとしているといっても長くてほんの数分ていどのものでしょう。この腰痛の原因の一つは、自分のからだを支える筋力不足が考えられますね。

K　そういえば、ゴルフの年齢層は、三〇代以降の人がほとんどですから、運動不足からくる筋力不足は多いと思います。そのことはヘッドアップの問題にもつながります。

集中力があっても腰の力が弱いと、姿勢を保てないので、すぐにヘッドアップして目線がカップのほうに向いてしまうのです。

そのことはスイングについてもいえることですが。

S　なるほどね。カップにボールが入るかどうか気になって、ボールよりもカップを見てしまうためにヘッドアップするとよくいわれるけれど、こんなのはほんの初歩の人だけで、実際は筋力不足のためにパター姿勢が保てなくてヘッドアップする人が多いわけだ。当然、スコアにも影響する。

K　そうです。こんな人は、腰を治さないとスコアはのびませんよ。筋力トレーニングが必要ですね（一五六ページの筋力トレーニングの項参照）。

S　じゃあ、次は負担の少ないパター姿勢が問題になってくるわけだね。

K　パター姿勢の要点は四つあります。まず、足もと。基本的にはつま先を平行にして体重は母趾《おやゆび》のつけ根におくことです。右利きの人では、いく分、左足に体重を多くのせるのがいいです。

S　なるほど、こうすれば体重移動による体のブレは防げるよね。体が安定するわけだ。

K　次は、両膝を軽くまげること、さらにひとつは、お尻をうしろにひき気味にすることです。

S　「お尻をうしろにひく」っていうのは、操体の基本運動の前屈のときにいうことなんだよね。こうすると重心は安定し、腰の負担は最低になるわけだ。

K　そうですね。このことは重要なポイントのひとつです。さらにもう一つは、頭をうなだれないことです。スコアが悪くなると、気持ちまで落ちこんで自然に頭がうなだれてきます。これはフォームがまずくなり、余計にスコアが悪くなります。
S　なるほど、気持ちと体の動きの関連も注意することなんだね。
K　はい、そうです。次はパッティングですが、手もとは直接腰痛には関連が少ないと思います。
S　では、次にスイング動作についてだね。
K　はい、負担の少ないスイングについてです。
S　スイングは、操体の基本運動のねじり（回旋）を参照してみると、スイングの極意にも通じるんじゃないかな。

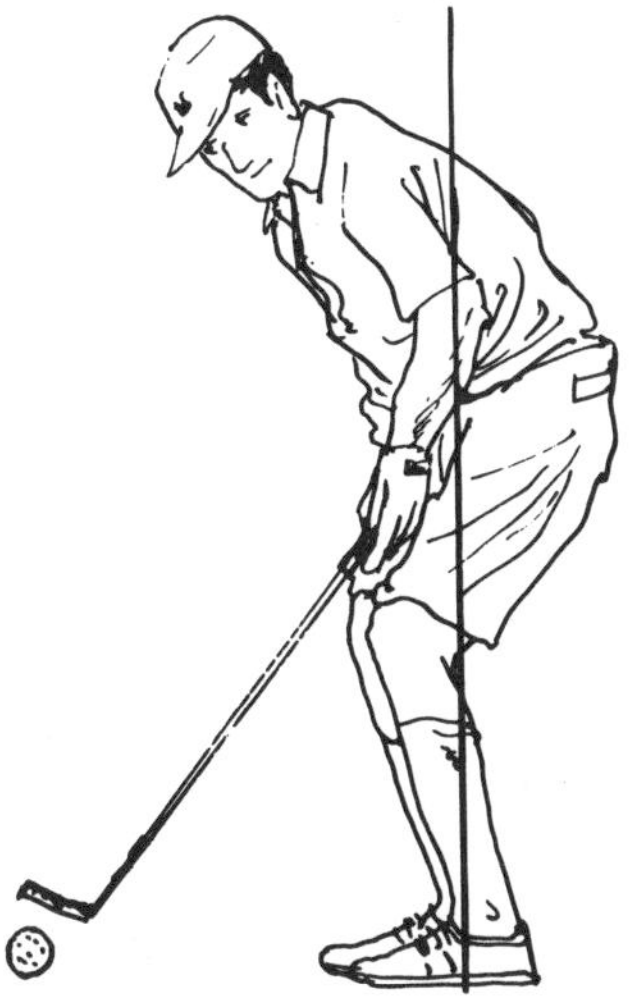
正しいパターフォーム

K　ええ、スイングの動作では、重心をねじる側の足にのせることがポイントです。
S　操体は、からだの使い方のルールのエッセンスでつくられているのだから、当然といえば、当然なんだよね。
K　そうですね。操体のからだのルールはまさにゴルフの極意に通じますね。ところでスイングのときですが、バックスイングのフォームを誤解している人が多いですね。頭を不動にすることを意識しすぎるのです。右利きの人が右スイング動作でひねるバックスイングでは、自然な動きとして、ほんの少し正中線より右に頭がブレるのが正解なんです。重心はこのとき右足に多くのっています。さらに、フルスイングに移りますが、このときは右足から左足に体重が移動するとよいのです。このとき足もとは、

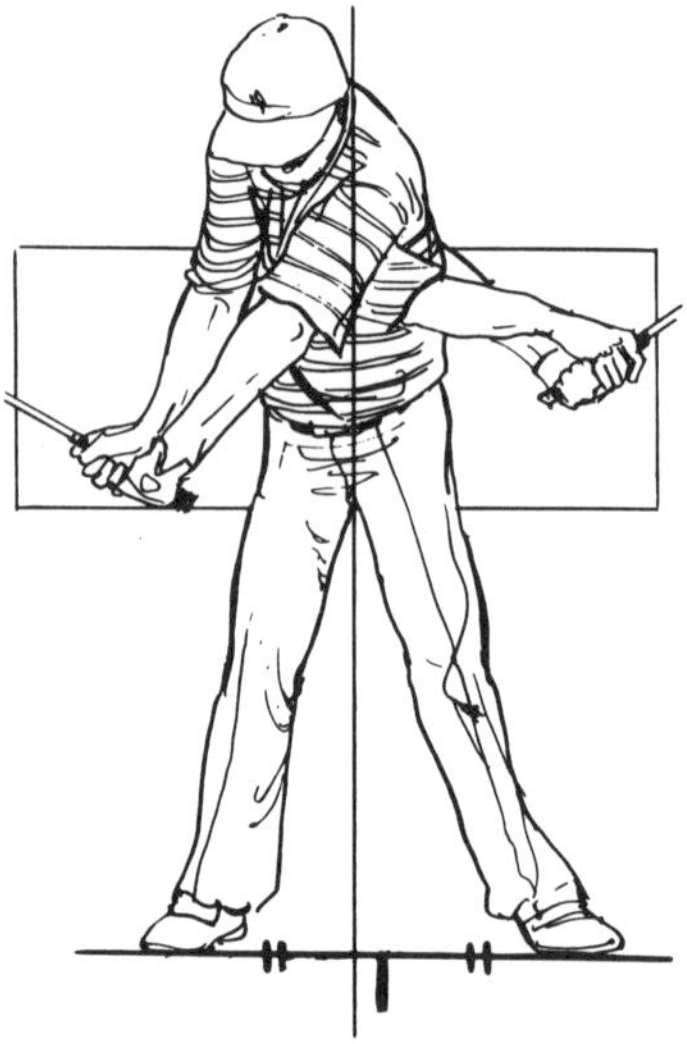

正しいバックスイングフォーム

つま先平行が基本ですが、からだの硬い人は、少しつま先を少し外にひらいたほうがいいようです。このときも、母趾《おやゆび》のつけ根に体重をのせることを忘れないことですね。

S　なるほど、うまくできているんだね。でもひとつ忘れているよ。ひとさし指だよ、ホラ！

K　あっそうですね。ゴルフはグリップは小指から握ることは誰もが知っているし、ひとさし指を浮かすことはよく知っているのですが、りきむと必ず、ひとさし指に力が入ってくるんですよね。この指の力を抜いていないと、腰のキレが悪くなり、からだのあちこちをいためやすいのです。

S　最後に、スイングの後の手入れ法だね。人は同じ動作を反復して続けると許容範囲を越えて、必ず歪んでくるんだ。農業を長年している人は歪みの蓄積のために、腰が丸くなってくるようにね。では、ゴルフのスイングでは、というと、右利きの人では、左に腰をねじる動きが多いために左に腰がねじれてくるんだ。さらに、クラブをもつときは、右手がクラブのヘッドに近い側になるので肩は右肩が下がってくる人が多いんだよね。果たして、こんな人たちは、からだの中心より右側に腰痛が多く発生するだろうね。

K　ええ、そうなんです。実際、ゴルフをしている人は、右腰痛になる人が圧倒的に多いですね。それとうしろからみると、右肩が下がっている人が多いですね。

S　こんな人はぜひ手入れとして操体の基本運動をしてほしいものですね。さらにゴルフをした後は、グリップからスタンスまですべて逆にした逆スイングもしてほしい。そうすれば歪みはかなり防げますよ。

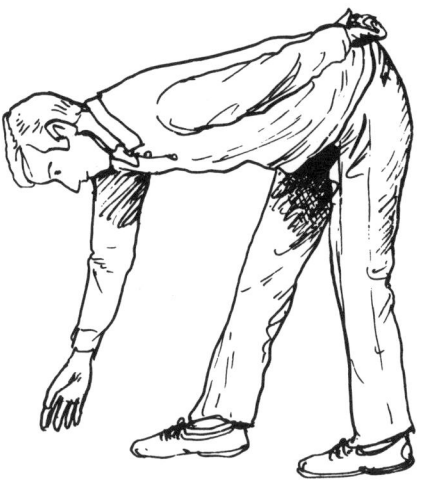

右手で拾うとき，右足を前にして拾ってはダメ

K　僕も最近はそうしているんですが、やはり調子がいいですね。僕からもぜひゴルフをやる人におすすめしたいですね。

S　うん、ぜひ、参考にしてもらうといいね。あとは、ボールを拾う動作が残ったけどこれは図のようにたいてい逆の動きをしているね。これはダメ！

K　そうですよね。ボールを拾う前かがみ動作は右手を使うときは右足をうしろにひくが正解なんですよね。

S　その通り、案外多いのです、このまちがいは。

というわけでゴルファーの皆さん以上のことをよく頭に入れて腰痛を防いで楽しんでゴルフをしてください。

〔付録1　脊椎のしくみと名称〕

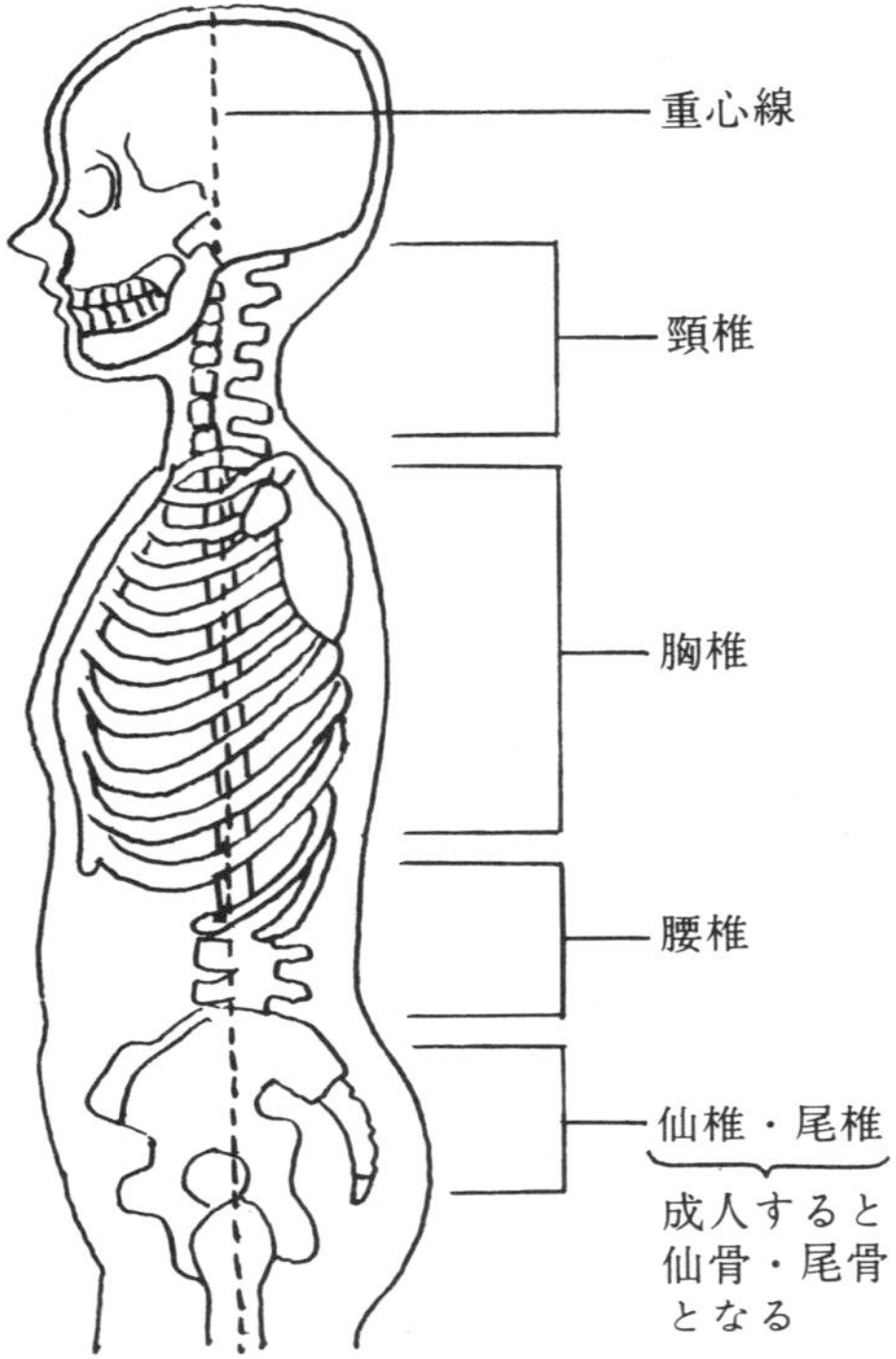

重心線
頸椎
胸椎
腰椎
仙椎・尾椎
成人すると
仙骨・尾骨
となる

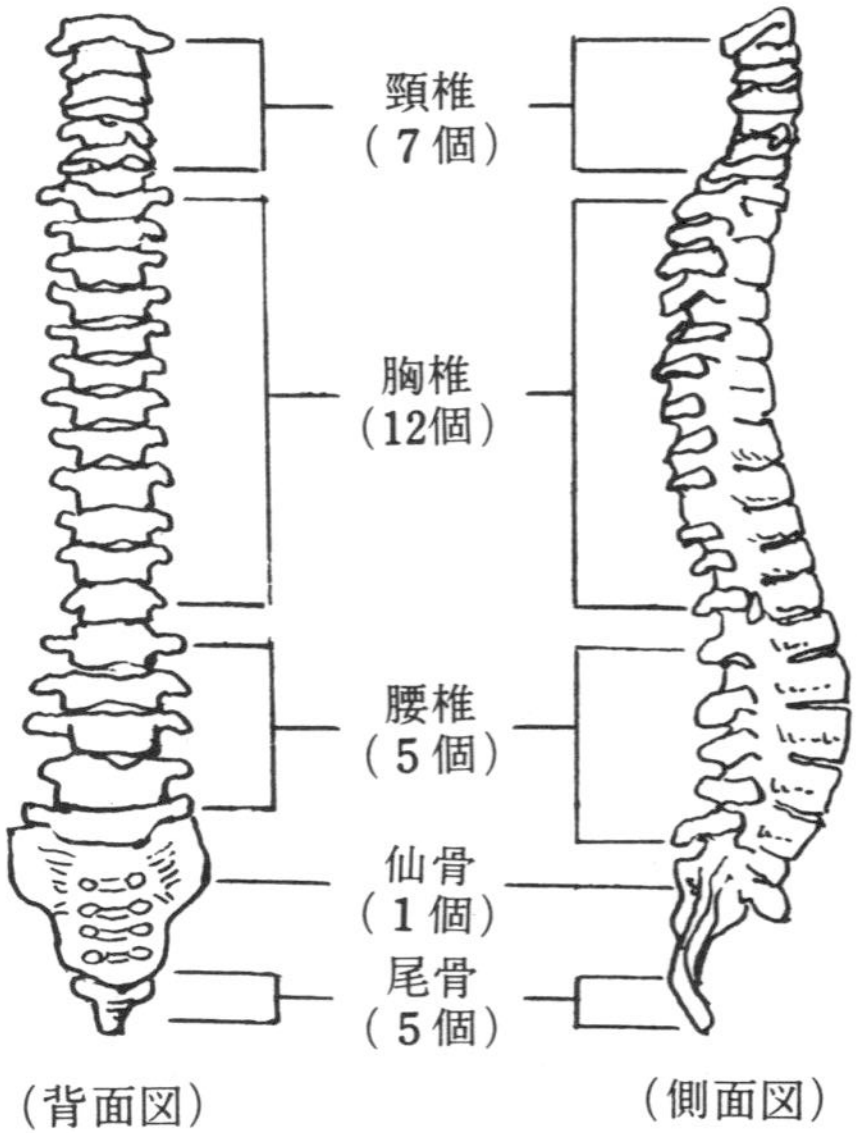

頸椎
（7個）
胸椎
（12個）
腰椎
（5個）
仙骨
（1個）
尾骨
（5個）
（背面図）
（側面図）

腰椎は上から第1，第2……
第5腰椎と呼ぶ

〔付録2　骨格の各部分の名称〕

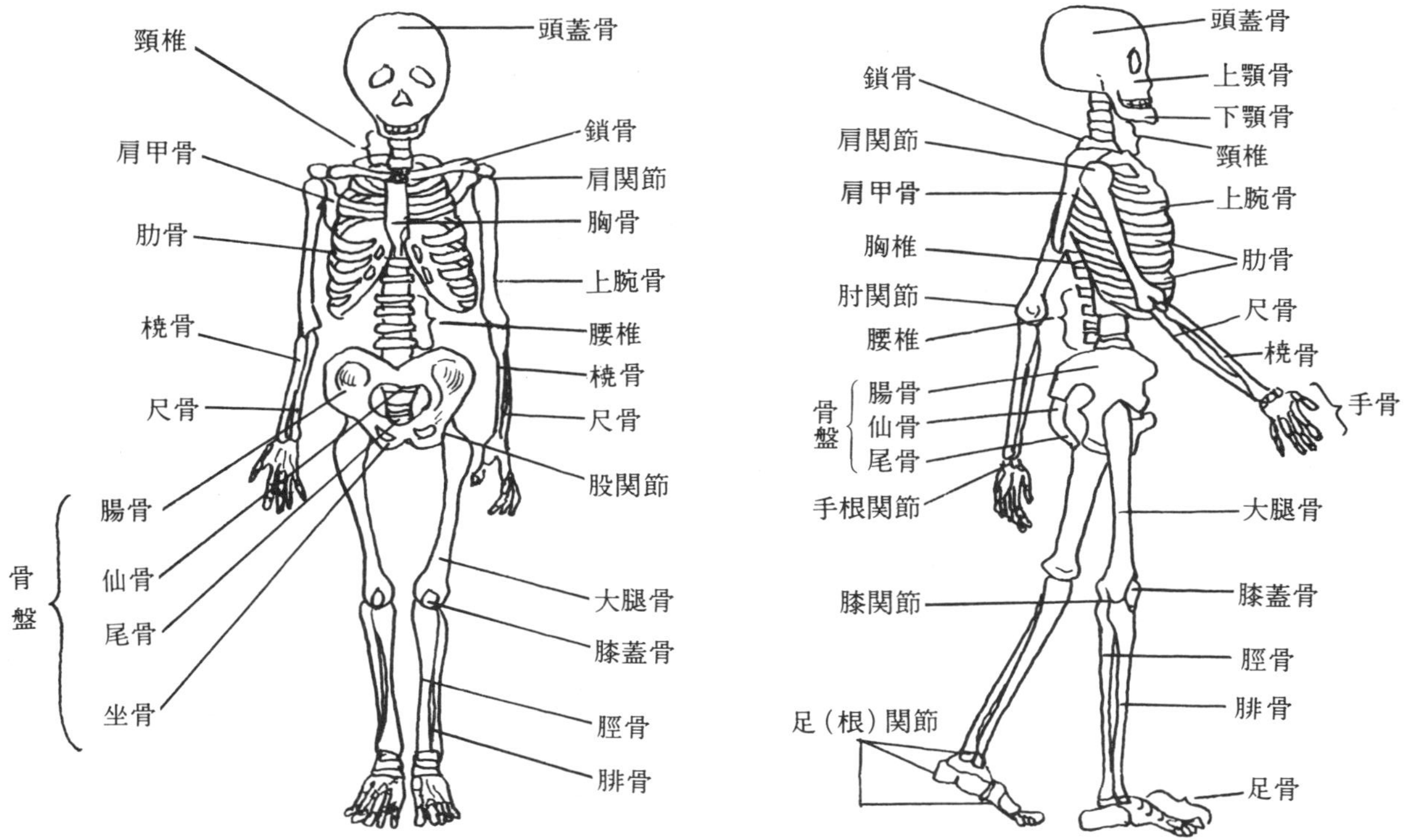
頸椎
頭蓋骨
肩甲骨
鎖骨
肩関節
肋骨
胸骨
上腕骨
橈骨
腰椎
尺骨
橈骨
尺骨
股関節
骨盤
腸骨
仙骨
尾骨
坐骨
大腿骨
膝蓋骨
脛骨
腓骨
頭蓋骨
上顎骨
下顎骨
鎖骨
頸椎
肩関節
上腕骨
肩甲骨
胸椎
肋骨
肘関節
尺骨
腰椎
橈骨
手骨
骨盤
腸骨
仙骨
尾骨
手根関節
大腿骨
膝関節
膝蓋骨
脛骨
腓骨
足（根）関節
足骨

〔付録3　筋肉の各部分の名称〕

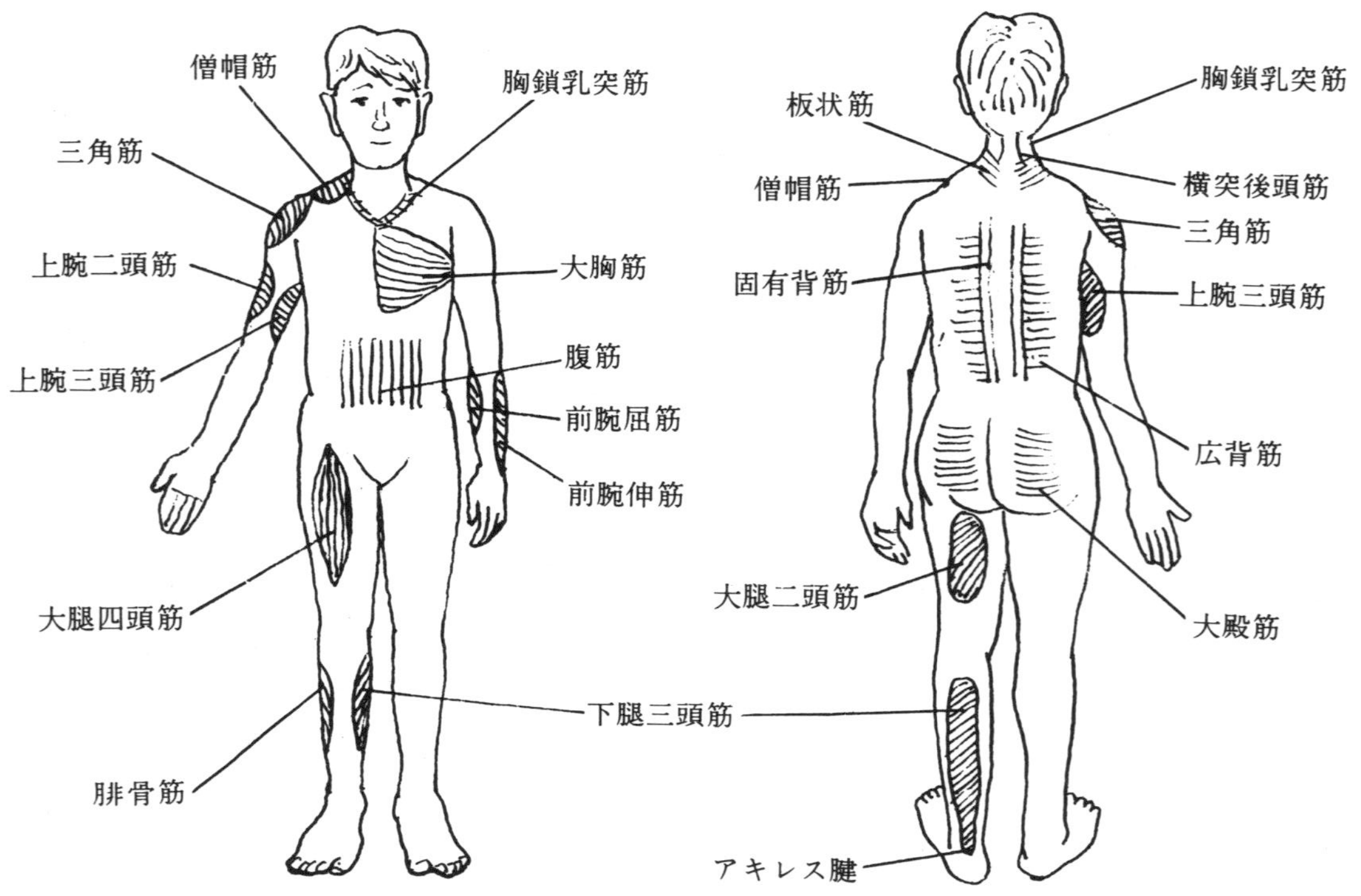
僧帽筋
胸鎖乳突筋
三角筋
上腕二頭筋
大胸筋
上腕三頭筋
腹筋
前腕屈筋
前腕伸筋
大腿四頭筋
下腿三頭筋
腓骨筋
板状筋
胸鎖乳突筋
僧帽筋
横突後頭筋
三角筋
固有背筋
上腕三頭筋
広背筋
大腿二頭筋
大殿筋
アキレス腱

あとがき

操体法は仙台市在住の橋本敬三先生が長年の研究苦心の末、体系化されたものですが、それは単に治療を目的とするものではなく、いわば「道」をきわめるための手段ともいうべきものです。にもかかわらず、本書ではあえて腰痛に焦点を絞って書きました。というのも、臨床的には腰痛は操体法で大変効果のあるもののひとつだからです。著者としては、読者の皆様がこれを入り口として操体の真髄にせまるきっかけとなることを願ってやみません。

最後にいつも治療の現場で私を手助けしてくれている萬谷尚弘、河添高章の両君、清書およびモデルをつとめてくれた妻の楠世、弟の聖、数々の写真をとってくださされたカメラマンの小倉隆人氏、イラストを描いてくだされたとよたかずひこ氏に心から御礼を申し上げます。

また、農文協のみなさんには、構成をはじめ、内容上の貴重なご助言と励ましをいただきました。あわせて御礼申し上げる次第です。

一九八七年　夏

著　者

著 者 略 歴

金井　聖徳　（かない　しょうとく）

鍼灸師，柔道整復師。西宮市で操体法を取り入れた金井接骨院を開業。阪神間を中心に講演・指導活動もおこなっている。

著書『職業にあわせた操体法』（1986年，農文協）

住所＝西宮市両度町 6-31 プラザ北口

☎0798-65-7031

写真でわかる 腰痛を治す操体法〔愛蔵版〕

——あなたの腰痛はどのタイプ——　　健康双書ワイド版

1987年11月 5 日　第 1 刷発行
2004年 3 月31日　第39刷発行
2005年 3 月31日　愛蔵版第 1 刷発行

著 者　　金 井 聖 徳

発行所　　社団法人　農 山 漁 村 文 化 協 会
郵便番号107-8668 東京都港区赤坂 7 丁目 6 − 1
電話 03(3585)1141(営業)　03(3585)1145(編集)
FAX 03(3589)1387　　振替 00120-3-144478

ISBN4-540-04355-2　　印刷／藤 原 印 刷
〈検印廃止〉　　製本／石 津 製 本

Printed in Japan
定価はカバーに表示

農文協・健康双書

自分でできる中国家庭医学
〝抗老防衰〟5つの知恵
猪越恭也著
下の苔を見、おなかの音に耳を傾け…五感を使って不調を測り、病気以前の「未病」から治す。
1230円

インドの生命科学 アーユルヴェーダ
上馬場和夫・西川眞知子著
いま注目の健康法の決定版。体質の自己診断法から食事やハーブの利用、マッサージやヨーガまで。
3980円

新版 万病を治す冷えとり健康法
進藤義晴著
〝冷え〟は万病のもと。その仕組みを解明し、冷えとり法を衣食住にわたって詳しく解説。
1300円

自分でできる経絡気功
刑部忠和著
「痛いところ」めがけて気を補って、痛みをなくし自然治癒力を高める画期的実用気功を図説詳解。
1680円

音声指導CD付 自力整体法の実際
矢上裕著
肩こり、五十肩、腰痛など、病院や整骨院に頼らず「自力」で背骨や関節のすき間を広げて治す。
1650円

操体・食・漢方・現代医学 家庭医療事典
橋本行生著
東洋医学と現代医学の双方に精通した著者が書いた家庭の医療百科。救急処置から慢性病まで。
1050円

医食同源の最新科学
―食べものがからだを守る―
飯野久栄・堀井正治編
食品の抗成人病などの生理的機能性の研究の成果と医食同源の医療の動向を一般向きに集大成。
1500円

ソフト断食と玄米植物食
これなら続く食養生
藤城博・藤城寿美子著
自宅で安全にできる一食抜きから二日間までのソフト断食。ストレスだらけの心身をリセット。
1400円

陰陽調和料理で健康
梅崎和子著
陰性食品、陽性食品、体を冷やす食品、温める食品、その見分け方とバランスのとれた料理を紹介。
1630円

改正JAS法で変わった 食品表示の見方・生かし方
増尾清著
添加物、遺伝子組み換え食品、狂牛病から身を守るには？　添加物と品質表示の読みこなし術。
1750円

（価格は税込。改定の場合もございます。）

NHK DVD

DVDビデオ
VHSビデオ

NHK ビデオ

操体法

橋本敬三の世界

温古堂診療室から

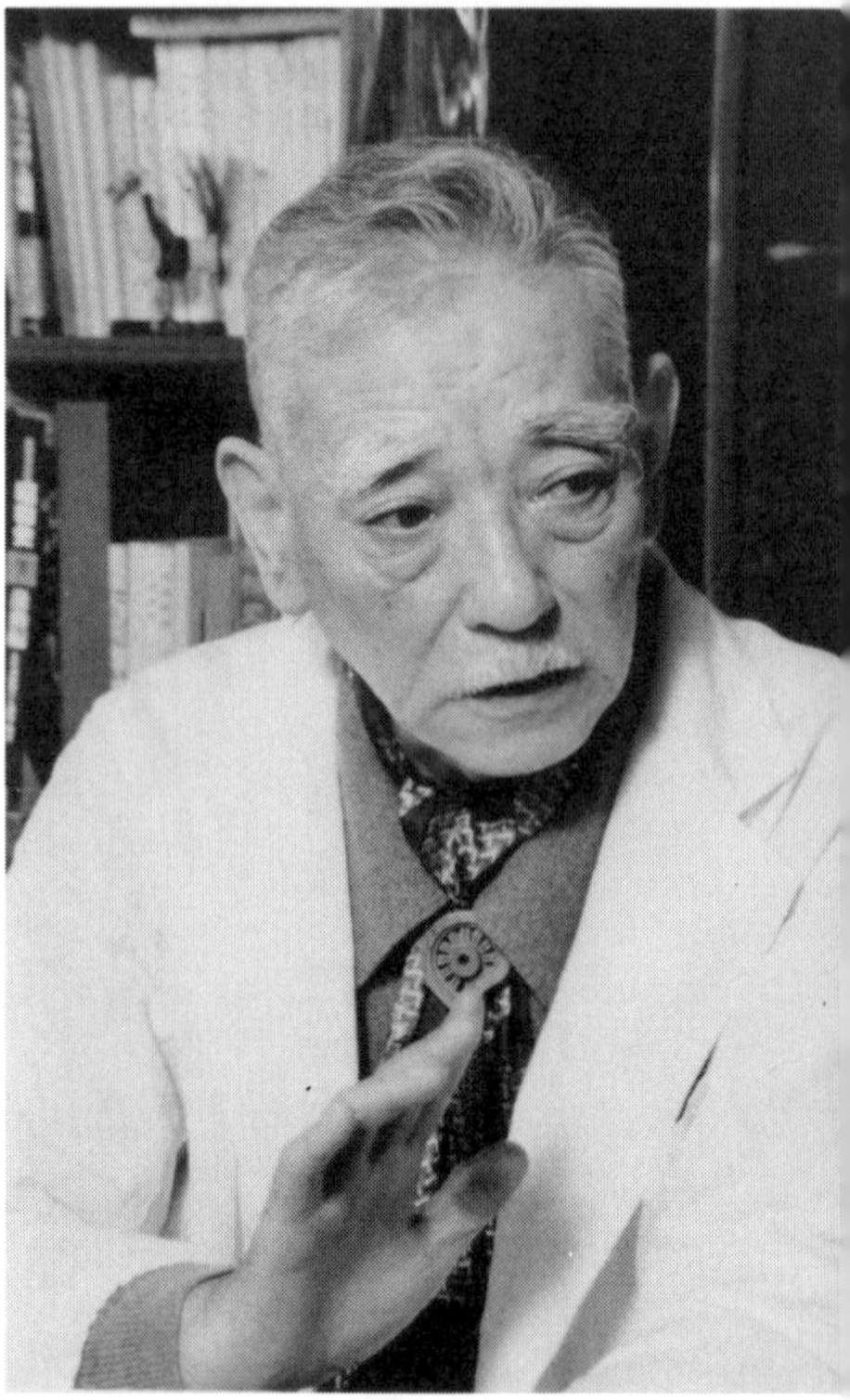

メイン映像：ＮＨＫ番組「温古堂診療室」（30分）

仙台市で「温古堂診療室」を開業する橋本敬三氏は西洋医学から東洋医学に道を変えて35年。薬や注射を使わずに、身体を曲げたり伸ばしたりするだけで、病を治すという診療の実際とその考えを紹介する。
（1976年7月17日放送）

特典映像：人生読本「人間の設計」全3話（各15分）

NHK第一放送されたラジオ番組(1981年6月)をもとに、当時の貴重な写真や動画を組み合わせて映像化。

(1) 操体法の極意
(2) 4つの自己責任生活「食・息・動・想」
(3)「般若身経」～ 健康の自然法則 ～

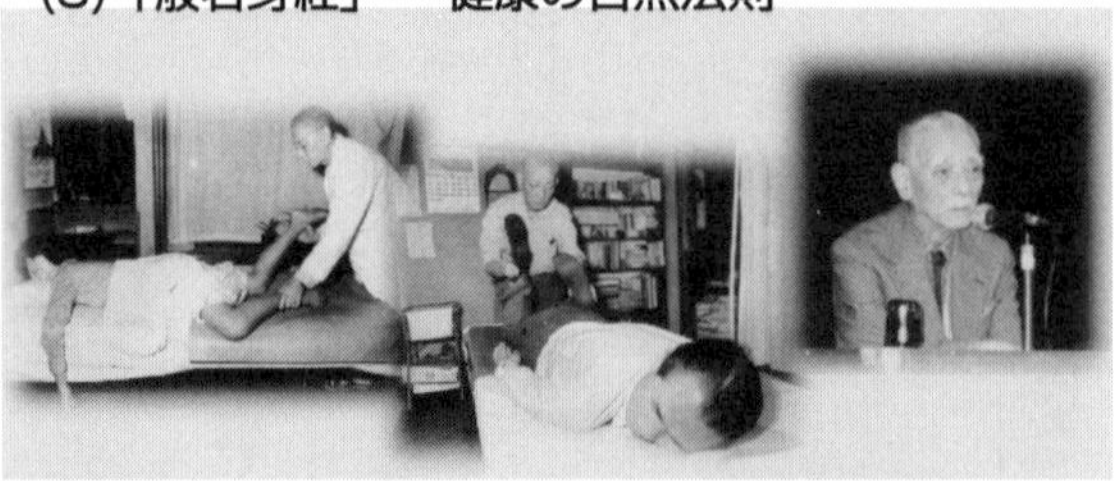

［プロフィール］
明治30年福島県に生まれる。大正10年に新潟医専卒。基礎医学にゆき、同15年秋まで東北帝大生理学教室（藤田敏彦教授）に学ぶ。臨床教室を経ず北海道函館市で民間の病院に飛び込む。頓挫。同市学校衛生に奉職2年。社団法人病院（現在の函館中央病院の前身）勤務5年。同市内に全科で開業5年。昭和12年第1次応召。昭和16年仙台市に移転、温古堂診療所開業。昭和19年再び応召、ソ連に抑留され23年秋帰還。1993年1月没。

VHS版 全1巻 約75分 小売価格：**9,450**円（税込）

DVD版 全1巻 約75分 小売価格：**9,450**円（税込）

■発売予定：2005年4月初旬　■発 行：NHKエンタープライズ

販売元：（社）農山漁村文化協会　〒107-8668 東京都港区赤坂7-6-1 TEL 03-3585-1144 FAX 03-3585-6466
http://mmsc.ruralnet.or.jp/